Dr. Elfrida Müller-Kainz
Dr. Beatrice Steingaszner

# Was Krankheiten uns sagen

Dr. Elfrida Müller-Kainz
Dr. Beatrice Steingaszner

# Was Krankheiten uns sagen

## Der Weg zur Heilung

UNIVERSITAS

Dieses Buch wurde von den Autorinnen
nach bestem Wissen und mit aller fachlichen
Sorgfalt zusammengestellt.
Für den Inhalt übernimmt der Verlag
keine Haftung.

1. Auflage 1997
2. verbesserte Auflage 1998


Schutzumschlag: Atelier Adolf Bachmann, Reischach
Umschlagbild: Bavaria Bildagentur, Gauting
Satz: Fotosatz Völkl, Puchheim
Gesetzt aus 10,5/12,94 Pt Trump Mediaeval
Druck: Jos. C. Huber, Dießen
Binden: R. Oldenbourg, München
Printed in Germany
ISBN 3-8004-1341-8

*Die Krankheit von heute ist nichts anderes als die Übertretung der Naturgesetze von gestern.*

Altpersisches Sprichwort

*Gesundheit erbitten sich die Menschen in ihren Gebeten von den Göttern; daß es aber in ihrer eigenen Hand liegt, diese zu erhalten, daran denken sie nicht.*
*Indem sie vielmehr durch Unmäßigkeit das Gegenteil davon bewirken, werden sie durch ihre Begierden selbst zu Verrätern an ihrer Gesundheit.*

Demokrit (um 460 v. Chr.)

# Inhalt

# Vorwort

Dieses vierte Buch (neben den Schriften) zu dem Thema »Was Krankheiten uns sagen« stellt eine Art »Lexikon« dar, das die wichtigsten Krankheiten und deren tiefere Ursachen beschreibt sowie deren Behandlung erklärt.
Schon seit Jahrtausenden sind die Menschen bemüht, den Sinn von Krankheiten zu erfassen, wobei verschiedene Ansätze gefunden wurden: »In der prähistorischen Zeit war die Krankheit noch eine Strafe der Götter oder Dämonen; im Altertum (Griechen, Römer) bedeutete sie Unordnung im Sinne der jeweils gültigen Naturphilosophie; im Mittelalter wurde sie als Veränderung, als Abweichung von der göttlichen Ordnung verstanden. In der heutigen Zeit ist Krankheit eine Zellentätigkeit unter abnormen Umständen« (in: »Biologische Zahnmedizin« 7, 3, 1991). Es werden also heutzutage hauptsächlich symptomatische Erklärungen gegeben.
Dabei wäre es aber wichtig, auf die tiefen und wirklichen Ursachen zu kommen: Alle Krankheiten sind nämlich bis zu 90 % seelischen Ursprungs. Sie offenbaren einen meist unbewußten Verstoß gegen die Naturgesetze. Der Zweck dieses Buches ist, diese präzisen Zusammenhänge zwischen seelischen Schwächen und den Krankheiten, die sie verursachen, darzustellen. Dabei ist es notwendig, vorher einige grundsätzliche Prinzipien zu beschreiben.
Dieses Buch soll aufzeigen, wie man über das Krankheitsbild oder über einzelne Symptome des Körpers auf entsprechende Charakterschwächen schließen kann. Erst dadurch kann die genaue Ursache einer Krankheit erkannt werden!
Wir weisen jedoch darauf hin, daß sowohl die Symptomatik als auch die seelischen Ursachen individuelle Unterschiede aufweisen. Diese sind in der Vielschichtigkeit der menschlichen Persönlichkeit begründet. Charaktereigenschaften sind verschieden stark ausgeprägt und haben daher auch unterschiedliche Rückwirkungen auf das Verhalten des einzelnen Menschen. Daher ist dieses Buch kein Ersatz für Therapien, besonders nicht bei schweren Krankheiten. Es dient vielmehr als Hilfe, die eigentlichen Ursachen einer Krankheit aufzuspüren, um dadurch etwas Positives aus der Krankheit zu gewinnen.

# 1. Der Sinn des Lebens – der Sinn der Krankheiten

Der Mensch unterscheidet sich von allen anderen Lebewesen dieser Erde hauptsächlich durch sein Denkvermögen. Mit Hilfe dieser rein geistigen Energie ist es ihm möglich, nicht nur die physikalischen, sondern auch die geistigen Gesetze des Universums kennenzulernen, sie zu studieren und schließlich danach zu handeln.
Gerade, um die anscheinend negative Seite dieser Gesetzmäßigkeiten in Form von Leid und Krankheit ertragen oder, noch besser, verändern zu können, sollte man sich Gedanken über deren Sinn machen. Denn nur, wenn man die Hintergründe der erfreulichen oder leidvollen Ereignisse aufspürt, ist man in der Lage, seine Lebensschule besser zu verstehen und sein Verhalten so zu verändern und auszurichten, daß man in Harmonie mit dem Universum und dessen Gesetzen lebt. »In Harmonie sein« heißt, gesund, glücklich und längere Zeit hindurch ohne widrige Umstände und mit sich selbst im reinen zu leben. Diese Harmonie und innere Ausgeglichenheit erscheint für viele Menschen als Ziel fast unerreichbar, doch es ist möglich!
Da den Menschen die Kenntnis über kosmische Zusammenhänge fehlt, erkennen sie nur selten die enge Verflechtung eigener Erlebnisse mit dem Geschehen und der Planung des Universums. Sie sehen in den Ereignissen etwas Zufälliges und sprechen von »Glück«, wenn es sich um eine für sie positive Begebenheit handelt, oder von »Pech« bei einem Vorfall mit für sie negativem Resultat. Albert Schweitzer erwiderte einmal auf die Frage, ob es Zufälle gibt: »Ein Zufall ist, wenn Gott inkognito (unerkannt) zu uns spricht!« Zufall heißt, etwas »fällt uns zu«. Man könnte auch sagen, es »steht uns zu«.
Wer bestimmt nun, was uns »zufällt«?

Das Universum unterliegt einem präzisen Ordnungsprinzip, nach dem alles geregelt wird. Es bestimmt, was richtig und was falsch ist.

Zwei Mächte stellen das **Ordnungsprinzip** dar. Einerseits gibt es eine objektive Macht, die *Naturgesetze,* die automatisch wirken. Diese beinhalten sowohl physikalische Gesetze (z. B. die Schwerkraft) als auch geistige Gesetze (z. B. »Wer einem anderen eine Grube gräbt, fällt selbst hinein«). Auf der anderen Seite steht eine subjektive Macht, nämlich *Gott,* der in der Lage ist, ganz individuell auf das Dasein der Seelen einzuwirken. Er ist eine subjektiv denkende und handelnde Macht. Beide zusammen bilden **eine Einheit**.
Im weiteren Verlauf wird häufig der Einfachheit halber nur der Begriff »Naturgesetze« für diese Einheit verwendet.
Jedes Ereignis auf dieser Welt und im Universum hat einen Sinn und wird von den Naturgesetzen registriert, kontrolliert und reguliert. Das universelle Wissen ist zentral gespeichert, wie in einem Computer. Es ist ein Netzwerk, durch das alles miteinander in Verbindung steht. Auch jeder einzelne Mensch, jede Seele ist über die Intuition mit diesem Netzwerk verbunden.

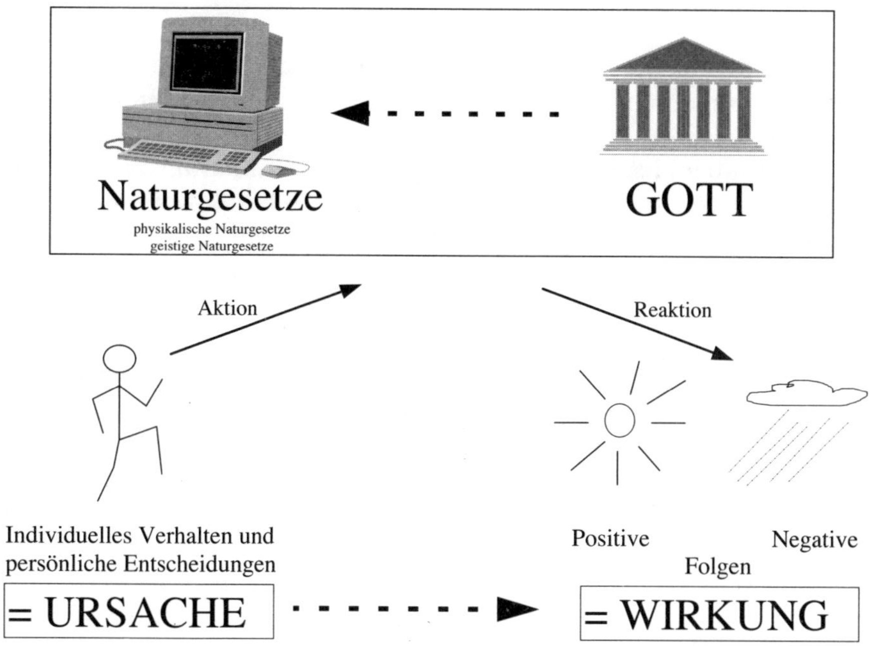


*Abbildung 1: Jeder Mensch steht mit den Naturgesetzen und Gott in Verbindung. Jede Entscheidung zieht eine entsprechende Folge nach sich.*

Die Menschen streben seit Jahrtausenden danach, ihrem Leben einen tieferen Sinn zu geben. Schon die alten Philosophen wußten, daß dieser Sinn durch Selbsterkenntnis und durch das Kennenlernen bestimmter Gesetzmäßigkeiten leichter zu finden ist.
Eine der wichtigsten Gesetzmäßigkeiten des Universums ist die **ständige Weiterentwicklung**, eine fortschreitende unaufhörliche Verbesserung des Bestehenden. Jeder Stillstand wäre ein Rückschritt, da der Kosmos (oder das Universum) einem unausgesetzten Prozeß der Vervollkommnung, einem immerwährenden Fortschritt unterliegt.
Damit Fortschritte im Universum erzielt werden können und sich alles zum Positiven und zum Guten entwickeln kann, wurden die Seelen geschaffen. Die Seele ist der geistige Teil des Menschen, im Gegensatz zum Körper, der den materiellen Teil darstellt (genauere Ausführungen siehe Kapitel »Die Seele des Menschen«). Es sollte sich alles zum Positiven und zum Guten entwickeln.

Der Sinn des Lebens ist die ständige persönliche Weiterentwicklung.

Sind wir bereit, diesen Weg zu gehen, so liegt der Lohn für dieses Bemühen in einem interessanteren und befriedigenderen Leben. Zugleich erfahren wir ein wichtiges Gesetz, nämlich, daß das **universelle Endziel immer nur etwas Positives** sein kann. Wir können dann immer mehr erkennen, daß sich aus jedem anscheinend negativen Ereignis letzten Endes immer wieder das Positive herauskristallisiert.
Die Seelen haben nun durch ihren freien Willen (siehe unter »Der freie Wille«, Kapitel »Alles hat mit Energie zu tun«) die freie Entscheidung, ob sie diese Weiterentwicklung unterstützen möchten oder nicht. Das langfristige Ziel ist Vollkommenheit. Dies ist kein absoluter Begriff, sondern erfordert eine ständige Weiterentwicklung. Eine große Hilfe hierfür bietet uns unser tägliches **Leben**, wenn wir es **als Schule** betrachten. Das heißt, man sollte wie ein Schüler aus positiven und negativen Begebenheiten lernen, Erfahrungen gewinnen und sein Verhalten aufgrund der neuen Erkenntnisse entsprechend verändern. Ziel ist es, die Charaktereigenschaften (siehe unter »Die Charaktereigenschaften«, Kapitel »Die Seele des Menschen«) zu verbessern, d. h. die Schwächen abzubauen und die Stärken zu steigern.

Dazu erhalten wir täglich Prüfungen, aus denen wir lernen können. Wir werden z. B. vor die Entscheidung gestellt, eine gefundene Brieftasche bei der Polizei abzugeben oder nicht.
Entscheiden wir uns, ehrlich zu sein, werden wir von den Naturgesetzen »belohnt«, d. h., es wird uns bestätigt, daß diese Entscheidung richtig war. Diese Bestätigung kann z. B. in der Form auftreten, daß wir einen langgesuchten Artikel zum günstigen Preis finden oder daß wir einen lukrativen neuen Auftrag von einer Firma erhalten. Auch können wir die Belohnung in Form eines guten Gewissens erfahren.
Behalten wir die Brieftasche unehrlicherweise, müssen wir mit einem größeren Verlust rechnen, z. B. geht ein Haushaltsgerät oder das Auto kaputt, wofür dann eine kostspielige Reparatur ansteht. (Geht etwas kaputt, können auch andere Ursachen dafür verantwortlich sein, eine individuelle Hinterfragung ist immer erforderlich.)
Jeden Tag stehen wir vor Entscheidungen wie z. B.:

- Gehe ich rechtzeitig für eine Verabredung aus dem Haus, oder möchte ich noch schnell etwas erledigen, was mich letztendlich verspätet sein läßt?
- Gebe ich einen ehrlichen Lieferungstermin an, oder verspreche ich einen Zeitpunkt, den ich, auch unter größtem Druck, nicht einhalten kann, nur um den Auftrag zu bekommen?
- Entscheide ich mich, etwas Gesundes zu essen oder »ausnahmsweise« einmal etwas Ungesundes zu nehmen?
- Nehme ich eine Einladung gegen mein Gefühl an, oder kann ich sie liebevoll absagen?

Bemerkt man hinterher, daß man sich für das Falsche entschieden hat, ist es wichtig, sich dafür zu vergeben und vor allem den Wunsch zu haben, es das nächste Mal besser zu machen.
Unsere **Tagesschule** besteht also aus vielen Prüfungen, die wir von den Naturgesetzen bekommen. Mit Hilfe dieser Prüfungen können wir Schritt für Schritt unsere Charaktereigenschaften verbessern. Die Tagesschule ist ganz individuell auf unseren Entwicklungsstand und auf unsere Schwächen abgestimmt. Wir werden vor keine Prüfung gestellt, die wir nicht schaffen könnten, auch wenn sie uns manchmal sehr schwierig erscheint.
Steht eine Entscheidung an, bekommen wir verschiedene Ansatzmöglichkeiten, um auf eine Lösung zu kommen. Wir erhalten **Denkanstöße** (siehe auch Kapitel »Steigerung der Intuition«) von

den Naturgesetzen. Diese lösen in uns einen Denkprozeß aus, der uns zu einer Entscheidung führt.
Es gibt verschiedene Arten von Denkanstößen:

- *Versuchungen*, z. B.: Nehme ich eine Stelle an, bei der ich zwar sehr viel Geld verdienen kann, aber Lernmöglichkeiten nicht gegeben sind?
- *Warnungen*, z. B.: Auf der Fahrt zum Vorstellungsgespräch habe ich »zufällig« eine Autopanne. Wir sollten Vorwarnungen ernst nehmen, um später negative Folgen zu verhindern.
- *Belohnungen*, z. B.: Kann ich mich für eine andere Stelle entscheiden, bei der ich vorerst nicht so viel Geld verdiene, aber sehr gute Weiterbildungsmöglichkeiten habe?

Über die *Intuition* haben wir eine »direkte« Verbindung zu den Naturgesetzen, über die wir die beste Lösungsmöglichkeit (z. B. die beste Stelle) erfahren können. Ein großes Ziel ist es daher, unsere Intuition immer besser zu erkennen und sie zu steigern. Unsere *Gefühle* geben uns meist den richtigen Hinweis, und wir sollten versuchen, ihnen immer mehr Beachtung zu schenken. Wenn wir z. B. jemanden neu kennenlernen, kommen schon anfangs Gefühle der Sympathie oder Antipathie auf.
Die größte Hilfe, um die richtige Lösung zu finden, ist der *Wunsch*, das Richtige (von den Naturgesetzen her gesehen) tun zu wollen. Dazu müssen wir offen und positiv neugierig sein, damit wir die Zusammenhänge erkennen, um sie bewußt zu erleben und einen Lernprozeß erfahren zu können.
Geht man mit offenen Augen, das heißt bewußt und konzentriert durch das Leben, können selbst die kleinsten Ereignisse spannend und lehrreich werden. Denn alles hat einen Sinn und dient uns als Hilfe für unsere Weiterentwicklung.

## Krankheit als Lebensschule

Krankheiten sind nicht erdacht, um die Menschen zu quälen, sie verfolgen keinen Selbstzweck, sondern sie sind gedacht als **Warnsignale** und **Hilfen**. Sie sind ein Anstoß, damit der Mensch auf Fehler und Schwächen aufmerksam gemacht wird, die seine Weiterentwicklung behindern.
Eine Krankheit ist eine Aufforderung, das eigene Verhalten zu überprüfen und zu korrigieren. Wer dies tut, erwirbt sich allgemein die

Fähigkeit, sich stärker um die Gesundheit bemühen zu können. Wer aber eine Krankheit möglichst schnell mit irgendwelchen drastischen Mitteln – bei denen es sich oft um Gifte handelt – beseitigen will, der verliert rasch das Interesse an seiner Gesundheit und wird immer weniger seinen Körper schonen wollen. Die Krankheit ist eine Folge von persönlichen Entscheidungen, die nicht mit den Naturgesetzen im Einklang sind, und ein Hinweis darauf, daß die Bearbeitung bestimmter Schwächen längere Zeit vernachlässigt worden ist. Es ist wichtig, zu verstehen, daß die Krankheit **als Hilfe** gedacht ist, und man sollte sich bemühen, für diese Hilfe dankbar zu sein.

Viele Krebspatienten haben – nachdem sie wieder gesund geworden waren – bestätigt, wie **dankbar** sie für diese Krankheit sind. Sie hat eine ganz große Veränderung herbeigeführt, so daß die Patienten das Leben jetzt anders sehen. Aber das Allerwichtigste und Schönste ist die Tatsache, daß sich ihnen die Möglichkeit eröffnet hat, den geistigen Weg zu betreten, das heißt darüber nachzudenken, was der Sinn des Lebens ist, wozu sie hier sind und wie sie sich seelisch-geistig verbessern können. Eine Krankheit stellt daher oft eine einschneidende Erfahrung dar, die die größte Hilfe zur Weiterentwicklung bringt.

Man kann eine Krankheit manchmal auch mit einem lieben Freund vergleichen, der mit einem Blumenstrauß vor der Tür steht. Würden wir den Freund mit dem Blumenstrauß wegjagen? Genau das tun Menschen, wenn sie versuchen, eine Krankheit mit Gift, also mit etwas Negativem, einfach zu beseitigen, einfach wegzuschieben. Das ist keine Lösung. Eine Krankheit als Blumenstrauß anzusehen ist gewiß am Anfang nicht so leicht, aber sie ist wirklich gedacht als Hilfe, und vor allem als die beste Möglichkeit, seelische Schwächen zu erkennen und sie dann auch richtig zu bearbeiten. Gleichzeitig wird auch das seelische Talent gestärkt, den Körper gesund erhalten zu wollen.

Wie bereits erwähnt, bestimmen präzise Gesetzmäßigkeiten, die täglich und stündlich um unsere Weiterentwicklung bemüht sind, was richtig oder falsch ist. Alle diese Gesetze sind Naturgesetze und beruhen auf dem **Gesetz von Ursache und Wirkung**: »Was man sät, das erntet man!« Ohne diese Grundlage wäre unsere Höherentwicklung nicht möglich.

Jede unserer Handlungen zieht eine Wirkung nach sich. Wenn man gemäß den Naturgesetzen »richtig« handelt, darf man auch ent-

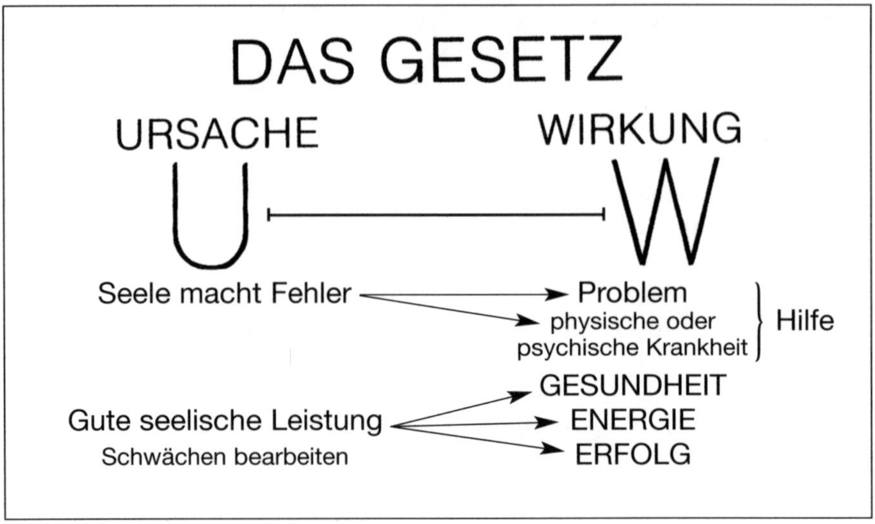


*Abbildung 2: Alles unterliegt dem Gesetz von Ursache und Wirkung.*

sprechend positive Folgewirkungen erwarten. Wenn man dagegen »falsche« Motive zur Grundlage seiner Entscheidungen macht, muß man selbstverständlich mit negativen Konsequenzen rechnen. So läßt sich allgemein jede Krankheit **als Wirkung**, d. h. als Hilfe betrachten, um Fehler im Verhalten der betreffenden Persönlichkeit aufzuzeigen. Es handelt sich hier aber nicht nur um »Lernprozesse« für den Betroffenen, sondern in vielen Fällen auch für die Angehörigen. Alle schweren Krankheiten oder Unfälle sind fast immer auch als Prüfung und Lernerfahrung für die Umwelt gedacht.
**Gesundheit** beruht auf **Harmonie** mit den Naturgesetzen. Disharmonie, also ein Leben gegen die Gesetze, bringt Krankheiten, Unfälle oder andere Krisen und Hindernisse, die nur dazu dienen, daß wir uns um einen besseren Weg, also um eine **Veränderung** bemühen.
Man sollte sich immer fragen: »**Was hat mir diese Krankheit zu sagen**? Was sollte ich verändern?« Eine Verbesserung setzt immer eine Veränderung voraus. Denn alles, was »stehenbleibt«, geht bergab. »**Stillstand ist Rückgang**«, das ist ein wichtiges Energiegesetz.
Dieses **Urnaturgesetz** besagt, daß nur derjenige ewig existieren kann, der sich weiterentwickelt. So muß man sich das gesamte Universum wie einen fahrenden Zug vorstellen. Alle, die mitfahren wollen, bleiben ewig dabei. Wer aus dem Zug aussteigt, erfährt eine immer größer werdende Distanz zum Zug, d. h., er fällt zurück.

## Die Entstehung von Krankheiten

Jede seelische Schwäche führt, falls sie nicht beseitigt oder zumindest bearbeitet wird, zu einem Energieverlust. Dadurch werden Nervensystem und Gehirn, die wiederum Schalt- und Steuerzentrale für den Körper sind, sehr stark in Mitleidenschaft gezogen. Es kommt in der Folge zu Funktionsstörungen und zu einer Beeinträchtigung oder sogar zum Zusammenbruch des Immunsystems. Schließlich entsteht eine organische Krankheit.

Beispielsweise kann ein Mensch, der keinen oder wenig Mut hat, Magengeschwüre bekommen. Um wieder gesund zu werden, muß der Patient diese Schwäche zunächst erkennen und dann entsprechend bearbeiten, um so wieder mit den Naturgesetzen in Harmonie zu leben und wieder gesund zu werden.

> Gemäß dem Naturgesetz von Ursache und Wirkung muß also ein Heilerfolg (Wirkung) gesichert sein, wenn die Schwäche (Ursache) bearbeitet wird (siehe Abbildung 2).

Unter Schwächen verstehen wir ein Defizit in bestimmten Charaktereigenschaften (siehe unter »Die Charaktereigenschaften«, Kapitel »Die Seele des Menschen«).

Die Hauptursache, d. h. die Wurzel aller Krankheiten, ist die **Sturheit** (sich nicht ändern wollen) und ein darauf beruhender **Mangel an Ehrlichkeit**. Unter Mangel an Ehrlichkeit sind sowohl unehrliche Einstellungen als auch unehrliche Verhaltensweisen zu verstehen. Man will sich z. B. selbst nicht eingestehen, daß man irgendeine Schwäche hat, die man bearbeiten sollte. Man ist nicht ehrlich zu sich selbst.

Seele

↓

Nervensystem und Gehirn

↓

Immunsystem

↓

organische Krankheit

*Abbildung 3: Seelische Schwächen führen zu Störungen des Nervensystems und Gehirns, des Immunsystems, und schließlich entsteht eine organische Krankheit.*

Sowohl Sturheit als auch Unehrlichkeit sind auf die Urschwächen **Faulheit und Bequemlichkeit** zurückzuführen. Wer faul ist, ist stur und nicht bereit, sich zu verändern. Genauere Zusammenhänge zwischen verschiedenen Schwächen und bestimmten Krankheiten werden im Kapitel »Krankheiten – ihre Symptomatik und ihre Ursachen« noch besprochen und detailliert beschrieben.
Will man eine Krankheit beseitigen, ohne die Ursache zu erkennen, so erreicht man auf die Dauer keine Heilung.

Ganz wichtig ist es, immer daran zu denken, daß alle Krankheiten bis zu 90 % seelisch verursacht sind.

Um also wieder gesund zu werden, muß die seelische Ursache erkannt und entsprechend bearbeitet werden. Mit Selbstdisziplin und Durchhaltevermögen sollten die notwendigen Veränderungen herbeigeführt werden. Weitere Voraussetzungen sind die Ernährungsumstellung und der Aufbau des Immunsystems. Am wichtigsten ist allerdings der starke und ehrliche Wunsch, die Krankheit dauerhaft zu überwinden.
So sind Krankheiten **prinzipiell heilbar** – es gibt höchstens »unheilbare« Menschen. Das sind jene Menschen, die sich nicht verändern oder verbessern **wollen**!
Es gibt folgende Ausnahmen:

- *Unfälle*, bei denen durch Gehirnschäden, Arm- oder Beinamputation der Schaden nicht mehr gutgemacht werden kann. Man kann allerdings immer beobachten, daß vorher schon zahlreiche Warnungen aufgetreten sind, die unbeachtet blieben.
  Nur ein einfaches Beispiel: Ein Seminarteilnehmer fuhr zu schnell (180 km/h) auf der Autobahn (die Naturgesetze »erlauben« nur eine Geschwindigkeit bis zu 130 km/h – eine Ausnahme: beim Überholen). Plötzlich kam es zu einem Stau durch einen Verkehrsunfall. Das Auto einer jungen Frau war ins Schleudern gekommen und in die Leitplanken gefahren. Von da an fuhr der Mann nur noch mit 120 km/h weiter. Er hatte den Unfall für sich als Warnung erkannt. Ließe er solche Warnungen öfter unbeachtet, wäre die Wahrscheinlichkeit groß, daß er selbst »Opfer« eines Verkehrsunfalls würde.
- Sogenannte *Heilkrisen* sollten gesondert betrachtet werden. Sie sind positive Reaktionen des Organismus, vor allem wenn man anfängt, den Körper zu entgiften und die Ernährung umzustellen.

Dem Körper wird dadurch die Chance gegeben, Gifte und Schlacken auszuscheiden. Somit können Gehirn und Nervensystem besser funktionieren. Heilkrisen stellen also eine Belohnung dar. Man sollte einen solchen Ausscheidungsprozeß deshalb nicht als Krankheit bezeichnen, sondern als allgemeine Heilkrise. Dazu gehören fast alle Erkältungskrankheiten bzw. Grippen.

Heilkrisen haben aber auch Menschen, die sich noch nicht richtig ernähren oder von irgendwelchen Süchten abhängig sind, wie z. B. dem Rauchen. Diese Menschen sind praktisch gezwungen, von Zeit zu Zeit eine Grippe, eine Erkältung oder eine andere Heilkrise zu bekommen, damit der Körper die schlimmsten Gifte und Schlacken ausscheiden kann.

Wir sollten versuchen, unsere Persönlichkeit ständig zu verbessern, um immer mehr im Einklang mit den Naturgesetzen zu leben. Das allerhöchste Ziel ist es, Vollkommenheit zu erreichen. Dies ist ein sehr langfristiges Ziel, das wir im Auge behalten sollten. Wir können es aber sicher nicht in einigen Jahren oder Jahrzehnten erreichen. Wir dürfen auch nicht erwarten, daß die Weiterentwicklung in riesigen Schritten vor sich geht. Es ist viel wichtiger, in kleinen Schritten, aber stetig weiterzukommen. Kleine Schritte sind gute Schritte und bringen uns die nötige Energie, um durchzuhalten. Ziele, die nicht zu hoch gesteckt sind, sind leichter zu erreichen, und der Erfolg, den wir dadurch erleben, gibt uns Mut. So können wir verhindern, daß es zu einem Entwicklungsstillstand kommt. Denn Stillstand ist gleichbedeutend mit einem Rückschritt, da es keine statische Energieform gibt, wie das Kapitel »Alles hat mit Energie zu tun« noch präzise erklären wird.

## 2. Alles hat mit Energie zu tun

Das gesamte Universum ist Energie! Die Erde als materieller Planet stellt materialisierte Energie dar – daher existieren auf der Erde die gleichen Energiegesetze wie im Universum.
Im Kosmos befinden sich unzählige Schwingungsarten, die sowohl objektiv (Naturgesetze) als auch subjektiv (Seelen) wirken. Die Energie der objektiven Naturgesetze kann qualitativ und quantitativ gesteigert werden. Es ist wichtig zu verstehen, daß trotzdem die im Universum befindliche Energiemenge nicht unbegrenzt zur Verfügung steht. Wesentlich ist es also, ein umfassendes Bewußtsein in bezug sowohl auf grobstoffliche (Elektrizität, Wasser, Benzin, u. a.) als auch auf seelisch-geistige Energie zu entwickeln. Schließlich trägt jeder einzelne Mensch über sich hinausreichende Verantwortung für die gesamte Menschheit.
Es sind Gesetzmäßigkeiten vorhanden, die den Energiefluß regeln. Die Naturgesetze setzen sehr viel Energie ein, um uns eine **Tagesschule** zu bieten, bei der wir vor bestimmte Ereignisse und Situationen gestellt werden und auch Denkanstöße erhalten. Denn nur mit Hilfe dieser Prüfungssituationen haben wir die Möglichkeit, uns zu verbessern. Wie sonst könnten wir eine Schwäche erkennen und abbauen, wenn wir nicht dahingehend auf die Probe gestellt werden würden? Diese Energie, die die Naturgesetze für uns investieren, sollten wir nicht ungenutzt lassen, indem wir unserer Tagesschule nicht die entsprechende Beachtung schenken und aus ihr nicht lernen. Werten wir unsere Tagesschule gut aus, erhalten wir Energie, bleibt der Energieeinsatz ungenutzt, wird uns die entsprechende Energiemenge »abgezogen«.
Die Seele bestimmt durch ihre Entscheidungen, ob sie Energie erhält oder verliert. Entscheidet sie sich für das Richtige (z. B. ehrlich zu sein), verdient sie sich Energie – und erhält sie von den Naturgesetzen. Stetiges Bemühen um seelische Verbesserungen zeichnet sich aus durch das Zuströmen von Energie, die sich in Lebensfreude und Geborgenheit, was man Glück oder Glückseligkeit nennt, ausdrückt. Falsche Entscheidungen ziehen einen Energieentzug nach sich, der in Form von Depression, Mattigkeit, Unfällen, Berufspro-

Energiegewinn Energieverlust

*Abbildung 4*

blemen oder, allgemein gesprochen, seelischen und körperlichen Krankheiten spürbar wird.

## Der freie Wille

Seit Jahrtausenden haben sich viele Philosophen (von Sokrates bis Kant) mit der Frage beschäftigt, ob Menschen einen freien Willen haben oder fremdbestimmt sind. Die meisten kamen zu der Einsicht, daß wir die vollkommene Freiheit haben, uns für das eine oder das andere zu entscheiden. Epiktetos (ein griechischer Philosoph um 50 n. Chr.) sagte hierzu: »Kein Mensch ist frei, der nicht Herr über sich selbst ist.«

Alle Seelen wurden mit der wichtigen Funktion des freien Willens ausgestattet. Durch diesen freien Willen und die vollkommen freien Entscheidungsmöglichkeiten hat es jede Seele **in ihrer Hand**, gut oder besser zu werden oder nicht. Das hohe Ziel der Vollkommenheit steht jeder Seele völlig offen, wofür auch ausreichend Zeit vorhanden ist. Einige wollen jedoch aus eigenem freien Willen diesen mühevollen, aber unendlich schönen und lehrreichen Weg nicht auf sich nehmen. Die endgültige Entscheidung, für ewig mit den Gesetzen des Universums zu **kooperieren**, ist daher jeder Seele absolut freigestellt. **Ohne diesen freien Willen ist keine Entwicklung möglich**. Wir haben die freie Wahl, bei der Weiterentwicklung des Universums »mitzumachen« oder nicht, ansonsten wären wir fremdbestimmt.

Die entscheidenden Faktoren für eine stetige Weiterentwicklung sind **Fleiß** und **Selbstdisziplin**. Fast alle unsere Entscheidungen lassen sich vornehmlich auf Selbstdisziplin zurückführen. Mangelnder Fleiß und »sich gehenlassen« führen unweigerlich zur seelischen

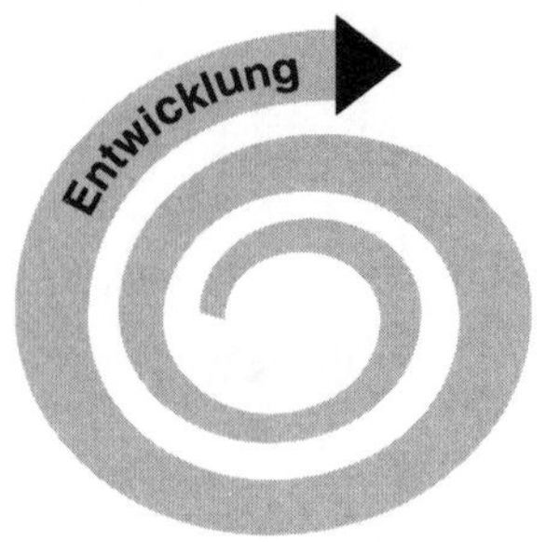


Harmonie mit den Naturgesetzen bringt einen Energiegewinn und eine Aufwärtsentwicklung der Persönlichkeit.

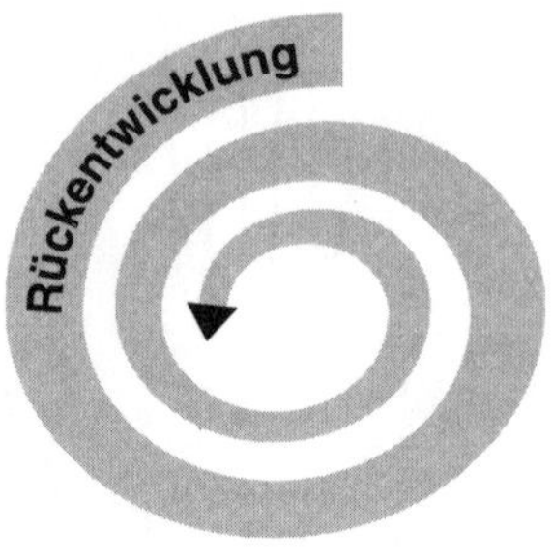


Disharmonie mit den Naturgesetzen führt zu Energieverlust und Rückentwicklung der Persönlichkeit.

*Abbildung 5*

Abwärtsentwicklung. Einen Stillstand gibt es nicht; denn sobald eine Seele aufhört, sich zu bemühen, zieht dies sofort einen Energieentzug nach sich.

Jede richtige Entscheidung bringt uns einen Zufluß an Energie, während jede falsche Entscheidung einen Energieentzug nach sich zieht.

## Energiemächte des Universums

Viele Menschen stellen sich immer wieder die Frage, welche Bedeutung eigentlich die verschiedenen Religionsarten hier auf der Erde haben. Dazu möchten wir einleitend folgende Erklärung geben: Alle Volksgruppen haben sich im Laufe der Geschichte der Erde immer wieder verschiedene Religionen ausgedacht bzw. auch von höheren Seelen empfohlen bekommen. Konfuzius, Buddha, Zarathustra, die schon vor mehr als 2500 Jahren auf der Erde gelebt haben, lehrten gewisse Gesetzmäßigkeiten, Prinzipien und Naturgesetze jenen Völkern, für die sie bestimmt waren. So lehrte Buddha in Indien, Konfuzius in China und Zarathustra im damaligen Persien.
Eine ganz besonders hohe Seele war Jesus Christus, der uns **Vergebung** lehren wollte, wofür er selbst ein perfektes Vorbild war. Schon vor mehr als 3000 Jahren hatte Moses zum ersten Mal eini-

ge Naturgesetze in Form der Zehn Gebote Gottes übermittelt. Sie wurden aber mißverstanden, und die Menschen verhielten sich falsch nach dem Grundsatz »Aug' um Aug', Zahn um Zahn«. Das hat viele Schwierigkeiten auch innerhalb der anderen Religionen herbeigeführt. Die Hauptaufgabe von Jesus Christus war es, dieses Mißverständnis aufzuklären. Mit seinen letzten Worten am Kreuz, »Vater, vergib ihnen, denn sie wissen nicht, was sie tun«, vollendete er seine Botschaft vorbildlich.
Um das Kapitel »Energiemächte des Universums« besser verstehen zu können, müssen einige Fakten geklärt werden: Die Hauptmächte des Universums, nämlich Gott und die Naturgesetze, gehören keiner bestimmten Religion an. Sie sind sozusagen »über-***reli***gional«, das heißt, sie stehen über allen existierenden Religionen und stellen jene Mächte dar, die sie immer schon dargestellt haben. Die Menschen haben sie nur auf verschiedene Arten interpretiert.
Im Universum gibt es eine objektive und eine subjektive Energiemacht. Die objektive Energiemacht sind die **Naturgesetze**. Das sind Gesetzmäßigkeiten, die seit Milliarden von Jahren existieren. Die subjektive Macht des Universums ist **Gott**, eine hohe geistige Energieart. Diese Energieart ist die Haupthilfe, die wir täglich in unserer Lebens- und Tagesschule erleben können, wenn wir lernen, bewußter und konzentrierter zu werden (siehe das Buch »Die Macht der Konzentration«). Sie verfügt über ein **Allwissen** und eine **perfekte Konzentration**. Beide Mächte haben sich – und das ist jetzt der wichtigste Punkt – ständig weiterentwickelt. So hat sich alles im Universum ohne Unterbrechung weiterentwickelt und wird sich immer weiterentwickeln. Es gibt absolut keinen Stillstand.

## Die Persönlichkeit des Menschen

Unsere Persönlichkeit besteht aus zwei Hauptteilen, nämlich aus **Körper** und **Seele**. Es gibt aber noch eine Dimension. Das ist die Verbindung mit dem **Geist**, die folgendermaßen zu verstehen ist: Die Seele des Menschen ist in dauernder Verbindung mit der geistigen Energieform des Universums, die aus Gott und den Naturgesetzen als Einheit besteht (= Geist). Dieser Geist oder diese Einheit arbeitet als vereinte Kraft und Hilfe für den Menschen. Die Dreiteilung, Körper – Seele – Geist, die in vielen verschiedenen Büchern

erwähnt wird, ist also so zu interpretieren, daß die Seele, die die Hauptfunktion unserer Persönlichkeit darstellt, aber auch der Körper ständig mit dem Geist des Universums verbunden sein sollten. Die Naturgesetze und Gott wirken ständig auf jeden Menschen ein, ohne dabei den freien Willen zu beeinflussen. Die Einwirkung besteht darin, daß selbst der kleinste Lebensvorgang, die scheinbar bedeutungsloseste **tägliche Handlung, dem Gesetz von Ursache und Wirkung unterzogen wird.** Wir wären ja nicht imstande, die vielfältigen und komplizierten Lebensvorgänge in unserem Körper selbst zu regeln. Sogar kleinste Begebenheiten, Gedanken und Gefühle unterliegen dieser Einwirkung, stellen aber immer ein Angebot zur richtigen oder falschen Entscheidung durch unseren freien Willen dar. Nicht ein Denkanstoß ist gut oder schlecht, sondern immer nur das, was ich mit diesem Gedanken anfange. Selbstverständlich hat aber jede Entscheidung, die ich treffe, nach dem Gesetz von Ursache und Wirkung eine ganz bestimmte Auswirkung. Darüber wird später im Zusammenhang mit richtigem oder falschem Verhalten und den dazugehörigen körperlichen Beschwerden bzw. dem entsprechenden Wohlbefinden gesprochen werden. Es existiert also eine energetische Wechselwirkung, die Tag und Nacht wirksam ist.
Die Menschen werden jetzt immer mehr dazu geführt, diese Zusammenhänge zu verstehen. Es wird ihnen erleichtert, das Zusammenwirken von Gott und den Naturgesetzen mit ihrer Seele auf positive Art zu nützen. Es ist besser, wenn man weiß, wie man geführt wird und wie diese Führung zu verstehen ist. So kann man es vermeiden, in die Irre zu gehen. In der Persönlichkeit des Menschen, die eine Einheit aus Seele und Körper darstellt, ist der Geist die lenkende und lehrende Macht.

## Die Funktion des Körpers

Der menschliche Körper dient der Seele sozusagen als Verstärkung (»Hülle«, »Haus«), das von ihr benutzt wird, um in Erscheinung treten zu können. Man braucht hier, auf diesem materiellen Planeten, selbstverständlich eine materielle Manifestation der Seele. Sie könnte sonst hier nicht existieren. – Die Seele selbst wird im Kapitel »Die Seele des Menschen« noch besprochen.
Es ist auch der menschliche Körper, der wechselseitige Impulse zwischen Seele und Umgebung ermöglicht. Er ist also als eine Art

Verstärkung zu verstehen. Die Sinneseindrücke und ihre Aufnahme und Verarbeitung wirken auf die entsprechenden Organe ein. Es gibt aber auch eine Vielzahl von Impulsen, die immer wieder über die Seele auf den Körper einwirken, z. B. – im positiven Sinn – Anregung zur Förderung von Talenten wie Schönheit erkennen können usw. Andererseits können sich die Eigenschaften oder Energiearten der Seele gut oder weniger gut entfalten, je nachdem, wie sich der Körper fühlt.
Die ständige Wechselbeziehung zwischen Körper und Seele kann man vor allem durch die verschiedenen im Körper wirkenden Energiearten kennenlernen, die nachfolgend besprochen werden.
Eine andere Möglichkeit, diese Wechselwirkung zu erkennen, ist das Verhalten der körperfreundlichen Mikroorganismen. Sie sind – je nach seelischer Verfassung – mehr oder weniger aktiv. Auch Gefühle können wir vor allem durch den Körper (über den Solarplexus) wahrnehmen, der als eine Art Antenne oder Verstärker wirkt.
Der menschliche Körper kann mit einer äußerst komplizierten Maschine verglichen werden, bei der mannigfaltig untereinander verknüpfte Vorgänge, eine Vielzahl von immer feiner werdenden Abläufen, vor sich gehen. Die meisten Menschen können nur einen geringen Einblick in diese komplizierten Abläufe und Zusammenhänge erhalten.
Die Funktion dieser menschlichen Maschine im Zusammenhang mit **Gehirn und Nervensystem** ist unendlich kompliziert. Alle Vorgänge im Körper unterliegen ganz präzisen Gesetzmäßigkeiten, und es entsteht wirklich absolut nichts durch Zufall. Hier können wir tatsächlich am besten erkennen, daß es keine Zufälle gibt.
Wenn wir etwas bewußter werden, können wir die verschiedensten Wechselwirkungen erkennen, vor allem den Einfluß der Naturgesetze im Zusammenhang mit unserem Verhalten. Jede kleinste Entscheidung des Menschen verursacht eine Reaktion, die die Funktionsfähigkeit des Körpers beeinflußt. Alles, was die seelische Entwicklung unterstützt, ergibt eine sofortige Förderung der körperlichen Leistungsfähigkeit. Wenn wir uns irgendwelchen Schwächen hingeben, dann entsteht sofort ein Leistungsabfall, weil Energie abgezogen wird. Durch diesen Energieverlust wird die Leistungsfähigkeit des Organismus geschädigt und dadurch im langfristigen Sinne auch die Organe.
Die große Bedeutung des Verhaltens für die Gesundheit ergibt sich auch aus der Tatsache, daß die körperfreundlichen Mikroorganis-

men oder Symbionten eben durch dieses Verhalten wesentlich beeinflußt werden. Wenn man also, wie im Kapitel »Aufbau des Immunsystems und Ernährung« beschrieben, den Aufbau des Immunsystems betreibt bzw. den **Frühstücksplan** regelmäßig durchführt, wirkt jegliches Verhalten der Seele auf die Arbeit der Symbionten (z. B. der Bifidus-Bakterien). Das Verhalten entscheidet zunächst, ob die Symbionten in einem Organismus überhaupt Fuß fassen und existieren können. Ebenso werden die feinen Abläufe ihrer Tätigkeit durch die Naturgesetze beeinflußt und können so das Resultat einer gut oder nicht so gut bestandenen Tagesschule (Treffen von Entscheidungen) aufzeigen. Somit stärken richtige Entscheidungen unser Immunsystem, falsche schwächen es, und körperliche Beschwerden können entstehen.

Die Leistungsfähigkeit des menschlichen Körpers hängt jedoch auch wesentlich von seiner **Körpersubstanz** ab. Dabei handelt es sich um die Gesamtheit der körpereigenen Zellen und Flüssigkeiten. Die Qualität der Körpersubstanz ist ausschlaggebend für den gesamten Gesundheitszustand. Sie wird bestimmt von dem Verhältnis zwischen positiven und negativen Energiearten, die die Funktionsfähigkeit des Körpers belasten, vermindern oder aber stärken können. Je besser die Qualität der im Körper vorhandenen gesundheitsfördernden Energiearten ist, desto besser ist die Qualität der Körpersubstanz.

Es ist eigentlich ganz klar zu verstehen, daß die Körpersubstanz unmittelbar durch alle gesundheitsfördernden Einflüsse verbessert wird, daß sie jedoch durch gesundheitsschädigende Einflußnahme verschlechtert wird. Zu letzterer zählen vor allem Gifte und Schlacken, die von außen in den Körper gelangen oder darin entstehen, wie das z. B. bei qualitativ minderwertiger Ernährung oder ähnlichen negativen Einflüssen (Rauchen) der Fall ist. Andere Einflüsse, die auch positiv oder negativ auf die Qualität der Körpersubstanz einwirken, sind physikalischer oder biochemischer Art, wie Temperaturschwankungen, Schadstoffe der Luft usw.

Die Qualität der Körpersubstanz wird aber durch geistig-seelische Einflüsse am meisten verändert. Das bedeutet, daß Gedanken, Gefühle und Entscheidungen hier von besonders starker Wirkung sind. Diese Einflüsse wirken durchwegs über das Gehirn aufgrund seiner zentralen Stellung als Bindeglied zwischen Körper und Seele. Die Seele kann daher bei guter Körpersubstanz intensiver zur Geltung kommen.

Ausschlaggebend ist dabei immer die **Intuition**. Die Intuition oder intuitive Gefühle und mit der Intuition zusammenhängende Gedanken weisen den Menschen auf den wahren Tatbestand hin bzw. sind richtungsentscheidend, um eine Einsicht zu ermöglichen, was richtig oder falsch ist. Intuition ist eine Art »Verbindungsdraht« oder »Telefonkabel« zwischen der Seele und den Naturgesetzen bzw. dem Geist des Universums.
Die Körpersubstanz wiederum, um dies nochmals zu betonen, ist eine Art **Antenne** für den Empfang der Intuition. Je besser der Zustand der Körpersubstanz ist, desto besser kann man über diese Antenne erkennen, was richtig und was falsch ist. Menschen mit relativ guter Körpersubstanz können daher mehr wahre Einsicht und Erkenntnis erhalten. Man zieht sozusagen die Wahrheit an.
Wenn aber umgekehrt der Körper durch abgelagerte Gifte und Schlacken belastet ist, bekommt man mehr Anreize zu falschem Verhalten. Es werden mehr Argumente für das Falsche geliefert. Die Intuition funktioniert dann sozusagen im negativen Sinn, indem uns falsche Entscheidungen richtig vorkommen, während das Richtige als falsch erscheint. Eine mangelhafte Übertragungsanlage kann nur unvollkommene oder fehlerhafte Nachrichten übermitteln. Nur eine gut funktionierende »Antenne« der Seele kann mit Hilfe des Gehirns entsprechende Nachrichten von den Naturgesetzen erhalten. Wir, als Seelen, haben dann die Aufgabe, zwischen richtig und falsch zu unterscheiden.

## Die drei Hauptenergiearten, die sich auf den Körper beziehen

Alle Vorgänge im Universum erfordern Energie, wobei man auf körperlicher Ebene drei Energiearten unterscheiden kann:
- Lebensenergie
- Regenerationsenergie
- Aufladung

### *Lebensenergie*

Die **Lebensenergie** kann zwar individuelle Unterschiede aufweisen, sie ist aber letztendlich vor allem von unserer seelischen Leistung abhängig. Entscheiden wir uns für das Richtige (von den

Naturgesetzen her gesehen), erhalten wir Energie, entscheiden wir uns für das Falsche, verlieren wir Energie. Somit können wir auch Perioden erleben, in denen wir weniger Energie haben. Wir unterliegen keinem Rhythmus »von außen«, sondern **bestimmen selbst** unseren Energiehaushalt!
Diese Energie steht uns zum Leben zur Verfügung und unterstützt die eigentliche Aufgabe des Körpers (Bewegungen, Sprechen, Arbeit der Organe usw.) als Verstärkung der Seele.
Es ist interessant zu beobachten, daß depressive Menschen auch in ihrer Motorik langsamer werden. Depressionen (siehe auch unter »Psychische Störungen«, Kapitel »Krankheiten – ihre Symptomatik und ihre Ursachen«) werden durch einen hohen Energieverlust verursacht. Sie haben also kaum noch Energie, was sich z. B. auch in ihren langsamen Bewegungen und im langsamen Sprechen zeigt.

### *Regenerationsenergie*

Die **Regenerationsenergie** ermöglicht die immer wieder erfolgende Verbesserung oder Erneuerung von Körperzellen mit Hilfe des Stoffwechsels. Auch hier bestimmen unsere täglichen Entscheidungen! Je stärker wir uns um eine bessere seelische Leistung bemühen, desto mehr Regenerationsenergie wird uns von den Naturgesetzen verliehen. Nachts kann sich der Körper – vor allem das Gehirn und das Nervensystem – erholen, und Zellen können erneuert werden.
Ist eine Tätigkeit dagegen falsch, so verliert man die dafür aufgewendete Energie. Zu gleicher Zeit wird auch noch zusätzlich Energie abgezogen. Die sonst regelmäßig erfolgende Regeneration des Gehirns und des gesamten Körpers wird durch den Energieentzug verringert. Das daraus resultierende schlechte Befinden, z. B. Müdigkeit, zeigt der Seele, daß sie einer falschen Tätigkeit nachgegangen ist. Erhält der Körper über längere Zeit nicht die notwendige Regeneration, können Krankheiten entstehen. Dabei sind unsere Schwächen dafür ausschlaggebend, welches Organ betroffen ist.
Besonders zu beachten ist, daß **falsches Verhalten** der Seele zu erheblichem **Verlust** an Regenerationsenergie führt, wie z. B. das Bestreben, immer anderen Menschen helfen zu wollen, die im Grunde genommen mit dieser Hilfe gar nichts anfangen können, weil sie sich nicht verbessern wollen. Man redet sozusagen gegen eine Wand. Gerade dieses Verhalten kostet sehr viel Energie.

Das Maß an Regenerationsenergie wird auch wesentlich durch die **Ernährungsweise** eines Menschen beeinflußt. Dabei sollten dem Körper alle benötigten Nahrungsstoffe zur Verfügung stehen. Nimmt man außerdem leicht auszuwertende Speisen zu sich, verbraucht der Körper weniger Energie für die Nahrungsauswertung. Das sind wichtige »Energiesparmaßnahmen«. Einen weiteren Energiegewinn bringen gesundheitsfördernde **Bäder** (siehe »Bäder – die Ernährung über die Haut«, Kapitel »Aufbau des Immunsystems und Ernährung«) und Aufenthalt in **sauberer Luft.**

Es ist von Bedeutung, sich zu bemühen, keine Energie durch unnütze Bewegungen zu verlieren. Darunter fallen z. B. bereits Kaugummikauen, das Wackeln mit den Beinen beim Sitzen oder übermäßiges Jogging. Auch alle Freizeittätigkeiten und Sportarten, die den Organismus überfordern, haben einen Abzug von Regenerationsenergie zur Folge, der deutlich zu spüren ist. Den eigenen Kräften angemessener Sport in frischer Luft, wie z. B. wandern, schwimmen usw., sind hingegen zu empfehlen.

Die Gesundheit von Gehirn und Nervensystem ist ausschlaggebend für gute Entscheidungen und für unsere Gesundheit. Die Regeneration wird vor allem dadurch unterstützt, daß man sich im Laufe des Tages (vor allem am Morgen) um eine gute Konzentration bemüht. Man kann die Denkanstöße, die man erhält, besser erkennen. Die Naturgesetze haben sehr viel Energie dafür aufgewendet, sie uns zu schicken und dadurch auf etwas aufmerksam zu machen. Bleiben die Denkanstöße unbeachtet und somit die Energie ungenutzt, wird uns die entsprechende Energiemenge »abgezogen«. Den größten Energiegewinn erhalten wir, wenn wir die Tagesschule richtig auswerten.

### *Aufladung*

Die dritte körperbezogene Energieart ist die **Aufladung**. Sie beruht auf einer speziellen Ausrüstung der Körperzellen mit besonderen Energiearten. Alle Vorgänge in den einzelnen Zellen sowie auch die Steuerung des Gehirns werden dadurch präziser und unter geringerem Energieaufwand vollzogen.

Seit vielen Jahren organisiert Frau Dr. Müller-Kainz Wochenseminare in **Gegenden**, die durch ihre geographische Lage bzw. durch die Zusammensetzung des dort vorhandenen Gesteins besonders der Aufladung des Körpers dienen. Dazu gehören vor allem **Badgastein,** die Insel **Elba,** die italienische Insel **Pantelleria** (südlich von Sizilien gelegen), **Bad Wörishofen,** der **Bregenzer Wald** und **Arosa** in der Schweiz. Neben dem Erfahren der Naturgesetze und dem Schließen von Freundschaften ist diese örtliche Aufladung während der Seminare von ganz großer Bedeutung. Selbstverständlich führen auch die Anwendungen, die man in diesen Orten machen kann, zur Körperaufladung. Diese ist zur Steigerung von allgemeiner Lebensenergie und Schaffenskraft ganz besonders wichtig. Weitere gute Regionen sind: Helgoland, die Vulkaneifel, der Wallberg, der Wendelstein, das Karwendelgebirge, die Hohen Tauern, die Dolomiten, das Berner Oberland, die Rigi in der Schweiz, die Insel Ischia und die Liparischen Inseln (nördlich von Sizilien gelegen).

Am nachhaltigsten wird jedoch die Aufladung durch wertvolle **Freundschaften** gewonnen, vor allem durch Freundschaften von Frauen zu Frauen und Männern zu Männern. Selbstverständlich sind diese Freundschaften nur auf seelisch-geistiger Basis zu verstehen. Je häufiger man mit Personen zusammen ist, die einen positiven Einfluß auf unsere seelische Entwicklung hervorrufen, desto mehr Aufladung erhält man. Das kann man sehr gut an der positiven, angenehmen Atmosphäre erkennen, die entsteht, wenn sich mehrere Frauen oder mehrere Männer zu einer sinnvollen Unterhaltung wie etwa einem Theater- oder Konzertbesuch oder einfach zu ernsthaften Gesprächen zusammenfinden. Frau Dr. Müller-Kainz versucht, in Ländern und Städten, in denen sie Vorträge und Seminare durchführt, vermehrt Männer- und Frauengruppen zu etablieren. Sie sind sehr wichtig für die gegenseitige Aufladung, zur seelischen Verbesserung, zur Erhaltung der Gesundheit und damit letztendlich zur Vorbeugung vor Krankheiten.

Eine Aufladung wird auch zusätzlich durch das Bemühen gegeben, anderen Menschen eine echte **Freude zu bereiten**. Manchmal genügt schon ein Telefonanruf, ein kleines Geschenk oder eine Einladung, gemeinsam etwas Schönes zu unternehmen. Auch das Bemühen, ein gutes Verhältnis zwischen Arbeitskollegen herzustellen, ist hier zu erwähnen. Es ist also wichtig, nicht als Einzelgänger in der Welt dazustehen, denn die Aufladung kommt durch kooperative geistig-seelische Zusammenarbeit zwischen Menschen, die sich alle bemühen, sich seelisch weiterzuentwickeln.

Den negativsten Einfluß auf die Aufladung haben seelische Schwächen wie **Sturheit** und **Kritiksucht** oder eine allgemeine negative Einstellung. Sie führen sofort zu einer Entladung des Körpers. Dazu kommt oft mangelnde Selbstdisziplin, z. B. im Zusammenhang mit dem Essen – man ißt zuviel oder das Falsche. Es kann auch sein, daß man häufig im Tagtraum lebt, sich Sorgen macht oder sich zuviel mit den Problemen anderer Menschen beschäftigt. Die dadurch entstehende Belastung führt ebenfalls zu Energieentzug.

Von diesen drei oben beschriebenen Energiearten erhält jede Seele eine bestimmte Grundmenge von den Naturgesetzen. Auch wenn jemand kein Interesse an seiner seelischen Weiterentwicklung zeigt, kann er somit trotzdem jahrzehntelang gesund leben. Sinkt die Energiemenge unter einen gewissen Grenzwert, treten Krankheiten auf. Aufgrund dessen kommen Beschwerden oft erst im Alter.
Zeigt eine Person jedoch eine besonders positive seelische Leistung, so kann sie sich durch den verdienten Überschuß an Energie eine gewisse Reserve aufbauen. Durch diese Reserve gewinnt man eine besonders gute Ausstrahlung. Das Interesse wird im anderen geweckt, und es kommen Fragen, wie man das geschafft hat. Man kann dann sehr gut als positives Vorbild wirken.

Somit kann man dem anderen am besten helfen, wenn man sich um seine eigene seelische Verbesserung bemüht.

## Die Bedeutung des Todes

Es ist vielleicht sonderbar, dieses Kapitel unter den Energiearten zu finden, aber im Grunde genommen ist der Tod eine Energieveränderung bzw. eine Umschichtung von verschiedenen Energiearten. Viele Menschen sehen im Tod noch immer ein negatives Ereignis. Manche haben große Schwierigkeiten, ihr Leben von diesem angstvollen Gedanken zu befreien.
Man sollte versuchen zu verstehen, daß der Tod für alle guten Menschen überhaupt keine Bedeutung hat. Dazu hilft uns die klare Erkenntnis, daß wir Seelen sind. Unsere Persönlichkeit (Seele) besteht aus Intelligenz, Talenten und Charaktereigenschaften. Der Körper ist nur eine Verstärkung, ein Kleidungsstück, ein Haus oder ein Tempel für die Seele. Wenn der Körper – der natürlich gesund zu erhalten ist – seine Aufgabe vollendet hat und die Seele in eine nächste Bewußtseinsebene eingehen soll, dann wird dieser Körper

abgelegt wie ein altes Kleidungsstück. Gute Seelen verlassen den Körper schon vor dem körperlichen Tod. Da wir Seelen sind und nicht Körper, sind wir dann sozusagen nicht anwesend, wenn der Körper seine Funktion einstellt. Es ist also Zeitverschwendung, sich mit Gedanken über den Tod des Körpers zu beschäftigen.
Die einzige Todesart, die wir nicht anstreben sollten, ist der Tod der Seele. Wir sollten versuchen, die Seele auf die sogenannte »Ewigkeitsstufe« (= Sicherheitsstufe) zu bringen und sie so vor dem Absteigen zu bewahren. Das ist nur dann möglich, wenn wir das verwirklichen, was Goethe schon sagte: »Wer ewig strebend sich bemüht, den können wir erlösen.« Wenn wir uns also ständig bemühen, uns zu verbessern, dann kann die Seele sich nicht abwärts entwickeln. Hört die Weiterentwicklung auf, so setzt sofort ein Rückgang ein.
Obwohl der irdische Tod nur das Ablegen einer »alten Hülle« ist und sonst keine Bedeutung hat, sollte man versuchen, den Körper möglichst lange in einem guten Zustand zu erhalten. Es ist erstrebenswert, möglichst lange in einem Körper verweilen zu können, weil man dann die Erfahrungen dieses Lebens, die im physischen Gehirn des Körpers gelagert sind, besser verwerten kann. Es ist wirklich von größerem Nutzen, nicht schon mit 20 oder 30 Jahren diese Hülle abzulegen, sondern möglichst lange mit einer schon »alten Hülle« zu existieren. Der Idealzustand für die Menschen wäre es, ungefähr 100 Jahre alt zu werden, wobei der Körper und besonders das Gehirn noch gut funktionieren sollten. Die Erfahrungen eines langen Lebens sind äußerst wertvoll für die Entwicklung einer Seele.

# 3. Das Gehirn – Bindeglied zwischen Seele und Körper

Das Gehirn ist das weitaus wichtigste und komplizierteste Organ des menschlichen Körpers. Als Bindeglied zwischen Seele und Körper hat es die Aufgabe, sowohl am Gesundheitszustand als auch an der seelischen Entwicklung des Menschen mitzuwirken. Gleichzeitig ist die Funktionsfähigkeit des Gehirns ausschlaggebend für die enge Wechselbeziehung zwischen beiden Bereichen. In der gegenwärtigen Zeit wird nach und nach immer mehr Verständnis für den Aufbau und die Funktion des Gehirns möglich sein. Dadurch wird es immer wieder neue Wege geben, das Gehirn und den übrigen Organismus dauerhaft zu verbessern. Vor allem aber wird es dann auch möglich sein, das seelische Potential des Menschen, die positive Entwicklung seiner Intelligenz, seiner Talente und seiner fünf Charaktereigenschaften grenzenlos zu fördern.

Das **Gehirn** ist die Kontroll-, Schalt-, Steuer- und Speicherzentrale für den Körper. Hier werden ständig unzählige Informationen gesammelt, um ein klares Bild des Gesundheitszustandes jeder einzelnen Zelle zu geben, einschließlich deren augenblicklicher Bedürfnisse, um diesen gerecht werden zu können. Dazu ist das Gehirn mit einer Art feinstofflichem »Bildschirm« ausgerüstet, welcher den Naturgesetzen Einblick in alle Körpervorgänge und Körperzellen vermittelt. Die Aufrechterhaltung der Körperfunktionen und die Regeneration der einzelnen Zellen ist dadurch gesichert.

Voraussetzung für ein gut funktionierendes Gehirn ist, daß alle notwendigen Nahrungsstoffe, Symbionten und Schwingungsarten in genügender Menge und guter Qualität zugeführt werden. Alle diese Komponenten sollen die Zellen im Gehirn ungehindert erreichen, um dort ungestört zum Einsatz kommen zu können. Das ist wiederum nur möglich, wenn das Gehirn weitgehend frei von Schadstoffen sowie von verhärteten oder verengten Blutgefäßen ist. Sobald also das Gehirn mit allen nötigen Faktoren ausreichend versorgt ist, vermag dieses allen erforderlichen Aufgaben nachzukommen.

Wenn dagegen aufgrund ungünstiger Ernährungs- oder Lebensweise der Organismus nicht genügend mit allen notwendigen Faktoren versorgt wird und Schadstoffe sich ansammeln, kommt es zu Beeinträchtigungen. Das Gehirn kann seiner Aufgabe nicht mehr optimal gerecht werden, und viele Abläufe im Körper sind gestört.
Auf der anderen Seite leitet das Gehirn auch unser seelisches Verhalten auf den Körper über: Die Nährstoffe werden entsprechend unserer seelischen Leistung aus der Nahrung aufgenommen bzw. auf die Organe verteilt. Machen wir große seelische Fehler, erreichen bestimmte Elemente ihre »Zielorte« nicht, es können dann Mangelerscheinungen entstehen, und Krankheiten wird Vorschub geleistet.
Beispiele (siehe auch entsprechende Krankheitsbeschreibungen im Kapitel »Krankheiten – ihre Symptomatik und ihre Ursachen«):

- Ist man sehr geltungssüchtig, wird das Spurenelement *Molybdän* nicht aus der Nahrung aufgenommen, wodurch es zur Krebsentstehung kommen kann.
- Mutmangel (Ängste) führt zu *Eisen*mangel, wodurch es zu Anämien kommen kann. Man läßt sich zu sehr fremdsteuern. Es kann sich auch ein *Calcium*mangel bilden und Osteoporose hervorrufen.
- Kann man nicht vergeben, wird man leicht zornig oder wütend, erzeugt der Körper zuviel »negatives« *Cholesterin*. Dies führt dann zu Arteriosklerose und Herzerkrankungen.
- Die Einnahme von Suchtmitteln stellt eine Zeitverschwendung dar, und/oder ein Mangel an Mut wird dadurch verdrängt. Nimmt man Suchtmittel ein, z. B. Nikotin oder Rauschgift, werden die Gehirnzellen zunächst betäubt, und mit der Zeit sterben sie ab. Außerdem wird die *Vitamin*aufnahme gesenkt. Vor allem Vitamin B und C sind für das Gehirn und das Immunsystem ausschlaggebend. Die Intuition und die Gesundheit leiden sehr unter einem Mangel.

Zur Aufrechterhaltung der Funktionsfähigkeit des Gehirns sollte es regelmäßig ernährt, entgiftet, gepflegt und regeneriert werden. Jede Verbesserung des Gehirns gibt automatisch einen Vorteil für die Seele und den Körper, wodurch eine bessere Weiterentwicklung möglich ist. Der Mensch hat die verantwortungsvolle Aufgabe, den Gesundheitszustand des Gehirns und des Körpers nicht nur zu erhalten, sondern laufend zu verbessern.

## Optimale Ernährung des Gehirns

### *Entgiftung und Entschlackung des Gehirns*

- Allgemeine Entgiftungsmaßnahmen, vor allem mit *Birken-* und *Borretschsaft* (siehe auch »Entgiftung und Entschlackung«, Kapitel »Aufbau des Immunsystems und Ernährung«).
- Spezielle Entgiftung mit der *Mistelkur* (zweimal im Jahr): Der Mistelsaft hat die Fähigkeit, besonders hartnäckige Ablagerungen herauszulösen. Der Birkensaft bringt diese Schlacken dann schonungsvoll zur Ausscheidung.
  Am ersten und zweiten Tag dreimal täglich (15 Minuten vor den Mahlzeiten) zwei Eßlöffel Mistelsaft (Pflanzenpreßsaft) mit der vierfachen Menge Wasser trinken.
  Am dritten und vierten Tag auf gleiche Weise zwei Eßlöffel Birkensaft mit der vierfachen Menge Wasser trinken.
  An diesen Tagen sollte man sich Ruhe gönnen, viel an der frischen Luft spazierengehen und sich um eine gesunde und leichte Kost bemühen.
  **Vorsicht:** Vor dieser Mistelkur sollte man bereits eine Zeitlang Birkensaft und andere Entschlackungsmittel zu sich genommen haben. Auch sollte der *Frühstücksplan* (siehe unter dem Kapitel »Aufbau des Immunsystems und Ernährung«) schon öfter durchgeführt worden sein. Der Mistelsaft sollte nur bei gutem Zustand der Nieren getrunken werden.

### *Ernährung für das Gehirn*

Mangelzustände im Gehirn sollten möglichst gemieden werden. Das geht am leichtesten mit speziellen Getränken (siehe auch Kapitel »Aufbau des Immunsystems und Ernährung«):

- dem *grünen Kräutergetränk* aus Brennessel, Spitzwegerich oder Petersilie und Paprika,
- frisch hergestelltem *Karottensaft,*
- *Rote-Bete-Pulver* mit etwas frischer Zitrone und Mineralwasser,
- Vitamin B – alle Vitamin-B-Arten erhält man von der *flüssigen Bierhefe* und von *Vollkornreis.*
  Flüssige Bierhefe kann entweder über eine Brauerei besorgt oder im Reformhaus gekauft werden (Panaktiv®). Sie wird zur leichteren Auswertung am besten mit frischem Zitronen-, Grapefruit- und schwarzem Johannisbeersaft getrunken.

Einnahmeempfehlung: Pro Tag nimmt man einen Teilstrich (diese sind auf der Flasche angezeichnet); anfangs empfehlen sich meist kleinere Portionen. Zur besseren Auswertung der Bierhefe dienen zwei Papaya-Tabletten oder Enzyvit®. Die Bierhefe wird am besten als letztes Getränk am Morgen, eine halbe Stunde vor dem Frühstück getrunken.
Es ist ratsam, ein bis zwei Flaschen davon im Monat zu trinken.
Hinweis: Mit Panaktiv® sollte erst begonnen werden, nachdem der *Frühstücksplan* aus dem Kapitel »Aufbau des Immunsystems und Ernährung« einmal durchgeführt wurde.

Weiterhin unterstützen das Gehirn:

- Lecithin, das z. B. in *Avocados* enthalten ist,
- besonderes Eiweiß, das man z. B. in der *Hirse* findet,
- Acetylcholin (Überträgersubstanz im Nervensystem), das vor allem in *Sauerkrautsaft* enthalten ist,
- Baldrian zur Regeneration von Gehirn und Nervensystem – am besten trinkt man am Nachmittag *Kamillentee mit naturreinem Baldriansaft,*
- Rutin, das die Elastizität der Blutgefäße fördert; daher ist es empfehlenswert, *Buchweizen, rote Paprika, schwarze Johannisbeeren* und *Sanddorn* zu essen.

## Das Gehirn von Belastungen freihalten

Belastungen stören nur die Funktionsfähigkeit unseres Gehirns und behindern unsere Intuition. Unter Belastungen versteht man folgendes:

- Insbesondere seelische Schwächen wie *Faulheit, Sturheit und Unehrlichkeit* erzeugen eine ständige Störung für das Gehirn.
- Wenn man nur den eigenen Vorlieben nachgeht und sich *einseitig ernährt,* sammeln sich Schlacken und Schadstoffe im Gehirn an. Dadurch nimmt die Verbindung zur Wahrheit ab, und die Intuition wird schwächer. Die weitere Kettenreaktion ist, daß man sich daraufhin leichter von falschen Meinungen verleiten oder beeinträchtigen läßt, und man greift überflüssige und falsche Informationen schneller auf. Es wird dann wiederum schwieriger, die Aufgaben und Prüfungen der Tagesschule zu erkennen und die richtigen Entscheidungen zu treffen. Falsche Entscheidungen belasten von neuem die Gesundheit; die Körpersubstanz ver-

schlechtert sich und somit auch unsere »Antenne« zur Wahrheit. Der Teufelskreis schließt sich.

- Viele Menschen treffen falsche Entscheidungen, weil sie sich durch irreführende *falsche Argumente und Meinungen* von anderen zu sehr beeinflussen lassen. Diese falschen Meinungen und Argumente bleiben im Gedächtnis gespeichert und bilden stets die Gefahr, daß man von weiteren falschen Meinungen gefangen wird. Derartige falsche Informationen sollten somit im Gedächtnis nicht unbegrenzt gespeichert werden, da dies auch Energie erfordert. Sie wird uns von unserer notwendigen Lebensenergie abgezogen. Außerdem gelangen diese falschen Informationen immer wieder ins Bewußtsein zurück, belasten das Nervensystem und führen zu weiteren falschen Entscheidungen. Oft treten noch nach Jahren Erinnerungen an unangenehme Ereignisse vor Augen. Man schleppt diese unerfreulichen Gedanken mit sich herum und läßt sich dadurch von wichtigeren Dingen ablenken. Es fällt einem dann oft schwer, die Prioritäten zu erkennen.
  Die Ansammlung von überflüssigen und falschen Informationen im Gedächtnis ist ein grundlegendes Hindernis für die seelische Weiterentwicklung. Als Konzentrationsprüfung bekommt man dann immer wieder negative Gedanken, die zu falschen Meinungen und Verhaltensweisen verlocken. Fällt man auf diesen Köder herein, schließt sich eine Kette von weiteren Gedanken, die nicht zur optimalen Aufgabenbewältigung führen. Man kreist um Probleme, die man in dem Moment nicht lösen kann. Grübeln führt zu einer Art Blindheit. Erst wenn man das Problem während keiner anderen Beschäftigung kurz formuliert und dann losläßt, so wie es in dem Buch »Die Macht der Konzentration« beschrieben wurde, kann die richtige Antwort kommen. Unsere Intuition wird uns zur rechten Zeit den besten Weg zeigen.
- Allgemein sollten längere *Beschäftigungen mit negativen Dingen* gemieden werden, beispielsweise ungeeignete Fernseh- oder Radioprogramme. Täglich Nachrichtensendungen im Fernsehen zu verfolgen oder Zeitung zu lesen, kann eine Irritation sein, weil ihr Akzent leider eher auf dem Negativen liegt. Es genügen wöchentliche Informationen.
- *Tagtraumgedanken* hängen immer mit den eigenen Schwächen zusammen, die dadurch noch verstärkt werden. Die Tagtraumgedanken verhindern, daß man sich auf das Wesentliche konzentrieren kann. Wenn man z. B. stur ist und ständig auf der eige-

nen Meinung beharrt, bekommt man auch immer wieder Gelegenheit, diese Sturheit durchzusetzen. Man hat dann häufig mit Menschen zu tun, die stets nachgeben, und es stellt sich immer mehr das Gefühl ein, daß man recht hat. Auch die Gedanken kreisen dann oft um dieses Thema und verstärken somit die Sturheit. Aber es ist gefährlich, sich im Tagtraum mit dem eigenen Rechthaben zu beschäftigen, und es wäre besser, seine Meinung immer wieder auf Richtigkeit hin zu überprüfen.

- Alle Arten von *negativen Gefühlen*, z. B. Sorgen, aber auch Ängste, Schuldgefühle, Rachegefühle, Nicht-vergeben-Können, Beleidigtsein usw., aber auch jene Schuldgefühle, die entstehen, wenn man sich selbst nicht vergeben kann, überfordern das Gehirn. Depressive Gefühle sind bereits Warnsignale. Sie zeigen, daß Nervensystem und Gehirn über längere Zeit belastet wurden und weniger Energie zur Verfügung steht. Das kann zu einer negativen Kettenreaktion führen. Man hat immer weniger Lust und Kraft, sich zu konzentrieren, sich bewußt zu werden, was richtig ist, und man gerät somit immer tiefer in einen negativen Kreislauf hinein. Die Rettung ist, konzentriert zu sein auf das, was man gerade tut, und zu versuchen, auch kleine Tätigkeiten bewußter durchzuführen. So wird sofort die sogenannte »**Gedankenhygiene**« wiederhergestellt. Unsere Gedanken werden gereinigt von negativen Denkprozessen bzw. Gefühlen, und dadurch entsteht wieder eine Entlastung des Gehirns.
- *Sämtliche Suchtgifte, Alkohol, Medikamente und alle anderen suchterregenden Produkte* sind für das Gehirn ganz besonders schädlich. Gehirnzellen können sogar so stark geschädigt werden, daß sie absterben, wenn man zuviel hochprozentigen Alkohol trinkt oder gewisse Medikamente, wie Psychopharmaka oder Schlaftabletten, einnimmt. Unsere Gehirnzellen werden zunächst betäubt, mit der Zeit sogar abgetötet, und somit wird unsere »Zentrale« stillgelegt, worin nun die Hauptgefahr besteht. Es ist viel wichtiger, Gehirn und Nervensystem zu reaktivieren und ihnen mehr Kraft und Energie zuzuführen. Wenn das Gehirn dadurch wieder besser arbeitet, kann man klarer denken und die richtigen Entscheidungen treffen, um wieder aus dieser »Sackgasse« herauszukommen.

Wird unser Gehirn mit Negativem belastet, so hat es kaum die Möglichkeit, sich auf das Richtige und Wichtige zu konzentrieren und es zu bewerkstelligen. Ein anschauliches Bild dieser Problematik stellt der Vergleich unseres Gehirns mit der Festplatte eines Computers dar, auf der nur begrenzt Speicherplätze vorhanden sind. Sind sie mit falschen oder unnötigen Informationen besetzt, bleibt kaum Platz für richtige und notwendige Informationen. Um wieder Platz zu gewinnen, müssen unwesentliche Speicherungen gelöscht werden. Das ist bei einem Computer recht einfach, aber wie können wir falsche Informationen aus unserem Gehirn löschen?

Die **Ehrlichkeitsprüfungen** spielen hier eine entscheidende Rolle. Wir bekommen eine enorme Hilfe von den Naturgesetzen, wenn wir den Wunsch haben, richtig und falsch unterscheiden zu können. Auch unser Bemühen, uns nicht mit Negativem zu belasten, bringt große Unterstützung.

Das geschieht folgendermaßen: Die meisten guten Seelen erhalten seit einiger Zeit besonders schwere Prüfungen in Ehrlichkeit. Dazu einige Beispiele: Man muß im Geschäftsleben ehrlich sein, und zwar in jeder Weise, z. B. Liefertermin oder Arbeitsdauer genau vereinbaren, ohne sich einen Vorteil herauszuschlagen, keine Versprechungen machen, die nicht realisierbar sind, u. ä., nur um einen Auftrag zu bekommen.

Eine andere Ehrlichkeitsprüfung hat man zu bestehen, wenn man im Zug vergebens darauf wartet, beim Schaffner eine Karte lösen zu können. Ehrlicherweise sollte man die Karte dann am Zielbahnhof nachlösen.

Verständlicherweise sollten Notlügen und Ausreden vermieden werden.

Wer es schafft, diese oft schwierigen Ehrlichkeitsprüfungen zu bestehen, bei dem werden von den Naturgesetzen falsche Informationen im Gehirn gelöscht. Es stehen dann wieder mehr Speichermöglichkeiten für Wesentliches zur Verfügung, und Energie wird nicht mehr verschwendet. Unsere Intuition profitiert davon und hilft uns, die Wahrheit besser zu erkennen.

> Theoretisch gesprochen, würden wir keine Fehler machen, wenn das Gehirn perfekt funktionierte.

Es ist daher von größter Bedeutung, die Gehirnfunktion ständig zu verbessern, um somit eine bessere Intuition zu bekommen und weniger Fehler zu machen.

## Verbesserung der Gehirnregeneration

Die Regeneration des Gehirns (nachts) wird durch unsere seelische Leistung am Vortag bestimmt. Haben wir uns bemüht, die Charaktereigenschaften zu verbessern und unsere Weiterentwicklung zu fördern? Je mehr wir versuchen, an uns zu arbeiten, desto mehr Energie steht uns zur Verfügung – unter anderem auch für die Gehirnregeneration.

Folgende Punkte sollten Sie beachten:

- *Belastungen vermeiden:* Sie kosten alle sehr viel Energie. Auch die Beschäftigung mit nicht auf die Seele bezogenen Heilmethoden oder energieentziehenden Theorien stört die Präzision des Gehirns.
- Tägliche *Konzentrationsübungen*: Sie helfen uns, bewußter durch den Tag zu gehen, wir können Denkanstöße und die Lebensschule besser erkennen, wodurch unsere Persönlichkeitsbildung am meisten profitiert.
- Versuchen, die *Ehrlichkeitsprüfungen* immer besser zu *bestehen*: Dazu gehören vor allem die Ordnung und das Verantwortungsgefühl. Somit werden falsche und unnötige Informationen aus unserem Gehirn gelöscht, und richtige und wichtige Dinge können gespeichert werden. Siehe auch »Ehrlichkeit«, Kapitel »Die Seele des Menschen«.
- Auch die *Ehrlichkeit zu uns selbst* ist entscheidend für eine gute Gehirnfunktion: Hat z. B. der Föhn wirklich etwas mit unserer Migräne zu tun? Oder setzen wir uns selbst zu sehr unter Druck?
- Den *Mut* haben, »ja« zu sagen bei Herausforderungen und »nein« zu sagen, wenn nein richtig ist: Ängste stellen schon eine Vorwarnung dar, daß das Nervensystem und das Gehirn gestört sind. Man sollte wagen, seine eigene Meinung zu sagen, und sich nicht von anderen steuern lassen.
- *Sturheit bearbeiten*: Sturheit stellt die größte Belastung für das Nervensystem dar. Es ist ausschlaggebend, daß man sich fragt, was richtig ist. Auch Vorwarnungen sollten wir immer mehr erkennen und beachten!
- *Positive Lebenssicht* verbessern: Eine negative Lebenssicht oder das »Mitleiden« stören das Gehirn ganz erheblich. Negatives kann man gedanklich anziehen, und auch wenn man kritisiert, bekommt man das Negative doppelt zurück.
- Die *Zeit nutzen*: Was mache ich in der Freizeit? Bietet mir meine Arbeit Weiterentwicklungsmöglichkeiten? Habe ich eine sinn-

volle Aufgabe? Mit wem verbringe ich meine Zeit? Auch der richtige Lebens- und Schlafrhythmus (siehe auch »Zeitnutzung«, Kapitel »Die Seele des Menschen«) ist entscheidend. Nervensystem und Gehirn werden vor allem vor Mitternacht regeneriert, so daß man anstreben sollte, früh ins Bett zu gehen (21.30 Uhr).

- *Optimale Ernährung*: Das Gehirn wird mit allen notwendigen Stoffen versorgt. Das Immunsystem sollte regelmäßig aufgebaut werden.
- *Gute Luft.*
- *Seelisch-geistige Freundschaften*: Gespräche und Unternehmungen mit gleichgeschlechtlichen und gleichgesinnten Freunden bringen uns eine enorme energetische Aufladung. Auch wird unsere Verbindung zu den Naturgesetzen verstärkt, wodurch sich unsere Intuition verbessert.

## 4. Die Seele des Menschen

Da sich das gesamte Universum stets in einem Wachstums- und Reifungsprozeß befindet, hat Gott auch in die menschlichen Seelen eine Entwicklungsfähigkeit eingebaut, damit sie die Möglichkeit erhalten, schließlich das Ziel der Vollkommenheit zu erreichen. Eine Weiterentwicklung ist nur möglich bei freiem Willen oder ganz allgemein: in Freiheit. Durch die vollkommene Freiheit, sich entscheiden zu können, ist dieser freie Wille die wichtigste und umfassendste Funktion aller Seelen. Der gezielte Wunsch, an sich zu arbeiten und die Vollkommenheit schließlich zu erreichen, ist jeder Seele völlig selbst überlassen.

Das gesamte Universum ist einer steten Fortentwicklung unterworfen, »alles fließt«. Dieser Grundsatz gilt auch für die Seelen, die danach streben sollten, sich mehr und mehr zu vervollkommnen, um den Fortschritt des Universums wirkungsvoll zu unterstützen. Mit eingeschlossen in diesen Prozeß des Werdens und Wachsens sind auch die Naturgesetze. In den letzten 2000 Jahren haben sie sich so sehr weiterentwickelt, daß sie für die Seelen eine viel präzisere Hilfe darstellen. Für alle Seelen bestehen gerechterweise seit der einzigen Schöpfungsstunde vor vielen Hunderttausenden von Jahren die gleichen Chancen, sich fortzuentwickeln, denn wären nicht alle Seelen zur gleichen Zeit erschaffen worden, so hätten die jüngeren jetzt eine wesentlich bessere Entwicklungsmöglichkeit als die älteren. Eine Ungerechtigkeit aber entspräche weder dem Wesen Gottes noch der Präzision der Naturgesetze.

Alle Seelen wurden gleich geschaffen, d. h., sie waren alle zu Beginn ihrer Schöpfungszeit neutral. Sie waren sozusagen eine »Tabula rasa«, ein unbeschriebenes Blatt. Sie hatten anfangs die Möglichkeit, positive Talente zu entwickeln und dadurch ihre Charaktereigenschaften positiv zu entfalten. Aber manche haben auch negative Talente entwickelt, wodurch sie immer wieder die wichtigste und erste Charaktereigenschaft, die Ehrlichkeit, verletzt haben. Das führte schließlich zu Gewalttaten.

Nun stellt sich die Frage, warum es verschiedene Entwicklungsstufen der Seelen gibt. Einmal strebten nicht alle Seelen mit gleicher Intensität und Schnelligkeit nach der Vervollkommnung. Zum anderen war es nicht möglich, daß Gott jede Seele bei ihrer Erschaffung fragen konnte, ob sie sich für die Ewigkeit weiterentwickeln wolle oder nicht. Durch die Entscheidungsfreiheit kann jede Seele die Richtung und das Tempo ihres zukünftigen Werdeganges selbst bestimmen.

»Wer auf den Geist sät, wird vom Geist das ewige Leben ernten. Wer auf das Fleisch sät, wird vom Fleisch die ewige Verderbnis ernten« steht in der Bibel (Gal. 6, 8). Wir dürfen heute nicht mehr von der Verderbnis die kindliche Vorstellung des mittelalterlichen Höllen- und Fegefeuers haben, sondern müssen darin einen Zustand sehen, der durch eigene Fehler und Energieverlust verursacht worden ist. Es ist eine Situation, in der die Seele gänzlich von Gottes Liebe und Harmonie abgetrennt ist und schließlich auf den völligen Verlust der Eigenenergie zusteuert. Auch zu dieser Erkenntnis führt uns die Bibel (Matthäus 20, 16): »Viele sind berufen, aber wenige sind auserwählt.« »Berufen sein« heißt, von Gott geschaffen mit der Funktion des freien Willens. »Auserwählt sein« bedeutet, daß die Seele die Chance der freien Willensäußerung im Sinne der positiven Entwicklung wahrgenommen hat und nun für ewig in der Harmonie mit Gott und den Gesetzen leben will.

Seit der Erschaffung der Seelen arbeiten einige davon sehr intensiv und entwickeln sich schnell. Andere aber haben ihre Chance und die Zeit schlecht genützt, sind stehengeblieben und schließlich in ihrer seelischen Entwicklung mehr und mehr zurückgefallen.

Ein heiliger Petrus und eine heilige Maria stehen in ihrer Entwicklungsstufe z. B. weit über einem Terroristen, denn es ist unmöglich, sich in einem einzigen Leben hier auf der Erde entweder so hoch zu entwickeln oder auch so tief zu sinken. In der Entwicklungsstufe äußert sich die Arbeit einer Seele an sich selbst im Laufe von vielen Hunderttausenden von Jahren seit Schöpfungsbeginn. Diese Tatsache erklärt die unterschiedlichen Erscheinungsformen und Einflüsse der Seelen auf ihre Umwelt; man nennt dies die **Entwicklungsstufe**.

Die Entwicklungsstufe betrifft vor allem das Niveau, das eine Seele in ihren drei Teilbereichen **Intelligenz, Talente und Charaktereigenschaften** erreicht hat. Um die Entwicklungsstufe zu verbessern, müssen diese drei Hauptfunktionen der Seele gefördert und positiv bearbeitet werden. Eine Seele kann sich durch stete Arbeit an sich selbst weiterentwickeln. Sowohl die Intelligenz als auch die Talente lassen sich während des gesamten Lebens ausbilden, d. h., je mehr Fähigkeiten in einer Seele erarbeitet und gefördert werden, desto rascher vollzieht sich die seelische Höherentwicklung.

## Die Intelligenz

Die Intelligenz hilft uns am meisten, die Zusammenhänge des Lebens zu erkennen. Vor allem können wir richtig und falsch leichter unterscheiden. Der wichtigste Teil der Intelligenz wiederum ist die **Intuition**, die den »Verbindungsdraht« zu den Naturgesetzen darstellt. Die Intelligenz kann unendlich gesteigert werden.

Ein Abbau der Intelligenz im Alter tritt nur ein, wenn man während seines Lebens viele Fehler im seelischen Bereich gemacht hat. Einer der unangenehmsten oder nachhaltigsten Fehler ist der Mangel an Selbstdisziplin, ein Sich-gehen-Lassen auf allen möglichen Gebieten. Dazu gehören natürlich auch falsche Ernährung, Alkoholgenuß, Rauchen oder Rauschgift. Dasselbe gilt für den Koffeingenuß. Diese Süchte schaden dem Nervensystem und dem Gehirn und damit auch der Intelligenz.

Es ist unerläßlich, jene Fähigkeiten oder Eigenschaften zu stärken, die es uns ermöglichen, die **Intelligenz zu steigern:**

- *Positive Neugierde und Fleiß* bringen uns in dieser Beziehung entscheidend weiter. Unter positiver Neugierde versteht man das Bemühen, Lebenssituationen und Ereignisse zu hinterfragen, um herauszufinden, was diese uns zu sagen haben, was wir daraus lernen können. Diese Fragen muß man sich selbst stellen, nicht anderen, und sie ehrlich beantworten. Auch Krankheiten sollten nicht einfach hingenommen werden, sondern es ist entscheidend, zu fragen: Was hat das mit mir zu tun, was sollte **ich** verändern?
- Selbstdisziplin und Fleiß sind notwendig, um den *Denkanstößen*, die wir täglich bekommen, Gehör zu schenken. Es ist schon ein schönes Stück Arbeit, zu lernen, wenigstens einen Teil der mehreren hundert Denkanstöße, kleinen Ideen oder Gedankenimpulse (Da fällt mir ein ..., Plötzlich kam mir der Gedanke ..., Eigentlich sollte ich ...), die uns täglich gegeben werden, immer mehr wahrzunehmen. Es handelt sich dabei um kleine Intuitionen, die man überprüfen sollte. Denn es sind darunter auch *Versuchungsdenkanstöße*, wie z. B. beim Autofahren. Man bekommt

die Idee, jetzt könne man das langsame Fahrzeug vor sich überholen. Dabei sollte man unbedingt überprüfen, ob das gefahrlos möglich ist. Oft stellt sich dann heraus, daß es falsch gewesen wäre, dem Gedanken spontan zu folgen. Vor allem im Zusammenhang mit dem Essen bekommen wir viele Versuchungsdenkanstöße. Hier ist die Versuchung, das Falsche oder zuviel zu essen, oft recht groß, aber leicht zu bemerken. Es ist ein gutes Übungsfeld für die Disziplin. Eine ebenso leicht zu erkennende Situation erleben wir, wenn wir entscheiden sollen, ob wir zeitgerecht zu Bett gehen wollen oder nicht.
Eine andere Art von Denkanstößen sind *Warnsignale*. Manchmal sind sie offensichtlich, z. B. wenn man stolpert. Vielleicht war man in einem Tagtraum gefangen, anstatt sich auf den Weg zu konzentrieren. Ähnliche Situationen sind: Man läßt etwas fallen, man schneidet sich in den Finger usw. Manchmal sind es schwache oder auch stärkere Gefühle, die auftreten, wenn man etwas Bestimmtes vorhat. Eindringliche Warnungen sind Krankheiten, die uns zu Richtungsänderungen in unserem Verhalten veranlassen sollen. Diesen Aspekt werden wir in späteren Kapiteln eingehend besprechen.
Es gibt aber auch Denkanstöße, die eine *Belohnung* darstellen, z. B. Hinweise, daß wir etwas zu erledigen haben, was nicht aufgeschoben werden sollte, oder daß wir gerade noch rechtzeitig daran erinnert werden, was wir für einen bestimmten Amtsbesuch mitnehmen müssen. Hierher gehören auch alle kreativen Einfälle, alle Intuitionen, die auf allen Gebieten des Lebens zu guten Ergebnissen und neuen Erkenntnissen führen. Wir sollten sie registrieren und dankbar dafür sein.

- Durch *tägliche Konzentrationsübungen* steigern wir unser Bewußtsein, so daß wir Denkanstöße und alle Ereignisse der Tagesschule besser wahrnehmen können. Die Intelligenzsteigerung macht sich vor allem durch den Energiegewinn bemerkbar.
- Erkennt man nicht die *Prioritäten*, verliert man sich in Kleinkram, gerät in Streß, wird nervös. Das Nervensystem wird überfordert, und man kann sich nicht mehr konzentrieren. Das Richtige gelingt einem nicht mehr.
- Gewiß hat jeder schon erlebt, daß man klarere Gedanken fassen kann, wenn man sich in *guter, frischer Luft* aufhält. Hingegen kann man in verrauchten Lokalen oder im Großstadtverkehr oft keinen klaren Gedanken fassen und bekommt keine gute Intui-

tion. Natürlich läßt es sich für viele Menschen nicht vermeiden, in einer Großstadt zu leben oder zu arbeiten. Man sollte aber dann versuchen, so oft wie möglich, z. B. am Wochenende, aus der Stadt herauszukommen.

- *Gute, richtige Ernährung* ist eine Basis für besseres Denken, da das Gehirn auf diese Weise mit allem versorgt wird, was es braucht.
- Der *Umgang mit Menschen* der gleichen oder einer höheren Entwicklungsstufe ist wesentlich. Mit diesen Menschen können wir gute und interessante Gespräche führen, die den Gebrauch unserer Intelligenz herausfordern und uns Energie schenken.
- Der *Beruf* sollte die Möglichkeit bieten, die eigenen Fähigkeiten auszuschöpfen, wodurch sich die Intelligenz steigert. Gibt mir meine Arbeit keine Möglichkeit zur Weiterentwicklung oder kann ich mein Ziel nicht erreichen, so ist ein Wechsel sinnvoll.
- Die *Verbesserung der Gehirnfunktion* kommt auch unserer Intelligenz zugute (siehe Kapitel »Das Gehirn – Bindeglied zwischen Seele und Körper«).
- Jede Art von *Weiterbildung* bringt uns Gewinn. Wir sollten uns auch mit jenen Gebieten beschäftigen, die uns bisher vielleicht nicht so sehr interessiert haben, wie z. B. Geschichte, Politik oder Finanzwesen. Es ist wichtig, sich ein gutes Allgemeinwissen anzueignen. Dabei sollte man sich allerdings nicht verzetteln und immer den Blick für das Wesentliche im Auge behalten.
- Nervensystem und Gehirn werden vor allem zwischen 21.30 Uhr und Mitternacht regeneriert. Ein guter *Lebensrhythmus* ist daher entscheidend und auch, ob wir rechtzeitig zu Bett gehen. Sich für einen Abendmenschen zu halten, ist nur eine schlechte Gewohnheit und beeinträchtigt unsere Intelligenz. Man wird schneller senil, da das Gehirn nicht ausreichend regeneriert wird.

## Die Talente

Wir wissen, daß es viele individuelle Talente gibt, wie z. B. sprachliche, künstlerische, pädagogische, technische oder handwerkliche Talente. Hier sind vor allem einige spezifische Talente zu erwähnen, die mit der Gesunderhaltung des Körpers bzw. mit dem Überwinden einer Krankheit zu tun haben.

Der **Fleiß** ist das wichtigste und grundsätzlichste Talent. Möchte man fleißig an seiner seelischen Weiterentwicklung arbeiten oder lieber faul den (anscheinend) bequemeren Weg gehen? Dieses Talent ist auch ein entscheidender Maßstab, wie schnell man wieder gesund wird. Ist man bereit, tatkräftig Veränderungen und Empfehlungen umzusetzen? Möchte man seine Unzulänglichkeiten vermindern und auch in der Ernährung bewußt das Richtige zu sich nehmen?

Eine gute Seele sollte stets bemüht sein, **den Körper gesund halten** zu wollen. Er dient uns zur Verstärkung der Seele und als Antenne für alle Erkenntnisse. Das bedeutet, alles das durchzuführen, was dem Körper ermöglicht, in einem guten Gesundheitszustand zu bleiben (siehe Kapitel »Aufbau des Immunsystems und Ernährung« und das Buch »Vital und jung bleiben«). In diesem Zusammenhang gibt es immer wieder spezifische Prüfungen, wie z. B. verschiedene kleine Versuchungen, die sich des öfteren wiederholen. Man denkt dann etwa: »Nur einmal das oder jenes tun« oder »Einmal ist keinmal«. Diese sehr gängigen Sprüchlein verleiten uns nur zu einer Art Unehrlichkeit zu uns selbst, also zum Selbstbetrug.

Das wichtigste Talent von allen ist die **Selbstdisziplin**. Unsere Erfahrung der letzten Jahre zeigte, daß diejenigen, die sich um seelische Verbesserung bemühen oder gute Fortschritte machen, hauptsächlich das Talent der Selbstdisziplin anwenden. Wenn wir uns aber gehenlassen, wenn wir das Notwendige immer wieder auf morgen verschieben, kommen wir nicht weiter.

Das sollte jedoch nicht mit der notwendigen Entspannungsperiode verwechselt werden. Selbstdisziplin heißt natürlich nicht, daß man Tag und Nacht arbeiten muß. Wenn wichtige Aufgaben durchgeführt wurden und man sich konzentriert mit einer Arbeit beschäftigt hat, sollte man auch wieder kleine Perioden der Entspannung einbauen, um dadurch neue Energie zu schöpfen. Die erforderliche Anspannung braucht auch wieder eine Entspannung.

Wie das Wort Selbstdisziplin schon sagt, sollte man sich üben in seinem Selbst, in seiner Persönlichkeit Disziplin zu halten. Man sollte z. B. auch gewisse gesundheitliche Maßnahmen oder Anwendungen, die es ermöglichen, bei besserer Gesundheit zu bleiben, regelmäßig durchführen.

Ein anderes entscheidendes Talent ist das **tapfere Durchhalten**. Auch darin werden wir Prüfungen unterzogen. Wir sind gefordert, uns Problemen zu stellen und deren Lösung nicht zu verschieben.

Tapfer durchgeführte Handlungen, die uns oft sehr schwierig erscheinen, führen zu guten Resultaten und großen Erfolgen.
In diesem Zusammenhang möchten wir auch erwähnen, wie groß die Versuchungen sind, so schnell wie möglich durch irgendwelche Mittel oder Präparate oder durch irgendeinen »Hokuspokus« von einer Krankheit loszukommen. Das aber bedeutet nur eine Betäubung oder kurzfristige Symptomverschiebung. Es entsteht dann immer ein anderes Problem.
Manche Prüfungen bestehen in der Beeinflussung durch andere Menschen, die uns gutgemeinte Ratschläge geben oder von scheinbaren Heilerfolgen berichten, von denen sie gehört haben. Es ist schwierig, sich für den weniger bekannten, mühevolleren und meist auch langwierigeren Weg zu entscheiden, wurde uns doch, solange wir zurückdenken können, gesagt, daß man Krankheiten durch Medikamente und diverse Anwendungen sehr einfach beseitigen kann. Da unser Körper aber die Verstärkung, das Ausdrucksmittel unserer Persönlichkeit darstellt – also auch Krankheiten ein Ausdruck der Seele sind –, ist eine Heilung nur auf rein körperlicher Basis nicht möglich.
Die Unterstützung des Heilungsvorganges bzw. der Gesunderhaltung unseres Körpers durch richtige Ernährung und Aufbau des Immunsystems ist eine wichtige Teilarbeit. Die Arbeit an uns selbst, an unserem Charakter, ist aber unerläßlich. Beides erfordert tapferes Durchhaltevermögen. Krankheiten entwickeln sich über einen längeren Zeitraum – Warnungen in anderer Form wurden bis dahin mißachtet –, und es kostet oft einige Zeit und Geduld, bis alles wieder in Ordnung ist und das »Problem« richtig beseitigt wurde.
Unser Bemühen vorausgesetzt, dürfen wir auf Gott vertrauen und ein gutes Resultat erwarten. Eine Belohnung kommt oft ziemlich schnell. Trotzdem wird das Durchhaltevermögen immer wieder geprüft. Wir sollen darauf hingewiesen werden, daß das Ziel nicht eine augenblickliche Verbesserung ist, in der wir dann stehenbleiben. Das Ziel ist die ständig fortschreitende seelische und körperliche Verbesserung.
Die **Konzentrationsfähigkeit** ist der Schlüssel zu einem bewußten Leben. Konzentriert im Hier und Jetzt sein läßt uns besser erkennen, was wir für unsere Gesunderhaltung oder für die Überwindung einer Krankheit tun sollten. Der Zustand bewußten Daseins ist für unser Leben von allergrößter Bedeutung.

## Die Charaktereigenschaften

Der bedeutendste Bestimmungsfaktor für den Stand der seelischen Entwicklungsstufe sind die Charaktereigenschaften:

1. Ehrlichkeit,
2. Mut,
3. Vergeben,
4. Positive Lebenssicht,
5. Zeitnutzung.

Es ist die Aufgabe, das Ziel jeder Seele, die Charaktereigenschaften zu einem gewissen Niveau zu entwickeln, damit die Seele genügend Energien in sich trägt, um ewig existieren zu können. Dieses Niveau kann man mit einer Art Abschlußprüfung oder Abitur (**Sicherheitsstufe**) vergleichen, das man ablegt.

Das gesamte Universum ist Energie. Jede richtige Entscheidung oder jeder richtig bewältigte Denkvorgang bringt Energiezufluß. Das Gegenteil trifft natürlich ebenso zu: Jede falsch getroffene Entscheidung zieht einen Energieentzug nach sich. Das gilt vor allem für Entscheidungen, die eine Charaktereigenschaft betreffen. Diese wird dabei verletzt und dadurch schwächer. Je mehr wir aber an einer Charaktereigenschaft arbeiten, desto mehr Energie fließt zu, und sie wird mehr und mehr zu einer Stärke – was das eigentliche Ziel ist. So ist der Energiehaushalt eines Menschen die Folge des Verhältnisses von Energiezufluß und Energieentzug.

Mit Hilfe der Stärken, die unsere Persönlichkeit aufweist, können wir gewisse noch vorhandene Schwächen bearbeiten. So kann man durch die Charaktereigenschaft Ehrlichkeit z. B. Mutschwächen bearbeiten, indem man sich besonders bemüht, ehrlich zu sein, auch dann, wenn dazu Mut erforderlich ist. Die Ehrlichkeit kann so stark sein, daß wir die Mutschwäche damit verbessern können. Mit anderen Worten: Man findet den Mut zur Ehrlichkeit.

Alle fünf Charaktereigenschaften stellen eine Art Oberbegriff dar, der noch viele andere Eigenschaften beinhaltet, z. B.:

**Ehrlichkeit:** Ordnungsliebe, Verantwortungsgefühl, Pünktlichkeit, die Ehrlichkeit zu sich selbst, Treue, Fleiß, Diplomatie, Pflichtgefühl, Zielstrebigkeit und Dankbarkeit.

**Mut:** Durchsetzungsvermögen, Tapferkeit bezogen auf das Richtige, Zielstrebigkeit, Selbstdisziplin, sich nicht einmischen und sich nicht aufopfern.

**Vergeben:** Toleranz, nicht beleidigt, verletzt oder nachtragend sein, nicht eifersüchtig sein, nicht stur, nicht geltungssüchtig sein, nicht rachsüchtig sein, geduldig sein, höflich sein, loslassen können und liebevoll sein.

**Positive Lebenssicht:** Kritikenthaltung, sich keine Sorgen machen, nicht grübeln, nicht jammern oder Selbstmitleid zeigen, das Positive im Negativen erkennen wollen, keine negativen Worte denken oder aussprechen, nicht zweifeln, nicht schimpfen, nicht verleumden, nicht mißtrauisch sein, kein »Ungläubiger-Thomas-Typ« sein, Zuversicht und Vertrauen haben.

**Zeitnutzung:** Selbstdisziplin, Planung, richtiger Umgang mit Geld, Energie sparen (in jeder Beziehung), wählerisch sein, Zielstrebigkeit, effektives Arbeiten, Konzentration, Organisationstalent, Fleiß und nichts verschieben.

Diese große Zahl von Eigenschaften und ihre Kombinationen erklären auch die Vielfalt von Problemen und Krankheiten, die aus Schwächen in diesen Eigenschaften entstehen können.

### *Ehrlichkeit*

Sie ist die grundlegendste und bestimmendste Charaktereigenschaft für die gesamte Persönlichkeit. Sie stellt sozusagen die Basis oder das Fundament aller inneren Werte dar. Jeder sollte daher bei der Wahl seiner Freunde und Mitarbeiter vor allem auf den Stand der Ehrlichkeit achten. Weil es sich bei Ehrlichkeit um eine so grundlegende Charaktereigenschaft handelt, werden wir vielen, oft schwierigen Prüfungen unterzogen.

Besonders wichtig sind Ehrlichkeitsprüfungen bei jungen Menschen im Alter zwischen 13 und 20 Jahren, denn hier haben sie den größten Einfluß auf die weitere Entwicklung. Sicher gibt es in dieser Zeit vielerlei Versuchungen. Ein junger Mann oder ein junges Mädchen wird z. B. gefragt, ob es mitmacht, eine besonders teure Ware in einem Kaufhaus zu stehlen. Die Freunde drohen dann meist damit, denjenigen aus der Gruppe auszuschließen, der nicht mitmacht. Junge Leute haben oft Angst vor Einsamkeit und Ausgeschlossenwerden. Wenn sie aber die Prüfung in Ehrlichkeit bestehen, dann haben sie ein gutes Fundament geschaffen, um auch die anderen Charaktereigenschaften besser in den Griff zu bekommen.

Weitere Ehrlichkeitsprüfungen können z. B. sein:

- Kann man ein Ereignis oder eine Situation vollkommen wahrheitsgetreu schildern, gleichgültig, ob dies zum eigenen Nachteil ist oder nicht?
- Es gibt auch sehr verführerische Prüfungen, die meist mit Geld oder Geldeswert zu tun haben. Irrtümlich erhaltenes Geld oder zuviel erhaltene Ware sofort wieder zurückzugeben ist für manche Menschen gar nicht leicht, besonders wenn es sich um geringfügige Beträge oder Werte handelt.
- Es ist auch unehrlich, nach dem Aufwachen noch längere Zeit im Bett liegenzubleiben, denn in dieser Zeit wird der Körper nicht mehr regeneriert. Sie sollte daher nicht verschwendet werden.
- Eine ähnlich schwer zu erkennende Prüfung besteht darin, das Fernsehgerät sofort auszuschalten, wenn ein ungeeignetes Programm übertragen wird, denn wer sich ehrlich um seine Seele bemüht, sollte sich nicht mit negativen Inhalten belasten oder, wenn es sich um ein Spätabendprogramm handelt, sich die zur Regeneration nötige Zeit nicht stehlen.
- Man besteht auch eine Ehrlichkeitsprüfung, wenn man eine Einladung ablehnt, bei der man weiß, daß es Zeitverschwendung wäre, dort hinzugehen.
- Besonders schwierig scheint es zu sein, die vorgeschriebenen Steuern in voller Höhe zu bezahlen. Es gibt ja reichlich Argumente, warum man manche Steuern als ungerechtfertigt erachtet oder glaubt, durch Steuerhinterziehung etwas gewinnen zu können. Aber eine um ihre Entwicklung bemühte Seele ist verpflichtet, sich auch an weltliche gesetzliche Vorschriften zu halten.
- Man sollte nicht waghalsig sein, denn die Gesundheit des Körpers sollte nicht gefährdet werden, z. B. wenn man zu schnell mit dem Auto fährt.
- Es hat mit Ehrlichkeit zu tun, ob man nur passende Freundschaften pflegt oder ob man sich mit Leuten beschäftigt, deren Interessen und Ziele nichts mit seelischer Weiterentwicklung zu tun haben. Man belastet seine Seele dann nur mit unnötigen Informationen und falschen Ansichten und wird an der eigenen Weiterentwicklung gehindert.

Die schwierigsten Prüfungen sind jedoch jene, bei denen es sich um **Ehrlichkeit zu sich selbst** handelt. Immer wieder werden wir geprüft, ob wir Ausreden gebrauchen, ob wir die Schuld für unsere Schwierigkeiten auf andere Leute oder auf äußere Ereignisse schieben. »Der Föhn ist schuld an meinen Kopfschmerzen« ist eine beliebte Ausrede. Weshalb bekommt der eine bei Föhn Kopfschmerzen, der andere aber nicht? Man muß versuchen, zwischen dem äußeren Anlaß und der eigentlichen Ursache zu unterscheiden, die immer in unserem Verhalten zu suchen ist. Kopfschmerzen bei Föhn stellen z. B. einen Hinweis dar, daß man sich zu sehr geärgert hat oder sich zu vielen sorgenvollen Grübeleien hingegeben hat. Die Verantwortung liegt immer bei uns selbst.

Verantwortungsbewußtsein hat grundsätzlich mit Ehrlichkeit zu tun. Wir werden später im Zusammenhang mit verschiedenen Krankheiten sehen, wie sehr sich Ehrlichkeit wie ein roter Faden durch fast alle Krankheiten zieht. Die gefährlichsten Schwächen, die *Bequemlichkeit* und die *Sturheit*, führen letztendlich zu Unehrlichkeit. Somit ist die Basis für fast alle Krankheiten gegeben. Man will sich einfach nicht eingestehen, daß man Schwächen hat. Schon gar nicht will man den unbequemen Weg der Weiterentwicklung betreten oder im Leben etwas verändern. Lieber hält man an Gewohnheiten fest, die zu nichts führen, ja sogar schaden.

Die Ehrlichkeit zu sich selbst ist deshalb so wichtig, weil man sich selbst gar nicht kennenlernen kann, wenn man nicht ganz ehrlich die eigenen Stärken und Schwächen erkennen will. Diese Erkenntnis ist maßgeblich, weil man mit Hilfe der erkannten Stärken die Schwächen bearbeiten kann. Sich etwas vorzumachen oder eine Entschuldigung für sich selbst zu finden, ist nur eine Flucht vor sich selbst.

Sokrates hat schon vor 2500 Jahren festgestellt, daß der erste Schritt zur Arbeit an sich selbst die Selbsterkenntnis ist (»Erkenne dich selbst«). Nur wer über sich selbst Bescheid weiß, kann Erkrankungen vorbeugen oder den Prozeß der Gesundung in Gang setzen.

Wie aber kann man die Arbeit der Selbsterkenntnis praktisch leisten?

Zu Beginn muß immer der **aufrichtige Wunsch** stehen, ehrlich zu sich selbst zu sein. Dann sollte man überprüfen, ob Gewohnheiten, denen man oft schon jahrelang folgt, zu Nutzen oder Schaden führen. Dabei ist es angebracht, sehr kritisch zu sein und nicht zu denken, daß Kleinigkeiten keine Wirkung hätten. Stellt man schädliche Gewohnheiten fest, so muß man sich fragen, weshalb man

diesen Gewohnheiten folgt. Tut man es etwa aus Bequemlichkeit, aus Sturheit, aus Geltungssucht, aus Feigheit, aus Unbeherrschtheit, aus Unehrlichkeit ...? Die Frage nach dem **Motiv** einer Handlung ist jene Frage, die man ausschließlich *selbst beantworten* kann. Niemand, auch nicht ein sehr nahestehender Mensch, kennt die innersten Beweggründe.
Des weiteren sollte man **hinterfragen**, warum man immer wieder Probleme in bestimmten Situationen oder mit einigen Menschen hat. Wenn z. B. jemand immer wieder den Bus versäumt, ein Datum verwechselt, die Uhr zu Hause vergißt, dann hat er wahrscheinlich ein Problem mit der Zeitnutzung. Bei Schwierigkeiten mit Menschen wird uns oft ein **Spiegel** vorgehalten, und man sollte nachdenken, ob man die Eigenschaft, die einen an dem anderen stört, nicht auch selbst hat. Bei finanziellen Schwierigkeiten sollte man überprüfen, ob man es mit der Ehrlichkeit genau nimmt oder sich wegen Geld zu viele Sorgen macht.
Unehrlichkeit kann zu Mutlosigkeit oder zu Zeitverschwendung führen. Umgekehrt ist Ehrlichkeit auch mit anderen Eigenschaften eng verknüpft. Daraus ist zu erkennen, daß Ehrlichkeit die Säule, die Basis des menschlichen Charakters ist. Daher gibt es auch viele Krankheiten im Zusammenhang mit Unehrlichkeit. Vor allem Unehrlichkeit zu sich selbst führt oft zu Augen- oder Ohrenproblemen. Das bedeutet, daß man die Realität nicht sehen will oder daß man nicht auf seine innere Stimme hört, die einen immer wieder mahnt. Gerade in letzter Zeit kamen viele Patienten mit Augen- und Ohrenkrankheiten (z. B. Gehörsturz oder Tinnitus – eine Art Dauergeräusch im Ohr). Es ist natürlich sehr wichtig, daß diese Wahrnehmungsorgane in Ordnung bleiben, weil man sonst erst recht die Realität nicht richtig sehen bzw. hören kann. Man kommt in einen Teufelskreis hinein.
So gab es einen Patienten – das war übrigens einer der interessantesten Fälle –, der schon fünf Jahre lang blind war. Er ging von einem Augenarzt zum anderen, aber organisch war mit seinen Augen alles in Ordnung. Wie sich bald herausstellte, hatte er folgende Hauptschwäche: Er suchte für seine Probleme immer Sündenböcke. Er hatte eine höhere Position bei einer großen deutschen Firma inne. War ihm ein Fehler unterlaufen, so suchte er unter seinen Mitarbeitern einen Schuldigen. Genauso verhielt er sich seiner Frau gegenüber. Seine eigenen Schwächen wollte er einfach nicht sehen. Nach längerer Behandlung hatte er seinen Fehler eingesehen

und seine Schwäche bearbeitet, und so ist auch sein Sehvermögen wiedergekommen.

Wir müssen immer bedenken, daß sämtliche Probleme, die in irgendeiner Form auf uns zukommen, mit unseren Schwächen zu tun haben, auch wenn es so scheint, als sei das Problem von anderen Leuten verursacht. Sobald wir in irgendeiner Weise davon betroffen sind, z. B. finanziell, im Bereich der Arbeit oder in unseren zwischenmenschlichen Beziehungen, so ist dieses Problem eine Hilfe für unsere Weiterentwicklung.

In diesem Zusammenhang ist es wichtig zu wissen, daß alle schweren Krankheiten innerhalb einer Familie nicht nur den Kranken selbst betreffen, sondern auch als Lernprozesse für die Angehörigen gedacht sind. Vor allem bei Ehepaaren ist eine schwere Krankheit wie Krebs oder multiple Sklerose auch für den anderen als Lernprozeß gedacht. Daher ist es günstiger, in solchen Fällen beide Ehepartner zu behandeln, womit die besten Erfolge erzielt werden können. In manchen Fällen ist dies nicht gelungen, nämlich dann, wenn der gesunde Partner nicht bereit war, teilzunehmen. Dann war der negative Einfluß auf den Patienten zu groß. Eine Heilung auch dann zu erreichen, wenn der Partner nicht mitarbeitet, ist für einen Kranken viel schwerer und langwieriger, aber dennoch möglich. Der Gesunde übersieht allerdings, daß die Krankheit des Partners auch für ihn einen Lernprozeß darstellt. Man sollte sich dieser Tatsache nicht entziehen, denn oft handelt es sich um eine Vorwarnung, um ein Aufmerksammachen, daß man vielleicht eine ähnliche Schwäche hat. Bearbeiten sie beide Partner gemeinsam, profitieren sie dadurch. Hier geht es wiederum um Selbsterkenntnis und Ehrlichkeit.

Weiterhin möchten wir einen falschen Denkansatz beleuchten. Manche Leute sehen in einer Krankheit eine Strafe oder die Folge von Schuld, die sie entweder bei sich oder bei anderen suchen. Es handelt sich aber nicht um Schul**d**, sondern um Schul**e**, also um Lernprozesse. Wenn wir die Sache von dieser Seite betrachten, so stellen wir bald fest, daß das Leben durch das Lernen, durch das Sammeln von Erfahrungen und Kenntnissen interessanter und lebenswerter wird.

Glücklicherweise sieht der blinde Patient wieder gut, und er kann sogar wieder Auto fahren. Selbstverständlich war außer der Arbeit an sich selbst auch eine Umstellung der Ernährung und der Aufbau des Immunsystems notwendig, um die angegriffenen Augen zu unterstützen. In diesem Fall kam auch seine Frau in Behandlung. Sie hat ihrem Mann bei all den Maßnahmen, die empfohlen wurden, tatkräftig geholfen. So konnte er sein Sehvermögen innerhalb eines Jahres wiedererlangen. Aber auch die Ehefrau hatte viel dabei gewonnen.

Manche meinen immer wieder, man könne im Geschäftsleben nicht ehrlich sein. Die Versuchungen sind natürlich sehr groß und Prüfungen daher besonders interessant. Man denke nur an die Einkommensteuererklärung oder an die Buchungen von Ausgaben. Eine Patientin hatte Depressionen, weil sie ständig Belege von Ausgaben bei Verwandten und Bekannten sammelte, um sie dann als ihre eigenen Ausgaben zu verbuchen. So etwas stellt eine grobe Verletzung der Ehrlichkeit dar. Ist man hingegen bei diesen Dingen wirklich ehrlich, so kann man bald feststellen, daß sich Ehrlichkeit lohnt, auch finanziell gesehen, z. B. kommen dann bessere Aufträge herein, man macht einen Gewinn bei der Börse o. ä.

Im Geschäftsleben gibt es aber auch noch andere Hürden. Terminvereinbarungen, bei denen man von vornherein weiß, daß man sie nicht einhalten kann, führen zu Streß und Sorgen. Aus eben diesen Gründen bekamen schon viele Patienten Magengeschwüre. Natürlich spielt hier auch oft ein **Mut**problem eine Rolle. Man traut sich nicht, einen ehrlichen Standpunkt zu vertreten und realistische Fristen zu setzen.

Auch mit der dritten Charaktereigenschaft, dem **Vergeben** oder Loslassen-Können, steht die Ehrlichkeit in Verbindung. Wer z. B. Arbeiten nicht delegieren kann, weil er nicht loslassen will, oder glaubt, daß nur er alles richtig macht – womit er sicher zu sich selbst nicht ehrlich ist –, stiehlt sozusagen anderen die Arbeit, die ihnen zustünde oder aus der sie lernen könnten. Man nimmt anderen eine Chance auf Erfolg und kann es ihnen womöglich nicht verzeihen, wenn sie etwas Positives erreichen. Man ist zwangsläufig mit Arbeit überlastet, und die Gefahr, einen Herzinfarkt zu bekommen, ist groß.

**Negative Kritik** ist ebenso unehrlich, denn die Fehler, die uns an anderen stören, sind unsere Spiegelbilder. Ehrlicherweise sollten wir vor unserer eigenen Türe kehren.

**Zeitverschwendung** ist ebenfalls eine große Unehrlichkeit. Das ist auf den ersten Blick nicht so leicht zu erkennen. Aber Zeit ist eine Energieform, also Teil der Lebensenergie, die uns für unsere Weiterentwicklung zur Verfügung steht. Verschwenden wir sie, so stehlen

wir uns unsere eigene kostbare Energie. Es ist also nicht auf einen Nenner zu bringen, wenn man sich weiterentwickeln will, aber die dafür zur Verfügung stehende Zeit mit unsinnigen Dingen verschwendet. Die Folge sind vor allem Depressionen, manchmal aber auch Süchte. Wer einer Sucht verfällt, »sucht« etwas an der falschen Stelle, wo es nicht zu finden ist.
Aus diesen Erläuterungen ist ersichtlich, wie notwendig, aber auch vielschichtig die Arbeit an der Charaktereigenschaft Ehrlichkeit ist. Es bestehen also Wechselwirkungen mit den anderen vier Charaktereigenschaften, wie oben beschrieben wurde. Je mehr wir es schaffen, bei der Wahrheit zu bleiben, desto besser wird auch unsere Gehirnfunktion, denn der Lohn unserer Bemühungen besteht darin, daß unwahres Gedankengut und falsche Kenntnisse aus dem Gedächtnis gelöscht werden.
Auch die Naturgesetze signalisieren die Wichtigkeit dieser Charaktereigenschaft in einer Proportion eins zu drei. Wenn man mit Geld unehrlich umgegangen ist, muß man den dreifachen Geldbetrag auf irgendeine Weise verlieren. Folgendes Beispiel soll diese Aussage verdeutlichen: Eine Patientin hatte sich 100 DM »erschwindelt«. Nach einigen Tagen brach ihr Kühlschrank zusammen, obwohl er nicht altersschwach war. Die Reparatur kostete exakt 300 DM.
Wir möchten noch einmal betonen, daß Ehrlichkeit eine ganz große Stärke ist und gleichzeitig auch die beste Hilfe zur Bearbeitung anderer Schwächen.

### *Mut*

Bevor wir auf diese Charaktereigenschaft näher eingehen, möchten wir ein Fallbeispiel erzählen: Eine Patientin, die wegen Magenbeschwerden und Depressionen in die Praxis kam, berichtete folgendes: Sie ging eines Tages mit ihrer halbwüchsigen Tochter in die Stadt zum Einkaufen. Da entdeckte sie unter anderem auch ein hübsches Kleid im Sonderangebot. Ihr gefiel das Kleid so gut, daß sie es gleich kaufte, zumal es nicht sehr teuer war. Trotzdem bekam sie auf dem Weg nach Hause Angst, ihrem Mann von diesem Einkauf zu erzählen. Für den Fall, daß der Vater fragen sollte, was das denn für ein Kleid sei, sollte die Tochter also sagen, daß es schon längere Zeit im Schrank hinge. Die Mutter sei nur nicht dazugekommen, es wieder einmal zu tragen.

Dies ist ein gutes Beispiel dafür, daß zwei Charaktereigenschaften gleichzeitig verletzt wurden, nämlich Mut und Ehrlichkeit. Aber das Gravierende war, daß die Mutter ein negatives Vorbild für die Tochter abgab und diese sogar verleitete, die Unwahrheit zu sagen. Töchter von solchen Müttern haben auch schon Gesundheitsprobleme, die mit Mut in Zusammenhang stehen, wie z. B. allgemeine Ängste, nicht alleine in einem Zimmer schlafen können oder Schlafstörungen aus Angst. Viele Frauen haben einen Mangel an Mut – man könnte sogar sagen, daß 95 % aller Frauen ein Mutproblem haben.

Es gibt zwei Arten von Mut:

- **»Ja« sagen zu einer Herausforderung**, den Mut haben, ein Problem anzunehmen und es anzupacken. Sicherlich haben wir im Leben viele Prüfungen und Herausforderungen zu bestehen. Vor allem werden wir immer wieder geprüft, ob wir dauernd etwas verschieben und nicht an eine Sache herangehen wollen. Verschieben hat immer zur Folge, daß jedes Problem größer wird. Es wächst sozusagen, je länger wir die Sache hinausschieben. Es ist wie bei einem Schneeschieber. Je länger wir schieben, desto größer wird der Haufen, bis wir die Schaufel kaum mehr heben können. Also muß man statt dessen mutig und möglichst sofort an die Lösung eines Problems herangehen.

Weshalb aber haben manche Menschen nicht den Mut zu handeln? Problemlösungen fordern oft Veränderungen, und Veränderungen machen Angst, weil sie immer auch etwas Ungewißheit einschließen. Deshalb bringen viele Menschen nicht den Mut auf, ihre Situation zu ändern oder sich selbst zu verbessern. Verbesserung hat aber auch immer mit Veränderung zu tun. Der Mut zur Veränderung ist eine positive Entscheidung und hat eine Verbesserung einer Situation zur Folge, denn das Naturgesetz von Ursache und Wirkung arbeitet vor allem positiv. Falsches muß man loslassen. Es stellt sich dann das gute Gefühl ein, etwas geschafft zu haben.

Hier spielt natürlich auch eine grundsätzliche Schwäche der Menschen eine Rolle, nämlich die **Bequemlichkeit**. Es ist ganz gewiß unbequem, eine Situation zu verändern. Es ist aber auch unehrlich, in einer als falsch erkannten Situation zu verharren, nur weil man nicht den Mut aufbringt, sie zu ändern. Aber Ehrlichkeit und Mut werden belohnt. Wir konnten oft beobachten, daß das zutrifft. Menschen, die einen für sie falschen Arbeitsplatz oder einen falschen

Beruf hatten, fanden die richtige Stelle oder konnten in einen anderen Beruf wechseln, wenn sie das mutig und konsequent anstrebten. Man sollte nicht abwarten, ob oder bis sich die Dinge von selbst ändern, da diese Veränderungen dann nicht unbedingt den besten Ausgang für einen selbst haben. Es ist viel besser, sich **rechtzeitig** zu einer positiven Veränderung zu entschließen.

Das bezieht sich nicht nur auf jeden einzelnen persönlich, sondern hat auch eine Wirkung auf Veränderungen im allgemeinen, was wir an einem Beispiel demonstrieren möchten: Ein älterer Arbeitnehmer befürchtet, daß er entlassen wird. Diese Angst schwächt seine Leistungsfähigkeit, und es beginnt ein Teufelskreis. Bemüht er sich hingegen, seine Ängste in mutige Zuversicht und Vertrauen umzuwandeln, anstatt in Ängsten abzuwarten, was geschieht, so kann der Betrieb von seinen langjährigen Erfahrungen profitieren. Das ist nicht nur von objektivem Nutzen für den Betrieb, sondern gibt auch seinen Vorgesetzten Gelegenheit zu lernen, daß die Erfahrungen älterer Arbeitnehmer nicht ungenutzt bleiben sollten und daß sie sich auch bezahlt machen. Durch den aufgebrachten Mut gewinnt der Arbeitnehmer Energie, ist somit leistungsfähiger und hat auch selbst mehr Freude an der Arbeit.

In diesem Zusammenhang stellt sich auch die Frage, wann ein Arbeitsplatz falsch ist. Wer durch seine Arbeit mithilft, Dinge zu erzeugen, die den Menschen schaden, oder solche Produkte verkauft, ist an der falschen Stelle. Wenn man anderen Menschen schadet, selbst wenn das nicht beabsichtigt ist, so fällt das wie ein Bumerang auf einen selbst zurück. Die Folge sind oft Magen- und Darmkrankheiten, Rückenprobleme oder ein Bandscheibenvorfall, was typisch ist für Menschen, die in einer falschen Situation verharren.

• Die zweite Mutart ist, **»nein« zu sagen,** wenn nein richtig ist. Das bedeutet, eine Situation, die uns schadet und in der wir nicht bleiben sollten, loszulassen.

Dieses »Nein sagen« gilt auch bei Nahrungs- oder Genußmitteln, die unserer Gesundheit bzw. unserer Entwicklung schaden. Patienten berichten des öfteren, daß sie, wenn sie eingeladen sind, doch das oder jenes essen, was sie normalerweise nicht essen würden. Gerade da sollte man den Mut haben, höflich aber bestimmt abzulehnen. Das ist auch gleich eine Gelegenheit, auf positive Weise ruhig und freundlich jemandem zu erklären, warum man dieses oder jenes Nahrungsmittel nicht mehr zu sich nimmt. Es ist sehr wichtig, ein gutes Vorbild für andere zu sein, indem man den Mut

aufbringt, seine Einstellung zu begründen. Mit dem Mut, das Richtige zu tun, kann man niemals jemandem schaden. Die Gastgeberin wird dann auch nicht beleidigt sein, sondern einsehen, daß es richtig ist, zu seinen Entscheidungen zu stehen.
Die häufigste Form der Mutlosigkeit ist, sich **aufzuopfern**, alles für andere tun zu wollen. Diese Menschen haben nicht den Mut, ihre eigenen physischen und psychischen Grenzen zu wahren. Leider ist diese falsche Haltung auch vielen Müttern zu eigen. Sie wollen ihren halberwachsenen Kindern alle Arbeit abnehmen, um ihnen das Leben zu erleichtern. Sie erreichen damit aber das Gegenteil. Die Kinder können nie unabhängig und selbständig werden, wenn sie nicht gelernt haben, die für das tägliche Leben notwendigen Arbeiten zu verrichten. Diese weibliche Schwäche schadet nicht nur den Frauen selbst, sondern auch den betreuten Personen. Man darf anderen Menschen die Lernprozesse nicht abnehmen. Sie müssen ihre eigenen Prüfungen in der Schule des Lebens bestehen.
Genauso falsch ist es, Menschen **retten zu wollen**, die aus den verschiedensten Gründen gar nicht zu einer Änderung ihrer Situation bereit sind. Solche Menschen befolgen keine Ratschläge, und man gewinnt bald den Eindruck, daß sie nicht begreifen, was man ihnen sagt. Man redet sozusagen gegen eine Wand und verbraucht unnütz Energie.
Die beste Hilfe für andere besteht darin, sich selbst zu verbessern und Vorbild zu sein. Das ist nicht der bequemste Weg, aber der wirksamste. Es ist die einzige echte Hilfe. Dadurch, daß man sich selbst verbessert, gewinnt man an Energie und somit an Ausstrahlung, die einen starken Einfluß in Form von Energieaustausch zwischen den Menschen ausübt. Man kann andere förmlich mitziehen, ohne viel zu reden und ohne sich aufzuopfern.
Sehr interessant sind jene falschen Mutarten, die **Waghalsigkeiten** darstellen. Sie führen oft zu Unfällen oder Krankheiten. Männer tendieren oft dazu, ihren Mut beweisen zu wollen. Das gilt besonders für falsche Sportarten wie Motorrad- oder Autorennen, Boxen, Bergklettern – im Unterschied zu Bergwandern – und alle Sportarten, bei denen dauernd Verletzungsgefahr besteht. Selbst zu schnelles Fahren mit dem Auto oder Motorrad gehört dazu. Man entzieht sich dabei dem Schutz der Naturgesetze. Viele dieser Sportarten kosten die Naturgesetze ein hohes Maß an Energie, die dann diesen Menschen wieder entzogen wird. Alles, was mit Lebensgefahr und Gesundheitsgefährdung zu tun hat, ist eine falsche Mutart. Viel-

mehr ist es richtig, den Mut aufzubringen, unseren Körper zu schonen und für seine Gesunderhaltung zu sorgen, auch gegen alle Modetendenzen oder gegen die Meinung der Masse. Es braucht mehr Mut, seinen individuellen Weg zu gehen, als irgendeine sinnlose Mutprobe zu bestehen oder einen gefährlichen Sport auszuüben, nur weil das andere auch tun.

In der Charaktereigenschaft Mut kann man besonders gut erkennen, daß alles mit Energie zu tun hat. Jeder Mensch hat schon erlebt, was passiert, wenn man eine Entscheidung treffen soll oder etwas erledigen muß, aber den Mut dazu nicht aufbringt. **Verschiebt** man die Angelegenheit, so wird es immer schwerer, die Sache dann doch endlich anzugehen. Man hat also Energie verloren.

Wir sind aber hier, um Prüfungen zu bestehen und Probleme zu lösen. Tun wir es, so bringt uns das Energie. Viele Menschen haben Angst, falsche Entscheidungen zu treffen. Das passiert wohl auch jedem manchmal. Eine falsche Entscheidung zieht aber einen kostbaren Lernprozeß nach sich. Wenn wir diesen annehmen und den Mut aufbringen, weiterzuarbeiten, bekommen wir dafür auch Energie zur Verfügung gestellt. Eine falsche Entscheidung ist also besser, als gar nichts zu tun, denn gar nichts bringt eben gar nichts, und man weiß im Endeffekt immer noch nicht, was richtig oder falsch ist.

Was ist nun das erste **Warnsignal** dafür, daß jemand Mutprobleme hat oder daß eine Mutschwäche nicht genügend bearbeitet wurde? Da ist vor allem *Angst* zu nennen. Es entstehen Ängste vor ganz irrationalen Dingen, wie z. B. alleine im Haus zu übernachten, Angst, allein irgendwohin zu fahren, Ängste vor Mäusen oder Spinnen, vor Brücken oder vor Plätzen (man nennt das Phobien) oder Angst, eine Stelle aufzugeben.

*Phobien* sind irrationale Ängste, die bereits Krankheiten sind und eine Vorwarnung vor einer *Angstneurose* darstellen. Es entsteht ein Teufelskreis. Durch die vorhandene Angst traut man sich immer weniger zu. Je weniger man sich zutraut, desto mehr Angst bekommt man.

Um aus einer solchen Situation wieder herauszukommen, benötigt man viel Energie. Wie aber kann man sich diese Energie erwerben? Das beste Mittel ist die Konzentration, die man konsequent üben sollte. Vor den Konzentrationsübungen muß aber der aufrichtige Wunsch stehen, sich zu verbessern, Mut zu zeigen und Energie aufzubringen, um Dinge zu tun, die einem schwierig erscheinen.

Hier möchten wir das erste Mal von **Vorbeugung** sprechen. Vielen schweren Krankheiten können wir vorbeugen, indem wir schon die anfänglichen Warnsignale beachten und richtig bearbeiten. Die richtige Bearbeitung von Ängsten besteht darin, Mut zu üben, etwas selbständig zu unternehmen, seine Meinung zu sagen, Probleme anzugehen, nichts zu verschieben, so daß es erst gar nicht zu einer Neurose kommt.

Bei Angstgefühlen Beruhigungstabletten einzunehmen, ist das Schlimmste, was man tun kann. Davon wird man noch energieloser und somit noch mutloser. Man braucht nicht beruhigt zu werden, wenn man keinen Mut hat. Im Gegenteil, man braucht Energie, Kraft und Stimulation. Wir konnten an vielen Patienten beobachten, wie sie durch die Einnahme von Beruhigungstabletten noch mutloser wurden. In der Folge traten zusätzlich **Depressionen** auf.

Das ist dann das nächste, noch deutlichere Warnsignal. Wie das Wort Depression schon sagt (lat. depressere – niederdrücken), handelt es sich um Energieentzug. Man kann sich immer weniger aufraffen, etwas zu unternehmen, um die Situation zu ändern. Die Sache scheint hoffnungslos zu sein.

Aber unter dem Aspekt, daß alles Schule ist und daß es daher immer eine Entscheidungsmöglichkeit gibt, kann es keine unlösbare Situation und keine unheilbare Krankheit geben. Nur: Ohne seelische Arbeit geht es nicht. Wenn man die seelischen Warnsignale, die allesamt negative Gefühle wie Ängste oder Depressionen sind, nicht richtig bearbeitet, stellen sich sehr bald physische oder somatische Krankheiten ein. Hier sind vor allem Rücken- und Wirbelsäulenprobleme, Magen- und Darmerkrankungen, Asthma und gewisse Arten von Allergien oder Hautproblemen zu nennen.

Es ist interessant zu beobachten, wie unsere Sprache mit der Charaktereigenschaft Mut umgeht. Da ist das Wort Waghalsigkeit, das aussagt, daß man seinen Hals wagt, also sein Leben riskiert. Oder man sagt, jemand hat kein Rückgrat, eben keinen Mut, seinen Standpunkt zu vertreten. Da spiegelt sich der Zusammenhang zwischen Rücken- und Mutproblemen wider.

Viele spezifische Krebsarten haben unter anderem mit Mutproblemen zu tun, wie z. B. bei Frauen Brustkrebs, gelegentlich auch Gebärmutter- oder Gebärmutterhalskrebs, Magenkrebs (auch bei Männern), aber auch alles, was mit den Knochen zu tun hat (Osteoporose – das Brüchigwerden der Knochen hat nichts mit Hormonen zu tun, sondern vor allem mit Mutproblemen). Auch in manchen

Fällen von Knochenkrebs sind sowohl Mutprobleme als auch mangelnde Standfestigkeit im Spiel. Die Knochen werden krank oder brüchig, weil man im Leben nicht genug Mut und Standfestigkeit gezeigt hat. Hier kann man wunderbar erkennen, daß die Symptome der Krankheiten symbolisch für jene Charakterschwäche sind, die sie aufzeigen sollen. Diesen Zusammenhang zu sehen ist interessant und aufschlußreich. Wir werden darüber im Kapitel »Krankheiten – ihre Symptomatik und ihre Ursachen« noch detaillierter sprechen.

Schließlich möchten wir noch einen Fall als Beispiel für nicht genügend bearbeitete Mutprobleme schildern: Eine Patientin hatte Rückenschmerzen und leichte Depressionen. Sie war schon über 20 Jahre mit einem Mann verheiratet, den sie als »Tyrannen« bezeichnete. Es ist typisch, daß Frauen, denen es an Mut mangelt, anscheinend einen »Tyrannen« als Mann haben müssen. Der Mann spielt diese Rolle, damit sich die Frau um so mehr anstrengt, sich auf die Füße zu stellen und Mut zu zeigen. Sie hat somit viele Gelegenheiten, ihre Mutprobleme zu bearbeiten.

In diesem Fall war es so schlimm, daß die Frau von der sogenannten »Tyrannei« des Mannes immer mehr eingeschüchtert wurde. Sie hat gar nicht mehr gewagt, ihren eigenen Bedürfnissen nachzugeben. Sie hat sich ihrem Mann gänzlich untergeordnet und ihm zuliebe oder »um des lieben Friedens willen« getan, was er wollte. Je mehr man aber etwas um des lieben Friedens willen tut, um so mehr Krieg entsteht. Je weniger Mut man zeigt, desto mehr fordert man den anderen heraus, sich als Herr aufzuspielen. Frauen mit solchen Mutproblemen opfern sich dann meist ebenso für andere Leute auf. Das war auch im Fall dieser Patientin so. Sie verwöhnte ihre Kinder derart, daß der Sohn nur mit Mühe und Not die Schule beendete. Nachher wollte er keine Arbeit annehmen und lungerte nur herum.

Wer seine Persönlichkeit so vollkommen aufgibt und nur vor anderen buckelt wie ein Sklave, braucht sich nicht zu wundern, wenn er Rückenbeschwerden bekommt. Eine Ehe kann ja auch nur dann harmonieren, wenn jeder dem anderen genügend Freiraum läßt, so daß sich beide Ehepartner entfalten können. Aufopferung bis zur Selbstaufgabe muß zu schweren Problemen und Krankheiten führen. Es ist notwendig, sich selbst darzustellen, seine Wünsche zu äußern, auf seinen Bedürfnissen zu bestehen und selbständig zu handeln. Andernfalls stellt man seine Persönlichkeit in Frage.

Für die Entwicklung von **Selbstsicherheit** und **Selbstbewußtsein** ist Mut unerläßlich. Man sollte lernen, sich seiner Persönlichkeit sicher zu sein. Man muß sich auf sich selbst verlassen können. Wenn man etwas unternimmt, was richtig ist, wie z. B. unangenehme Gespräche zu führen, lästige Angelegenheiten bei Ämtern zu regeln, sich in untragbaren Situationen auf die Beine zu stellen, dann wird die Persönlichkeit als Ganzes gestärkt. Die Selbstsicherheit wird aufgebaut. Das kann man durch Übung erreichen. Aber vorher muß man sich seiner Schwäche bewußt werden und diese auch bearbeiten wollen.

### *Vergeben*

Schon vor mehr als 3000 Jahren, als Moses das erste Mal auf der Erde das Gesetz von Ursache und Wirkung im Zusammenhang mit den Zehn Geboten erklärte, mißverstanden es die Menschen. Sie glaubten, daß sie das Recht hätten, Rache zu nehmen, zu verfolgen, zu verletzen und Vergeltung zu üben, und hielten sich an den Ausspruch »Aug' um Aug', Zahn um Zahn«. Alle Menschen, die so denken, haben auch heute noch Kriege. Verfolgung und Verletzung zieht immer wieder Verfolgung und Verletzung nach sich. Man kann Kriege nur vermeiden, indem man vergibt.
Oft hört man, daß jemand vergeben könne, aber nicht vergessen. **Vergeben heißt** aber auch **vergessen.** Es wird auch die Meinung vertreten, daß man das oder jenes nicht vergessen dürfe. Aber was man nicht vergißt, kann auch nicht vergeben sein, denn es belastet weiterhin unser Bewußtsein.
Wir müssen auch Verständnis dafür aufbringen, daß jede Art von **Einmischung** eine Art Nicht-vergeben-Können darstellt. Wir können einen besseren Beitrag zum gegenseitigen Verständnis und zum Frieden leisten, wenn wir loslassen und andere tun lassen, was sie glauben, tun zu müssen. Sie müssen selbst ihre Prüfungen bestehen. Kein Mensch kann wissen, warum ein anderer in eine bestimmte Situation hineingestellt wird und welche Erkenntnis er daraus ziehen soll. Wenn man sich einmischt, werden die Prüfungen für den Betroffenen immer schwerer zu erkennen. So war es auch jetzt im Zusammenhang mit dem Konflikt in Europa nicht leicht zu verstehen, daß Einmischung das Leid von vielen Millionen Menschen verlängert hatte. Die verfeindeten Völker sollten aber die Prüfung möglichst schnell verstehen, nämlich, daß Verfol-

gung, Verletzung und Vergeltung wieder nur Unheil, Leid und Krieg, Vergeltung und Rache nach sich ziehen.
In unserem kleinen privaten Bereich haben wir auch immer wieder Schwierigkeiten mit dem Nicht-vergeben-Können, mit **Ärgern** und **Verletztsein,** mit **Beleidigtsein, Gekränktsein** oder gar mit **Gefühlen der Vergeltung**. Wie oft haben wir Gedanken wie »Dem zeige ich es aber« oder »Dem sage ich jetzt meine Meinung«. Das sind Verhaltensweisen, die immer wieder auf uns selbst zurückfallen.
Es gibt eine ganze Reihe von Menschen, die sehr empfindlich sind. Sie glauben, daß die ganze Welt nur darauf aus ist, sie zu kränken. Sie sind wie eine »Mimose«. Je empfindlicher sie sind, desto häufiger werden ihnen Prüfungen in diesem Bereich gestellt, denn um eine Schwäche bearbeiten zu können, benötigt man viele Gelegenheiten, sich zu üben. Überempfindlichkeit ist ein Zeichen, daß man diese quälende Charakterschwäche, das Nicht-vergessen-Können oder das Beleidigtsein, nicht genügend bearbeitet hat. Zu sensibel zu sein bedeutet keine Charakterstärke, sondern ist ein Nachteil und erschwert das Zusammenleben mit anderen Menschen. Man muß lernen, gelassener und ruhiger zu bleiben und die Fehler anderer nicht strenger zu bewerten als die eigenen.

Vergeben läßt sich am besten durch das Naturgesetz des **Spiegelbildes** erlernen. Was mich an anderen immer wieder stört oder ärgert, hat mit meinen eigenen Schwächen zu tun.

Es kann sein, daß der andere die Schwäche, die vielleicht bei uns nur ganz klein ist, übertrieben zum Vorschein bringt. Trotzdem sollten wir bedenken, daß uns noch ein Rest dieser Schwäche anhaftet, der bearbeitet werden muß.
Es kann aber auch das Gegenteil widergespiegelt werden. Wenn man jemanden als zu ordentlich empfindet, so könnte das bedeuten, daß man selbst irgendwo nicht genügend Ordnung hält. Zu ordentlich kann man eigentlich nicht sein, deshalb liegt es nahe, daß hier ein Hinweis auf das Gegenteil gegeben wird. Es ist auch möglich, daß man mehr »innere« Ordnung, also in seine Persönlichkeit, bringen sollte, indem man Schwächen bearbeitet. Die Hilfen, die wir bekommen, sind nicht immer vordergründig. Aber das ist wiederum eine Herausforderung für unsere Intelligenz, die wir hier einsetzen sollen, um ein Spiegelbild zu erkennen, das nicht so

offensichtlich auf unsere Schwächen eingeht. Man sollte versuchen, die Zusammenhänge zu finden.
Es gibt gewiß viele Beispiele, wie Menschen sich vor allem im zwischenmenschlichen Bereich durch Ärgern und Nicht-vergeben-Können schaden. So gab es schon einige Patienten, die noch im Alter von 40 oder 50 Jahren ihren Eltern irgend etwas nicht vergeben konnten. Da ist z. B. der jähzornige Vater, der schreit oder gar zuschlägt, oder Eltern, die Kinder in einen Beruf hineinzwingen, der diesen aber nicht liegt. Solche Dinge nagen oft an Menschen, und diese negative Einstellung entzieht Energie.
Das ist übrigens auch Frau Dr. Müller-Kainz passiert, die Sprachen studieren mußte, weil das das kürzeste Studium war, was ihr aber weder gut lag noch besondere Freude gemacht hat. Nach dem Krieg, in dem viele Leute alles verloren hatten, spielte der Zeitfaktor eben eine große Rolle. Sie hat dann später das nachgeholt, was sie eigentlich machen wollte. Ihr Interesse galt schon immer den Menschen. So hat sie viel später noch einmal studiert, um ihre jetzige Tätigkeit durchführen zu können, nämlich die Heilung von Krankheiten von der Ursache her. – Wer die scheinbaren Fehler der Eltern als Gelegenheit sieht, sich weiterzuentwickeln, kann daraus nur Vorteile ziehen.
Sich selbst nicht vergeben zu können, bezeichnet man als **Schuldgefühl**. Es ist sehr wichtig, sich selbst gegenüber kritisch zu sein, um ehrlich seine Fehler zugeben zu können, denn nur so ist es möglich, sich zu ändern und sich in Zukunft richtiger zu verhalten. Aber Grübeleien und Selbstvorwürfe blockieren jeden Fortschritt. Manchmal beziehen sich diese Selbstanklagen nur auf eingebildete Fehler. Man denkt, man hätte etwas falsch gemacht, was aber gar nicht stimmt. So entwickeln sich Selbstvorwürfe zu regelrechten Schuldgefühlen und enden oft in Depressionen.
Folgender Fall ist ein gutes Beispiel dafür: Eine Frau kam zur Behandlung, weil sie Depressionen hatte. 20 Jahre zuvor hatte sich folgendes ereignet: Ihr Vater lag im Sterben. Sie ging zu ihren Eltern, um den Vater noch einmal zu sehen und um der Mutter bei der Pflege zu helfen. Als sie eines Tages einkaufen war, starb ihr Vater währenddessen. Nun machte sie sich Vorwürfe, daß sie zum falschen Zeitpunkt weggegangen war. Sie war untröstlich, daß sie im Augenblick des Todes nicht bei ihrem Vater gewesen war, und konnte sich all die Jahre nicht von diesem Gedanken lösen. Sie machte sich ständig Vorwürfe.

Wenn eine Seele so stark zu Schuldgefühlen neigt, muß sie eine entsprechende Prüfung bekommen. Der Zeitpunkt des Todes ihres Vaters wurde von den Naturgesetzen so gewählt, um der Tochter ihre Schwäche zu zeigen. Sie hatte in Wirklichkeit nichts »versäumt«, denn die Seele eines Sterbenden verläßt oft schon vorher den Körper, und nur die Lebensfunktionen laufen noch weiter.
Die Tochter wollte keinen Fehler machen, was ja das Bestreben jeder guten Seele sein soll. Aber aus richtigen Entscheidungen kann man oft viel weniger lernen als aus falschen. Falsche Entscheidungen sind augenfälliger, ihre Auswirkungen sind oft drastischer als die Auswirkungen von richtigen Entscheidungen, die man meistens als selbstverständlich hinnimmt. Wenn auch Fehler unser Nachdenken in Gang setzen, so darf man doch nicht in dauerndes Grübeln und in Selbstvorwürfe verfallen, sondern muß loslassen, nachdem man erkannt hat, was man falsch gemacht hat, und einen Neubeginn setzen. Ansonsten wird einem Energie entzogen, das Immunsystem wird schwächer, und schließlich stellen sich somatische Beschwerden oder eine körperliche Krankheit ein. Es wird auch hier wieder deutlich, daß alles mit Energie zu tun hat.
Unter die Charaktereigenschaft Vergeben fallen auch das Gegenstück, die gefährlichste aller Schwächen, die **Geltungssucht**, und ihr enger Verbündeter, die **Sturheit**. Beide verhindern das Vergeben.
Das ist so zu verstehen: Wer sich selbst immer zur Geltung bringen will, sich für wichtig hält, alles besser weiß, dem erscheinen die Fehler anderer Menschen größer, als sie sind, und er verhält sich immer intoleranter, je mehr er selbst im Mittelpunkt stehen will.
Frau Dr. Müller-Kainz hat den sogenannten **Sturheitskomplex** als den »siebenköpfigen Lindwurm« bezeichnet:

- Intoleranz,
- immer recht haben wollen, immer das letzte Wort haben wollen,
- Eifersucht,
- negative Kritik üben,
- Sturheit,
- im Mittelpunkt stehen und gelobt und anerkannt werden wollen (häufigste Form der Geltungssucht),
- falsches Mitleid und falsches Pflichtgefühl.

Dies alles sind im Grunde genommen Schwächen, die vor allem durch Sturheit mehr oder weniger festsitzen. Sie sind sehr schwer zu bearbeiten und führen daher auch zu den schwersten Krankheiten, die die Menschheit plagen und auch als schwer zu heilen gelten. Einige davon, wie z. B. multiple Sklerose, werden sogar als »unheilbar« angesehen. Wir möchten betonen, daß Krebs und multiple Sklerose diejenigen Krankheiten sind, die als Folge extremer Geltungssucht auftreten und bei denen auch die meisten Symptome des »siebenköpfigen Lindwurms« zu finden sind. Sie sind aber heilbar, wenn der Patient an sich arbeitet und sich wirklich verbessert. Wäre eine Heilung nicht möglich, dann wäre unser Wille nicht frei. Wir wären dann an eine Sache gebunden, die sich nicht mehr verändern läßt. Wer aber eine Verbesserung seines Charakters erreicht, führt eine Veränderung herbei, die nur Heilung oder zumindest Besserung der Krankheit bedeuten kann.

Der Problemkreis um das Nicht-vergeben-Können führt zu schweren körperlichen Krankheiten wie beispielsweise Bluthochdruck bzw. seinen Folgen. Menschen mit dieser Charakterschwäche regen sich oft auf. Das Blut gerät in Wallung, es werden größere Mengen Adrenalin erzeugt, und der Blutdruck steigt. Daraus entstehen letzten Endes Herz- und Kreislaufstörungen. Eigentlich haben alle Herzkrankheiten und auch Herzinfarkte mit starkem Ärger und mit Nicht-vergeben-Können zu tun. Dasselbe gilt für Galle-, Leber- und Nierenerkrankungen. Der Volksmund sagt treffend: »Es kommt mir die Galle hoch« oder »Eine Laus ist mir über die Leber gelaufen« und »Das geht mir an die Nieren«. Weiterhin gehören auch Schlaganfälle, Haarausfall und Migräne (typisch für Menschen, die sich selbst unter Druck setzen) dazu. All diesen Krankheiten und Beschwerden liegt ein großes Quantum Sturheit zugrunde.

Übrigens haben auch alle Darmkrankheiten mit Sturheit und Nicht-loslassen-Können zu tun. Sogar die Vorstufe von Darmproblemen wie chronische Verstopfung zeigt an, daß man nicht loslassen kann. Man ist dauernd verkrampft.

Um diese Charakterschwäche bearbeiten zu können, muß wiederum der ehrliche Wunsch nach **Loslassen** an erster Stelle stehen. Wir empfehlen als tägliches »Abendgebet«, sich die Fehler des vergangenen Tages pauschal zu vergeben, ohne über Einzelheiten nachzudenken. Wenn man einfach losläßt, schläft man besser ein, denn man fühlt sich frei von Schuld. Am nächsten Morgen kann man sich im Tagesrückblick seine Fehler vergegenwärtigen und überlegen, was man daraus lernen durfte – danach sollte die Angelegenheit vergeben und vergessen werden.

Bei der Bearbeitung dieser Charakterschwäche sind auch die **Konzentrationsübungen** von großer Bedeutung. Wenn wir bewußter

durch das Leben gehen, können wir unsere Spiegelbilder besser erkennen, die uns immer wieder hingestellt werden, um zu prüfen, ob wir uns ärgern oder nicht.
Da Sturheit eine ganz besonders gefährliche Schwäche ist, finden Sie eine Liste von **70 Beispielen**, die Sturheit oder Geltungssucht zum Inhalt haben, im Anhang dieses Buches. Sie wird Ihnen eine Hilfe sein, sich selbst zu erkennen.
Warum sind eigentlich Sturheit und Geltungssucht so große Schwächen? Was ist das Gefährliche daran? Warum werden diese Schwächen durch ganz besonders schwere Krankheiten wie Krebs oder multiple Sklerose signalisiert?
Wir haben eingangs gesagt, daß das Ziel oder der Sinn des Lebens die Verbesserung, die Weiterentwicklung der Persönlichkeit ist. Die Intelligenz sollte gesteigert werden, die Talente sollten ausgebaut und die Charaktereigenschaften verbessert werden. Das alles ist ohne Veränderung nicht möglich. Wer aber stur und geltungssüchtig ist, der ist festgefahren, er ist zu keiner Veränderung bereit. **Sturheit** führt also unweigerlich zu einem **Stillstand**.
Viele Menschen meinen, daß Charakter etwas Gegebenes, Unveränderliches sei und daß Intelligenz nicht gesteigert werden könne. Sie glauben, daß vieles Vererbung sei. Diese Ansichten sind sehr bequem, denn sie unterstützen die eigene Faulheit und entheben einen jeder **Selbstverantwortung**. Inzwischen werden Sie einsehen, daß diese Meinungen falsch sind.
Es ist in diesem Zusammenhang auch ersichtlich, daß Sturheit mit der Urschwäche des Menschen ganz eng verbunden ist, nämlich mit der **Bequemlichkeit**. Sie ist die gefährlichste aller Schwächen, denn sie lähmt jede Aktivität. Veränderung oder Verbesserung bedeutet aber viel Fleiß, Energie und Zeitaufwand. Ein Sprichwort sagt: »Ohne Fleiß kein Preis.« Wir bekommen bei jeder positiven Veränderung die Energie, die wir aufgewendet haben, doppelt und dreifach (manchmal auch bis zu zehnfach) zurück. So stellt sich also **Fleiß** als die wichtigste Stärke heraus, die man entwickeln sollte.
Menschen, die einen gewissen Grad an **Sturheit** zeigen, können die Wahrheit nicht mehr erkennen, sie verlieren den Bezug zur Realität.
Wenn man eine Entscheidung zu treffen hat, erscheinen die Gefühle durchschnittlich im Verhältnis von 50 zu 50 für die richtige bzw. falsche Lösung. Ist man stur, verschiebt sich das Verhältnis von richtig und falsch immer mehr zum Falschen, d. h., man hat

verstärkt das Gefühl, daß das Falsche richtig ist. Ist man hingegen konzentriert, verschiebt sich das Verhältnis immer mehr zum Richtigen.

Beispielsweise ist man bei **Allergien** davon überzeugt, daß ein bestimmtes Produkt die Ursache dafür ist. In Wirklichkeit ist aber die Sturheit die eigentliche Ursache für die Allergie. Sie erschwert das Erkennen der Schwäche.

Man sieht also alles so, wie man es gerne hätte. Man akzeptiert nur noch die eigene Meinung, die eigenen Gedanken. Man baut sich ein Luftschloß und lebt schließlich in einer Scheinrealität eigener Prägung. Das Ego ist zu sehr ausgeprägt. Das Ego wiederum kommt vom Verstand und kann einen nicht zum Richtigen führen (siehe Abbildung 6, »Geist – Verstand – Vernunft«, Kapitel »Steigerung der Intuition«).

Die Naturgesetze, die bestrebt sind, unsere Entwicklung zu fördern, müssen in diesem Fall drastische Maßnahmen ergreifen. Wie sonst sollte man einen sturen Menschen aufrütteln? So werden diese Menschen immer wieder gezwungen, etwas zu tun, was sie nicht tun wollen. Das ist der Hinweis darauf, daß sie etwas tun sollen, was sie aus lauter Sturheit nicht tun wollen, nämlich sich verändern.

Als Warnung für extreme Sturheit setzen die Naturgesetze vor allem *Zwangsneurosen* ein. Sie sind wirklich das von der Realität Entfernteste. Wasch- oder Putzzwang sind noch relativ harmlos. Trotzdem gibt es auch da schon recht unglaubliche Begebenheiten.

Die Naturgesetze sind für uns ein Leitfaden, eine Hilfe und ein Schutz. Sie zeigen uns daher oft den richtigen Weg auf verschiedenste Weise. Schon lange bevor eine Krankheit auftritt, bekommen wir Hinweise, die wir dankbar annehmen und befolgen sollten. Dazu ein Beispiel: Jemand möchte einen bestimmten Beruf ausüben, kann aber keine entsprechende Stelle finden. Immer wenn es zu klappen scheint, kommt etwas dazwischen. Das bedeutet, daß es eben nicht der richtige Beruf ist. Oder jemand kann sich an seinem Platz nicht entfalten, und es gibt immer wieder Hindernisse. Dann sollte man die Stelle wechseln.

Hat man anfängliche Warnungen mißachtet und hängt man stur in einer Situation fest, kann man allgemein durch folgende Maßnahmen seine **Sturheit bearbeiten**:

- Den *Wunsch* entwickeln, sich immer mehr für das Richtige zu entscheiden.

- Mit *Ehrlichkeit zu sich selbst* erkennen wollen, wo man stur ist.
- Tägliche *Konzentrationsübungen* (siehe »Konzentration«, Kapitel »Steigerung der Intuition« bzw. das Buch »Die Macht der Konzentration«) helfen einem, bewußter die Zusammenhänge und Schwächen zu erkennen. Durch die Konzentration ist man nämlich mit dem Geist (Intuition) verbunden, und das Ego (Verstand) tritt immer mehr in den Hintergrund. Die Gefühle für das Richtige können verstärkt auftreten – das Verhältnis zwischen richtig und falsch kann sich umkehren in 60 zu 40, später in 70 zu 30 usw.
- Sich täglich immer öfter *fragen*, ob das, was man machen möchte, auch wirklich richtig ist. Es ist eine gute Übung in Flexibilität, dann auch von seinem ursprünglichen Vorhaben zurückzutreten.
- Weitere kleine Übungen sind:
  - nicht immer das letzte Wort haben wollen,
  - beobachten, wo man Sätze mit »aber« beginnt und diese immer weniger verwenden,
  - eventuelle Beschuldigungen nicht gleich abwehren, sondern auch mal auf sich beruhen lassen,
  - erst denken, dann handeln,
  - sich nicht immer verteidigen – schafft man es, nichts zu sagen, bekommt der andere das Gefühl, daß er Falsches gesagt hat.

Tritt aber eine schwere Krankheit wie Krebs oder multiple Sklerose auf, so fühlen sich die Patienten in eine Ecke gedrängt. Sie sind gezwungen, sich mit dieser Krankheit auseinanderzusetzen. Bei Krebs kommt noch die Todesangst dazu. Es besteht also Anlaß genug, nachzudenken, loszulassen von sturen Verhaltensweisen und geltungssüchtigen Eitelkeiten. Viele Krebspatienten haben erkannt, daß **Demut** der Weg aus dieser Krise ist. Es ist auch schön, mitzuerleben, wie sich diese Menschen zum Positiven veränderten und sich Sturheit in Demut wandelte.

**Demut** ist das genaue **Gegenteil von Sturheit**. Demütig sein heißt, sich den Naturgesetzen unterzuordnen, also nicht gegen den Strom schwimmen zu wollen. Die Todesangst bei Krebs ist eine Hilfe bei der seelischen Arbeit, weil die Patienten sich dadurch mehr bemühen, gewisse strenge Regeln, die in jedem Fall aufgestellt werden müssen, zu befolgen.

Bei multipler Sklerose ist es schwieriger, eine Besserung zu erreichen, denn der Grad der Sturheit ist meist noch höher als bei Krebs.

Außerdem erschwert **mangelnde Selbstdisziplin** die Situation. MS-Patienten lassen sich immer wieder gehen. Sie sind bequem und landen deshalb schließlich im Rollstuhl. Die Naturgesetze arbeiten so präzise, daß einem genau das passiert, was dem Bild der Charakterschwäche entspricht. Hier wird das Naturgesetz von Ursache und Wirkung deutlich gemacht, denn: »Was man sät, das erntet man.« Die Weigerung, sich zu verändern, ist der höchste Grad der Sturheit, deshalb sind die Hilfen der Naturgesetze auch so drastisch. *Es gibt keine unheilbaren Krankheiten, nur unheilbare Menschen*. In diesem Umstand liegt die Hoffnung.

***Positive Lebenssicht***

Die positive Sicht des Lebens ist eine Art Energiequelle, die uns hilft, über viele Unannehmlichkeiten schneller und leichter hinwegzukommen. Man sollte sich folgende Erkenntnis erwerben:

**Alles**, was einem begegnet, ist **positiv**!

Wie schon eingangs in diesem Buch erwähnt, ist es nicht leicht, in Krankheiten, Unfällen, Tod oder Krieg etwas Positives zu sehen. Deshalb möchten wir hier nochmals den Gedanken der Lebensschule aufgreifen. Die Naturgesetze sind die Lehrer, die sich ständig bemühen, unsere Entwicklung voranzutreiben und so die Seelen auf ein ewiges Weiterbestehen vorzubereiten.
Positive Lebenssicht heißt versuchen, in jedem Ereignis das Positive zu erkennen. So kann z. B. ein gebrochenes Bein eine deutliche Vorwarnung sein, eine Absicht, ein Vorhaben nochmals zu überdenken, bevor man in etwas »hineingeht«, das weitreichende Folgen hat, wie etwa eine falsche Ehe, ein falscher Beruf, ein schlechtes Geschäft. Die Warnung, die jemandem mit so einem Unfall zuteil wird, ist da gewiß das kleinere Übel.
Schafft man es, positiv zu denken, sich zum Leben positiv einzustellen, und läßt man sich auch durch die Massenmedien nicht negativ beeinflussen, so stärkt man also das Nervensystem und das Immunsystem. Wir können uns damit eine Art Schutzhülle schaffen, so wie Siegfried aus der Nibelungensage eine Schutzhaut hatte. Die positiven Gedanken hüllen uns sozusagen ein.

Die höchste Form positiven Denkens ist die Konzentration.

Die beiden Energieformen positives Denken und Konzentration fließen ineinander. Das kann man dann verstehen, wenn man bedenkt, daß Gott nur im Zustand höchster Konzentration handelt, aber gleichzeitig auch absolut positiv ist.

Durch unsere positiven Einstellungen und durch Konzentration sind wir **unter Schutz**.

Freilich kann man sich auch auf etwas Negatives konzentrieren. Dann aber wendet sich diese Energie gegen uns, und wir sind alles andere als unter Schutz. Die sogenannten »Pechvögel« bekommen das reichlich zu spüren. Negative Gedanken, Sorgen, Ängste müssen sich genauso realisieren wie alles Positive. Wer Angst vor einem Unfall hat, könnte auch tatsächlich verunglücken. Es kommt z. B. immer wieder vor, daß Frauen, die während der Schwangerschaft Angst haben, daß ihr Kind nicht ganz gesund sein könnte, dann auch tatsächlich ein Kind mit einem kleinen Schaden zur Welt bringen. Sie haben durch ihre Gedanken die Entwicklung des Kindes negativ beeinflußt, anstatt auf Gott zu vertrauen.
In ihrem Buch »Die Macht der Konzentration« hat Frau Dr. Müller-Kainz das Wort **»Gedankenhygiene«** (Reinigung unserer Gedanken) geprägt. Sicherlich hat jeder von uns irgendwann einmal einen negativen Gedanken oder Sorgen. Man fragt sich etwa: »Wie wird denn das weitergehen?« Oder man glaubt, aus einer Situation nicht herauskommen zu können. Man läßt sich hängen. Da sollte man versuchen, schneller zu erkennen, daß man in negative Gedanken hineingeschlittert ist. Mit Hilfe von Konzentration kann man rasch wieder herauskommen.
Das funktioniert folgendermaßen: Wenn man bemerkt, daß man Sorgen oder negative Gedanken im Kopf hat, muß man versuchen, sich zu konzentrieren, und zwar auf das, was man gerade machen sollte, gleichgültig, was für eine Arbeit es ist. Entscheidend ist die Konzentration auf die augenblickliche Tätigkeit. Weil Konzentration die positivste Art zu denken ist, verschwinden die negativen Gedanken. Alles Positive hat mehr Kraft und Macht als das Negative. *Das Licht durchdringt immer die Finsternis*, die Finsternis aber kann das Licht nicht verschlucken. Ein erleuchtetes Haus strahlt auch nach draußen und erhellt die Umgebung, die Nacht aber kann nicht in das Haus eindringen.

Früher dachten die Menschen, daß es negative Mächte wie Teufel und Dämonen gibt. Sie glaubten, daß sie von diesen in Versuchung geführt würden. Aber im Universum **darf** es **auf Dauer keine negativen Mächte** geben. Das Negative, das es noch hier auf Erden gibt, sind die falschen Denkarten der Menschen und ihre falschen Handlungsweisen. Wenn Menschen immer noch glauben, daß sie ihre Sturheit durchsetzen können, indem sie Kriege führen, dann müssen sie leiden. Alles um uns herum passiert zu unserem Besten. Es ist ein Schauspiel, das uns unsere Schwächen vor Augen führen soll. Von negativen Menschen aber sollen wir uns fernhalten, denn ihre Einflüsse schaden uns.

Ein Beispiel, wie negative Sicht oder Sorgen wirklich zu einem negativen Resultat führen können, ist folgender Fall einer Patientin: Als sie vor einigen Jahren in die Praxis kam, war sie 38 Jahre alt. Sie hatte Krebs. Sie erzählte, daß ihre Mutter mit 38 Jahren an Krebs gestorben war. Seit ihrem 28. Lebensjahr machte sie sich Sorgen, auch Krebs zu bekommen und mit 38 Jahren zu sterben. Weil sie zehn Jahre lang diesen negativen Gedanken nicht loswerden konnte und auch immer wieder zu anderen in einer Art von Geltungssucht darüber redete, hatte sie es schließlich und endlich geschafft, mit 38 wirklich Krebs zu bekommen. Ihr wurde der ganze Werdegang erklärt und klargemacht, wie sehr ihr diese negative Denkart geschadet hatte und wie sie jetzt wieder aus diesem Teufelskreis falschen Denkens herauskommen kann, was sie gut verstanden hat. Es war offensichtlich, daß sich hier negative Gedanken realisiert hatten.

Wie aber kann man sorgenvolle Gedanken bearbeiten, um sie loszuwerden? Wir müssen uns zuerst einmal klarmachen, daß **wir sind, was wir denken**. Wir müssen uns also bewußt abwenden von Sorgen und negativen Gedanken. Denn Gedanken sind Mächte. Durch ihre Energie kommt es zur sogenannten »sich selbst erfüllenden Prophezeiung«. Um sich von negativen Gedanken zu befreien, bedarf es, wie bei jeder seelischen Arbeit, der Übung und des Fleißes. Dazu bekommen wir von den Naturgesetzen reichlich Gelegenheit in Form von Versuchungsdenkanstößen. Die sorgenvollen Gedanken sind immer wieder da. Nun kommt es darauf an, daß wir solche Gedanken nicht weiterspinnen, nicht bei ihnen verharren, uns nicht gefangennehmen lassen. Wir müssen uns sofort mit aller Kraft auf etwas anderes konzentrieren, am besten auf eine Tätigkeit. Tägliche Konzentrationsübungen sind für diese »Gedankenhygiene« von großem Wert. Darüber hinaus ist das Vertrauen auf Gott sehr wichtig, daß wir auf seine Hilfe zählen können, wenn wir ehrlich arbeiten. Es gibt uns Sicherheit.

Im Falle der zuletzt genannten Patientin ist es durch intensive Arbeit gelungen, den Krebs zu besiegen. Hier bewahrheitet sich das Sprichwort: »Jeder ist seines Glückes Schmied.«

Eine andere Seite der positiven Lebenssicht ist die Einstellung anderen Menschen gegenüber, und zwar das Bemühen, in anderen nicht das Negative zu sehen, **nicht negativ zu kritisieren**. Viele Leute meinen, man müsse doch einem Freund oder Ehepartner sagen, was er falsch macht, das sei Freundespflicht. Kritik unter gleichgestellten Personen ist aber nicht richtig – außer natürlich, wenn man gefragt wird. Anders ist es, wenn man sich in übergeordneter Position befindet, wie etwa als Chef, Lehrer, Eltern (für Kinder bis 20 Jahren), Meister, Arzt, Psychotherapeut oder Rechtsanwalt. Dann hat man nicht nur das Recht, sondern die Pflicht, kritisch zu sein, denn man ist ja dafür eingesetzt, etwas zu verbessern. Es kommt dann auf die Art und Weise an, *wie* man es sagt. Liebevolle Erklärungen und verständnisvolle Anweisungen sind aber auch hier besser am Platz als negative Kritik.

Woher kommt eigentlich dieser Drang, zu kritisieren? Was stört uns an anderen so sehr?

Hier möchten wir wieder an ein wichtiges Naturgesetz erinnern, das besagt: **Was immer uns an anderen stört, hat mit den eigenen Schwächen zu tun**. Wir werden immer wieder geprüft und gefragt, ob wir bereit sind, das **Spiegelbild zu erkennen**, das uns andere Leute vorspiegeln, oder ob wir über diese Menschen negativ reden. Es werden nur unsere Schwächen widergespiegelt. So reden wir letztendlich über uns selbst, auch dann, wenn die uns auf diese Weise gezeigte Schwäche vielleicht nur geringfügig vorhanden ist.

Wir alle kennen den Ausspruch aus der Bibel: »Nur wer fehlerfrei ist, der werfe den ersten Stein.« Wäre man fehlerfrei, so würde man erst recht keine Steine werfen, denn es würde einen dann nichts mehr stören. Das Ziel ist, sich von nichts gestört zu fühlen. Man nimmt jeden Menschen, so wie er ist, und weiß, daß jeder Mensch auf einer anderen Entwicklungsstufe steht, eine andere Schule durchlaufen muß und für ihn andere Lernprozesse wichtig sind. Wir können nie wissen, welche Lernprozesse jemand gerade durchmachen muß.

Denken wir einmal darüber nach, was durch negative Kritik bzw.

durch Einmischung sowohl mit uns selbst als auch mit dem anderen geschieht. Für den Kritisierenden gilt, daß alles Negative, seien es Gedanken oder Äußerungen, Energie entzieht, also einen selbst schwächt. Für den Kritisierten aber bedeutet es einen Eingriff in seine Lebensschule. Da es aber kaum jemanden auf Erden gibt, der haargenau feststellen kann, auf welcher Entwicklungsstufe jemand steht und welche Lebensaufgabe er gerade zu lösen hat, trifft Kritik niemals den richtigen Punkt und ist somit keine Hilfe. Der Weg zur richtigen Erkenntnis führt nun manches Mal über längere schwierige Perioden, die für den Außenstehenden als Fehlverhalten erscheinen, für den Betroffenen aber eine Notwendigkeit sind.
»Guter Rat« kann daher oft nicht angenommen werden, weil man nur begreifen kann, was man selbst als richtig erkannt hat. Bei jungen Leuten kommt dann oft noch dazu, daß sie »auf stur schalten«, denn der Drang und die Notwendigkeit , selbst Erfahrungen zu machen, ist in diesem Alter besonders groß. Schon bei 17- bis 18jährigen »Kindern« sollten Eltern das beachten. Die jungen Menschen kommen z. B. dann schneller dahinter, ob sie die richtigen Freunde haben oder nicht. Kritik von seiten der Eltern führt nur dazu, daß sie beweisen wollen, wie recht sie mit ihrer Wahl haben. **Unerbetene Ratschläge sind Schläge!** Eltern werden da oft schwierigen Prüfungen unterzogen. Natürlich ist es eine Ausnahme, wenn man gefragt wird – dann darf man liebevoll und diplomatisch eine Antwort geben.
Menschen, die dazu neigen, andere zu kritisieren, sollten bedenken, daß die Verbesserung des eigenen Charakters und die Vorbildfunktion die beste Hilfe für andere darstellt. Es ist interessant zu beobachten, daß Leute, die gerne kritisieren, oft »Pechvögel« sind. Sie behaupten, daß bei anderen alles falsch läuft, was sich dann aber bei ihnen selbst realisiert. Das ist ihre Schule, in der ihnen gezeigt werden soll, daß sie selbst genauso viele Fehler machen wie diejenigen, die von ihnen kritisiert werden. Das Positive an dem, was »Pechvögeln« zustößt, ist die Möglichkeit der Selbsterkenntnis.
Negative Gedanken abzulegen, seien es nun Gedanken der Kritik oder der Sorge, und sie durch positive Gedanken zu ersetzen, stellt eine so grundlegende Haltung dar, so daß wir täglich in der ersten Stunde nach dem Aufwachen eine sogenannte **Positiv-Negativ-Prüfung** erhalten. Alle möglichen Gedanken stellen sich ein, man denkt an größere und kleinere Sorgen, man befürchtet z. B., daß der Chef wieder schlecht gelaunt sein könnte (Kritik) oder daß etwas

anderes am Arbeitsplatz vielleicht nicht gut läuft. Oder es passiert ein kleines Mißgeschick, über das man sich ärgert, das Wetter gefällt einem nicht usw. Nun hat man es selbst in der Hand, ob man bei diesen Gedanken steckenbleiben will oder ob man erkennt, daß das nur künftige Tagesereignisse sein können, und zwar die schlechteste Möglichkeit, die man aber in das Gegenteil umkehren kann. Vielleicht könnte man sich vornehmen, dem Chef so zu begegnen, daß er gar keinen Anlaß zu schlechter Laune hat. Oder man nimmt das Wetter so an, wie es eben ist, und plant etwas anderes. Was kleine Mißgeschicke am Morgen betrifft, so sollte man überprüfen, ob man sich genügend auf die alltäglichen morgendlichen Tätigkeiten konzentriert hat. Gelingt es, sich in der ersten Stunde mit positiven Gedanken und Konzentrationsübungen zu beschäftigen, so läuft der ganze Tag gut. *Wir selbst stellen uns die Weichen für den Tag!*

Wie wichtig eine positive Lebenssicht ist und wie notwendig es ist, in anderen Menschen das Gute zu sehen und das auch zu betonen, zeigen besonders schmerzhafte Krankheiten, die infolge der falschen Einstellung auftreten. Daß jemand immer wieder Pech hat, ist noch harmlos, wenn auch oft recht unangenehm. Dazu einige Beispiele:

Es gibt Leute, die bekommen immer die schlechtesten Hotelzimmer oder sind im Urlaub Störungen durch Lärmbelästigung ausgesetzt.

Krankheiten, die mit negativer Kritik zu tun haben, betreffen Organe oder Körperbereiche von der Taille aufwärts, z. B. lang anhaltende (chronische) Bronchitis, denn wer kritisiert, macht negative Bemerkungen. Hierher gehören auch alle Erkrankungen des Halses, der Stimmbänder, des Mundes und der Zähne. Negatives Denken führt zu Beschwerden in der Stirnhöhle bis hin zum Gehirntumor. Ein Tumor im Gehirn, egal ob gut- oder bösartig, hat mit negativer Denkart und Grübeln zu tun. Hier zeigt sich, wie gefährlich Grübeln ist. So kann man sich das Leben wirklich schwermachen. Man kann sich selbst lähmen, indem man sich immer Sorgen macht, ob man dieses oder jenes schafft. Tatsächlich aber kann man alles schaffen, was man schaffen will, wenn es richtig ist. Man muß es sich nur vornehmen.

Hierher gehört auch eine ganze Reihe schmerzhafter Krankheiten wie Rheuma, Arthritis, Polyarthritis, Gicht und Arthrosen. Bei diesen Krankheiten spielt allerdings auch die Ernährung eine große Rolle. Sie entstehen durch zuviel tierisches Eiweiß. Ein Übermaß an Harnsäure lagert sich an den Schwachstellen des Körpers ab. Trotzdem ist auch bei diesen Krankheiten die Ursache zu 90 % der seelischen Einstellung zuzuschreiben.

*Fallbeispiel*
Eine Patientin konnte kaum gehen, als sie zur Behandlung kam. Sie war schon ganz verkrüppelt und verändert. Sie hatte Schwierigkeiten, die positiven Seiten ihrer Freunde zu erkennen. Immer wieder verfiel sie in negative Schilderungen über deren Verhaltensweisen. Wir haben intensiv geübt, das Positive in allem zu erkennen, bis es ihr immer leichter fiel. So besserte sich das Rheuma, und das Gehen wurde immer leichter. Vor allem kamen keine negativen Schübe mehr. In einem solchen Fall ist es natürlich wesentlich, daß die Ernährung wie bei allen Krankheiten vollkommen umgestellt wird.

Durch dauernde Sorgen und durch Grübeln können auch Depressionen entstehen. Menschen, die dauernd daran zweifeln, ob sie die ihnen gestellten Aufgaben schaffen werden, lähmen sich selbst. In diesem Fall ist es besonders wichtig, sich auf das Wesentliche zu konzentrieren und zu versuchen, im Hier und Jetzt zu leben und einen Schritt nach dem anderen zu bewerkstelligen.
Die gefährlichste aller Geisteskrankheiten, die paranoide Schizophrenie, hat ebenfalls mit negativem Denken zu tun. Diese Patienten zeigen eine extreme Art von negativer Kritik an anderen Menschen. Sie kritisieren sogar die Menschen, die sie eigentlich lieben, und machen sie schlecht. Das ist aber etwas ganz Gefährliches. Diese Menschen werden von den Naturgesetzen gezwungen, das, was sie über andere Leute sagen, auch tatsächlich zu glauben und sie für wirklich schlecht zu halten. Sie fühlen sich bald von diesen vermeintlich schlechten Menschen verfolgt. So entsteht der Verfolgungswahn. Es ist sehr schwierig, aus dieser Krankheit wieder herauszukommen. Psychopharmaka und Medikamente betäuben nur die Symptome und vergiften noch dazu das Nervensystem und belasten die Gehirnfunktion.
Wie soll dann ein Patient an sich arbeiten? Wie sollte er Konzentration üben? Wie kann er dann im Hier und Jetzt bleiben und Prioritäten setzen? Dazu braucht er ein gut funktionierendes Nerven- und Immunsystem.
Die beste Übung ist wirklich, in allem das Positive zu suchen, um das eigene Leben in eine positive Richtung zu lenken.

### *Zeitnutzung*

Wir müssen uns klarmachen, daß Zeit Energie ist und im weiteren Sinne auch Geld. Hier besteht also ein enger Zusammenhang. Zeitnutzung bringt Energie, Zeitverschwendung entzieht uns Energie. Wer Zeit verschwendet, wird immer müder und schwächer, das Immunsystem bricht schließlich zusammen, und eine Krankheit ist die Folge. Dies kostet einen wiederum Zeit und Geld.
Wir möchten hier noch einmal auf den Sinn des Lebens zu sprechen kommen. Der Sinn ist die Entwicklung oder Weiterentwicklung unserer Persönlichkeit, der Seele. In dem Wort Entwicklung ist schon der Zeitbegriff enthalten. Es kann sich nur etwas entwikkeln, wofür Zeit zur Verfügung steht. Daher ist es leicht ersichtlich, wie wichtig die uns gegebene Zeit ist.
Wir werden täglich geprüft, ob wir unsere Zeit richtig einsetzen oder ob wir Zeit mit nutzlosen Dingen oder vielleicht sogar mit gefährlichen Beschäftigungen verschwenden. Ganz besonders wichtig ist es, **Kinder und Jugendliche** zur Zeitnutzung anzuhalten. Gerade im Alter zwischen 13 und 20 Jahren ist die Gefahr der Zeitverschwendung groß. Wenn man Jugendlichen keinen Lebensinhalt in Form von Lernprozessen wie einer Lehre, einem Studium oder interessanten Hobbies, einer positiven Sportart (im Unterschied zu lebensgefährlichen oder körperschädigenden Sportarten) gibt, so laufen sie Gefahr, sich mit falschen Menschen anzufreunden oder Süchten zu verfallen. Das Wort Sucht kommt von »suchen«. Sie suchen dann Betäubung oder Ablenkung in Alkohol oder Drogen oder in falschen Freundschaften, die sie immer mehr und mehr in Versuchung führen, das Falsche zu tun.
Die beste Vorbeugung, Kinder erst gar nicht in Zeitverschwendung hineinkommen zu lassen, ist es, frühzeitig Interesse an geistig und seelisch gewinnbringenden Beschäftigungen zu wecken. Dazu gehören z. B. das Erlernen eines Musikinstrumentes, das Lesen guter Bücher, Turn- oder Ballettstunden, handwerkliche Tätigkeiten, etwas später dann Theater- und Konzertbesuche und alles, was das Interesse an Kunst und Kultur weckt. Da bleibt keine Zeit für falsche Freundschaften und wohl auch kein Interesse an Leuten, die nichts Positives zu bieten haben. Die Jugendlichen können so leichter erkennen, welche Gesellschaft zu ihnen paßt. Goethes Ausspruch: »Sage mir, mit wem du gehst, und ich sage dir, wer du bist« enthält eine tiefe Wahrheit.

Körperliche Betätigung und **Sport in der Freizeit** sind gewiß sehr bedeutend, sofern es sich nicht um Leistungssport handelt. Wandern, Radfahren, Schwimmen, auch Tennis und Skifahren in Maßen sind zu empfehlen. In Maßen heißt, daß der Körper nicht überfordert werden darf, wie das beim Leistungssport der Fall ist. Zur Überforderung kommen oft noch Verletzungen, und es entstehen »bleibende Schäden«. Man kann zwar auch gegen solche »Schädigungen« etwas unternehmen, aber es kostet viel Zeit und Energieaufwand, sie wieder in Ordnung zu bringen.

Die Beschäftigung mit Leistungssport hat aber auch noch eine andere Seite. Man sollte sich fragen, warum man seinen Körper zu Höchstleistungen bringen will. Ist etwa Geltungsbedürfnis, Gelobtwerden-Wollen das Motiv, oder will man sich selbst etwas beweisen? Sport ohne Leistungsdruck, einfach um der Freude an der Bewegung willen, macht viel mehr Spaß und bringt echte Entspannung. Warnsignale, die einen vor Übertreibungen bewahren, sollte man immer beachten.

Im Zusammenhang mit der Erziehung junger Menschen zur richtigen Zeitnutzung möchten wir auf **Kunst und Kultur** näher eingehen. Das Interesse dafür sollte schon früh geweckt werden, denn das ist sozusagen Kapital für spätere Jahre. Gerade in fortgeschrittenem Alter sind Besuche von Museen und Ausstellungen, Konzerten und Theateraufführungen eine schöne und gewinnbringende Freizeitbeschäftigung. Das gilt auch für gute Literatur. Die meisten berühmten Schriftsteller und Komponisten sind hochentwickelte Seelen. So können wir aus guten Büchern viele Naturgesetze kennenlernen, und sie wirken aufbauend für die Seele. Kriminalromane oder die sogenannte »Schundliteratur« bewirken das Gegenteil. Man sollte also wählerisch sein auf allen Gebieten.

Ebenso erbauend ist es, gute Musik zu hören, Konzerte oder Opern zu besuchen. Schöne Musik wurde zur Freude und zur Energieaufladung der Menschen geschaffen. Auch hier muß man eine Auswahl treffen. Was heute so einen ganzen Tag lang in manchen Radio- und Fernsehprogrammen läuft, ist alles andere als aufbauend. Was über Literatur und Musik gesagt wurde, gilt um so mehr für den Film, denn hier ist die Versuchung besonders groß, spannungsreiche, aber moralisch untragbare Filme anzusehen. Alle negativen Inhalte schädigen das Nervensystem und sind Zeitverschwendung. Umgekehrt sind gute Bücher, gute Musik, gute Theaterstücke, Opern und positive Filme eine Art »**Seelennahrung**«.

Einige dieser Freizeitbeschäftigungen haben noch einen großen Vorteil. Man kann sie zusammen mit Freunden oder lieben Menschen genießen, nützt damit die Zeit doppelt gut und hat noch mehr Freude daran. Und Freude ist der größte Energiespender!
Eine der wichtigsten Fragen in bezug auf Zeitnutzung ist die, mit welchen **Menschen** wir verkehren. Unzählige Arten von Krankheiten sind das Resultat von falschen zwischenmenschlichen Beziehungen. Da sind vor allem auch Ehen, in denen sich die Partner gegenseitig hinunterziehen, anstatt sich gemeinsam weiterzuentwickeln. Oder betrachten wir sogenannte Freundschaften, die mit Freundschaft oft nichts mehr zu tun haben. Das sind oft Beziehungen, die nur aus Gewohnheit oder aus falschem Pflichtgefühl oder aus einer vermeintlichen Abhängigkeit heraus weitergeführt werden. Das ist Zeitverschwendung, die beiden Seiten schadet. Es entstehen daraus oft Ärgernisse, gegenseitige Kritik und Mißverständnisse.
Im Zusammenhang mit zwischenmenschlichen Beziehungen können wir es mit drei »Arten« von Menschen zu tun haben. Diese drei Gruppen von Menschen sind für uns deshalb von Bedeutung, weil die daraus resultierenden Beziehungen Energieaufbau oder Energieentzug bringen.

### *»Schleifsteine« oder »Edelsteine«*

**Geistig-seelische Freundschaften** helfen uns bei unserer Weiterentwicklung. Wir können unser Spiegelbild an einem Freund besser erkennen als an einer anderen Person. Man »schleift« sich dadurch sozusagen gegenseitig zu einem »Edelstein«. Vor allem sollen wir uns bemühen, die Stärken eines Freundes zu sehen, von seinen Stärken zu lernen und sie zu übernehmen. Aufbauende Freundschaften geben uns Gelegenheit, Positives zu üben. Das Zusammensein mit solchen Menschen gibt Freude und Energie. Alles, was man gemeinsam erlebt, ist einfach schöner. Jede Reise, jeder Theaterbesuch oder jede Unternehmung hat mehr Sinn durch den geistigen Austausch mit einem lieben Menschen. Es ist dabei entscheidend, daß man ungefähr die gleiche Entwicklungsstufe hat. Man hat dann die gleichen Ziele, die gleichen Interessen, und die Gespräche bewegen sich auf demselben Niveau. Auf diese Weise bringt das Zusammensein Freude und Energie und fördert die seelische Weiterentwicklung.

Besonders für junge Menschen, aber auch später, sind gleichgeschlechtliche seelisch-geistige Freundschaften wichtig, denn Frauen können besser die Probleme von Frauen verstehen und Männer die von Männern. Jugendliche, die gute Freundschaften pflegen, werden auch leichter den richtigen Lebenspartner erkennen können.

Geistig-seelische Freundschaft ist nach der Konzentration die zweitbeste Möglichkeit, Energie in Form von gegenseitiger *Aufladung* zu gewinnen. Frauen werden von Frauen aufgeladen und Männer von Männern, da Frauen und Männer verschiedene Schwingungen haben. Sie haben aber auch unterschiedliche Ziele: Frauen sollten mutiger und unabhängiger werden, Männer dagegen liebevoller, diplomatischer und intuitiver. So können die Naturgesetze Frauen bzw. Männer, die zusammen Probleme bearbeiten, jeweils leichter aufladen. Diese Aufladungsenergie dient dazu, das Immunsystem zu festigen und das Nervensystem zu stärken. Somit ist eine schöne Freundschaft auch eine gute Vorbeugung gegen Krankheiten.

Der positive Energiefluß, eine Art von Aufladung, zwischen Freunden ist so stark, daß er, so wie die Konzentration, einen *Schutz* oder eine Vorbeugung gegen Unfälle darstellt. Man kann nicht in ernsthafte Schwierigkeiten kommen. Frau Dr. Müller-Kainz hatte ein Erlebnis, das verdeutlicht, wie einem die Naturgesetze zwar zeigen, was man falsch macht, wie man aber gleichzeitig unter Schutz steht. Vor Seminarwochen auf der Insel Elba machte sie dort auch Urlaub. Sie war mit einer Freundin dorthin im Auto unterwegs. Alles, was sie für ihr Seminar brauchte, wie Bücher, Schautafeln usw., mußte mitgenommen werden. Das Auto war also eine Notwendigkeit. Aber es blieb auf der Autobahn plötzlich stehen. Sie hätten nämlich mit dem Autozug reisen sollen, denn sie waren beide von ihrer intensiven beruflichen Tätigkeit erschöpft. Nun ereignete sich der Zwischenfall auf der Strecke zwischen Bologna und Florenz, wo alle zwei bis drei Kilometer lange Tunnels sind. Das Auto blieb nicht in einem Tunnel stehen, sondern dazwischen an einer Stelle, die sehr übersichtlich war. Man konnte dort trotz des sehr schmalen Pannenstreifens relativ gefahrlos stehen und auch gut gesehen werden. Sie waren also unter Schutz, trotz der Warnung, die sie bekamen. Das Geld, das sie für den Autoreisezug nicht hatten ausgeben wollen, mußten sie dann für die Reparatur aufwenden.

Die geistig-seelische Beziehung ist auch die einzig dauerhafte in einer **Ehe**. Eine gute Ehe sollte mit einer geistig-seelischen Liebe beginnen und nicht mit einer körperlichen Beziehung. Die Reihenfolge körperliche Beziehung – Schwangerschaft – »Mußehe« führt in vielen Fällen dazu, daß die Ehe überhaupt nicht funktioniert. Diese Menschen haben gewiß nicht genügend Zeit gehabt, ihre Beziehung zu überprüfen und herauszufinden, ob sie wirklich gleiche Interessen haben und ob ihre Gesprächsbasis auf derselben Ebene liegt. Mit der Zeit können sie einander dann doch nicht verstehen und daher auch nicht fördern.

*»Prüfsteine«*

Das sind Menschen, mit denen wir im täglichen Leben – entweder beruflich oder privat – zu tun haben. Sie stellen uns immer wieder auf die Probe, doch wir können ihnen einfach nicht ausweichen. Wir sollten nämlich lernen, mit solchen Menschen auszukommen, da wir durch sie sehr viel lernen können.

Viele erzählen von ihrer Arbeit: »Es gibt einen Menschen, mit dem niemand auskommt, und auch wenn ich mit ihm zu tun habe, gibt es jedes Mal ein Problem.« Die Patienten hören dann zu ihrem Erstaunen, daß man solche Menschen eigentlich »in Gold« fassen müßte, denn sie spiegeln die eigenen Schwächen übertrieben wider. Sie geben uns Gelegenheit, Geduld, Toleranz und Nicht-Kritisieren zu üben. Das sind Situationen der Lebensschule, die wir erkennen und annehmen sollten. Somit sind solche Begegnungen etwas Wertvolles. Gelingt es uns, einen Menschen, der ein »Prüfstein« ist, positiv zu sehen, so kann man das Verhältnis meist verbessern, und man schont seine Nerven.

An dieser Stelle zur Illustration ein persönliches Erlebnis von Frau Dr. Müller-Kainz: In einem Reformhaus, in dem sie regelmäßig einkauft, wurde eines Tages eine neue, ziemlich unfreundliche Verkäuferin eingestellt. Man hatte den Eindruck, daß sie beleidigt war, wenn man ihr zumutete, jemanden zu bedienen. Frau Dr. Müller-Kainz nahm sich vor, sie doch eines Tages zum Lächeln zu bringen. Als sie dann einmal eine sehr hübsche Bluse trug, sagte sie ihr, daß ihr die Bluse sehr gut gefiele. Ein Kompliment muß natürlich ehrlich sein, sonst verfehlt es die Wirkung. Das Mädchen lächelte tatsächlich. Sie begegnete ihr auch weiterhin freundlich, und bald wurde auch die Verkäuferin freundlicher. – Man muß immer zusehen, daß man sich von »Prüfsteinen« nicht in eine negative Haltung hineinziehen läßt.

*»Mühlsteine«*

Das sind Menschen, die uns wirklich bergab ziehen. Sie haben ganz andere Interessen in ihrem Leben. Sie sind nicht interessiert an seelischer Weiterentwicklung, an richtiger Ernährung oder an anderen positiven Dingen. Meistens sind sie sogenannte »Nervensägen«; sie verschwenden unsere kostbare Lebenszeit durch negatives Gerede, durch Jammern und durch dauerndes Um-Hilfe-Bitten.
Wir werden auf diese Weise geprüft, ob wir erkennen, daß wir »Wasser in ein Gefäß ohne Boden gießen«. Die vermeintliche Hilfe, die wir geben, hat überhaupt keine Wirkung, und es ist so, als ob man gegen eine Wand reden würde. Man fühlt sich in Gegenwart solcher Leute verärgert, wobei man sich allerdings meistens über sich selbst ärgert. Es kann auch zu heftigen Diskussionen und zu negativer Kritik kommen. Nachher fühlt man sich auf jeden Fall energielos und müde, weil ein Energieentzug stattgefunden hat. Jeder Erfolg bleibt aus. Alle Bemühungen waren vollkommen sinnlos.
Man sollte zur Kenntnis nehmen, daß es Menschen gibt, die sich nicht weiterentwickeln wollen. Falsches Pflichtgefühl und Mitleid ist hier nicht am Platz. Jemanden unbedingt retten zu wollen, der jedoch **nicht** gerettet werden **will**, ist eine Art von Sturheit und Uneinsichtigkeit und natürlich letztendlich auch eine Art von Zeitverschwendung. Hier spielt bei Frauen das »Helfersyndrom« eine große Rolle, aber auch Geltungssucht. Krankheiten als Folge dieses falschen Verhaltens sind häufig Krebs, multiple Sklerose, Diabetes, Schilddrüsenunter- oder -überfunktion.
Von Menschen, die »Mühlsteine« sind, sollte man sich abwenden. Das erreicht man am besten, indem man sich geistig-seelischen Freundschaften zuwendet und so wieder Energie aufbaut. Solche Freundschaften sind nicht nur Hilfen und Energiequellen, sondern die schönsten Belohnungen und Geschenke, die wir Menschen hier auf Erden bekommen können.

*Weitere Aspekte der Zeitnutzung*

Was Zeitnutzung betrifft, so ist vor allem der **Lebensrhythmus** von ganz besonders großer Bedeutung. Ein Mensch kann auf Dauer nicht gesund bleiben, wenn der Lebensrhythmus nicht stimmt. Unter Lebensrhythmus ist der Wechsel zwischen Wachsein und Schlaf zu verstehen. Manche Leute meinen, sie seien »Abendmenschen«. Das

ist jedoch ein Aberglaube. In jeder Sprache gibt es ein entsprechendes Sprichwort – im Deutschen heißt es: »Morgenstund' hat Gold im Mund«, im Englischen sagt man: »Early to bed and early to rise makes a man healthy, wealthy and wise.« Auch den Naturgesetzen entspricht es, früh ins Bett zu gehen und früh wieder aufzustehen.
Der richtige Lebensrhythmus ist nicht nur die beste Grundlage, um gesund zu bleiben oder es wieder zu werden, sondern auch die allerwichtigste Prüfung in Selbstdisziplin.
Nervensystem und Gehirn werden in der Zeit von 21.30 Uhr bis Mitternacht regeneriert. Nachher erfolgt kaum noch Regeneration, denn die verbleibende Zeit bis zum Aufwachen ist für die Regeneration des übrigen Körpers vorgesehen. Sogenannte Abendmenschen schaden somit täglich ihrem Nervensystem und ihrem Gehirn, weil nur wenig regeneriert werden kann. Sie altern deshalb schneller und werden frühzeitig senil. Durch den rascheren Alterungprozeß wird das Immunsystem immer anfälliger, und sie werden häufiger krank. Nervensystem und Gehirn funktionieren mit der Zeit nicht mehr so gut, daß sie die Regeneration des übrigen Körpers entsprechend steuern könnten. Die Regeneration steht allgemein in Zusammenhang mit unserem seelischen Verhalten; durch bestimmte Schwächen werden dann entsprechende Organe nicht so gut regeneriert, z. B. leidet bei Mutproblemen die Regeneration des Magens, und mit der Zeit entstehen Magen-Darm-Erkrankungen.
Besonders entscheidend für richtige Zeitnutzung ist es, früh aufzustehen. Dabei ist zu beachten, daß man sofort nach dem Erwachen aufsteht und versucht, die kleinen anfallenden Tätigkeiten konzentriert durchzuführen. So übt man Selbstdisziplin, was, wie schon erwähnt, zu mehr Selbstsicherheit und Selbstvertrauen führt.
Der richtige Lebensrhythmus ist auch eine Voraussetzung für eine bessere Intuition. Man findet eher die richtige Lösung für Probleme und kann die Lebensschule besser erkennen. Somit ist also der Lebensrhythmus eine Grundvoraussetzung für seelische Weiterentwicklung und Gesundheit.
**Schlaf** ist überhaupt ein wunderbarer Maßstab für unsere tägliche seelische Leistung. Die Naturgesetze geben uns in Form von Schlafstörungen Hinweise auf Fehler, die wir während des Tages gemacht haben. Wir werden später noch detailliert über Schlafstörungen sprechen. Hier sei nur erwähnt, daß der Zusammenhang

zwischen Zeitnutzung oder Zeitverschwendung und gutem oder nicht so gutem Schlaf deutlich zu erkennen ist.
Die richtige Zeitnutzung setzt eine gute **Planung** voraus. Wenn wir es schaffen, jeden Tag eine Tagesplanung und eine etwas großzügigere Wochen- und Monatsplanung zu machen, dann kommen wir weniger in Schwierigkeiten. Wir leben dann bewußter und können schon kleine Vorwarnungen oder Warnsignale besser erkennen, weil wir den Zusammenhang mit dem, was wir geplant haben, herstellen können. Eine schriftliche Planung ermöglicht es auch, *Prioritäten zu setzen*, die man oft erst beim Schreiben richtig erkennt. Dadurch kommt man weniger leicht in Versuchung, unangenehme Dinge vor sich herzuschieben. Somit hilft Planung auch, Streß zu vermeiden. Menschen, die nichts planen, geraten oft in ein Chaos und verlieren so sehr den Überblick, daß sie schließlich krank werden. In extremen Fällen kann es zu Nervenkrankheiten kommen. Optimale Zeitnutzung ohne Planung ist eigentlich nicht möglich, denn nicht jede Tätigkeit kann zu jeder Tageszeit gleich gut erledigt werden. Zwischen sechs Uhr morgens und zehn Uhr vormittags kann man sich nämlich am besten konzentrieren. In dieser Zeit sollte man dementsprechend Dinge erledigen, die besondere Aufmerksamkeit erfordern. Das ist auch die Zeit, in der man die besten Intuitionen bekommt.
Wir möchten hier auch erwähnen, daß die Zeit, die man für **richtige Ernährung** aufwendet, optimal genützte Zeit ist. Darüber ist im Kapitel »Aufbau des Immunsystems und Ernährung« Genaueres beschrieben.
Ein enger Zusammenhang besteht auch zwischen Zeitnutzung und der Arbeitswelt. **Arbeit** ist ein wichtiger Teil unserer seelischen Weiterentwicklung. Es gibt daher für alle Menschen richtige oder falsche Arbeit. Man muß sich die Frage stellen, ob man nur arbeitet, um Geld zu verdienen, oder ob die Arbeit, die man verrichtet, einem selbst etwas bringt und auch den Menschen nützt. Hier möchten wir daran erinnern, daß wir schon bei der Charaktereigenschaft Ehrlichkeit auf die Verknüpfung mit richtiger Zeitnutzung hingewiesen haben. Eine Arbeit, die den Mitmenschen und somit auch einem selbst schadet, ist sowohl Zeitverschwendung als auch unehrlich. Denken wir dabei nur einmal an die Herstellung von Tabakwaren, Waffen oder schädlichen Chemikalien. Es kommen viele Patienten in die Praxis mit schweren Krankheiten, weil sie in einem Betrieb arbeiten, wo etwas erzeugt wird, das den Menschen

schadet. Nach einem der wichtigsten Naturgesetze, nämlich nach dem Gesetz von Ursache und Wirkung, müssen sie selbst krank werden. Es heißt ja: »Wie du mir, so ich dir« oder »Was man sät, das erntet man«.

Die *Einstellung* zur Arbeit ist natürlich ebenso von Bedeutung. Arbeit soll Freude machen. Das trifft nur zu, wenn man der richtigen Arbeit nachgeht. Sie bringt Energie nicht nur in Form von Geld, sondern auch als Lebensenergie. Richtige Arbeit in normalem Ausmaß führt auch nicht zu Überforderung oder Erschöpfung. Wer aber glaubt, Tag und Nacht arbeiten zu müssen, überfordert sich selbst. Es muß immer einen Wechsel zwischen Anspannung und Entspannung geben. Auch eine vollständige Entspannung im Urlaub ist notwendig. Das Nervensystem muß immer wieder regeneriert werden.

Zur richtigen Einstellung gehört auch, daß man Arbeit nicht als etwas Notgedrungenes betrachtet. Man sollte sich bewußt sein, wie viele Gelegenheiten zur Weiterentwicklung man durch Arbeit bekommt. Man kann seine Intelligenz steigern, Talente üben und alle fünf Charaktereigenschaften weiterentwickeln. Die vielfältigen Situationen in einem Arbeitsverhältnis bieten dazu viele Möglichkeiten.

Ein weiterer Aspekt der Einstellung zur Arbeit besteht darin, daß man sich mit dem, was man tut, oder mit dem Arbeitgeber identifizieren kann. Man sollte sich so verhalten, als würde einem die Firma gehören, für die man arbeitet, oder als würde man die eigenen Kinder unterrichten oder als würden die behördlichen Angelegenheiten, die man bearbeitet, die eigenen sein. Nur dann kann man sein Bestes geben. Man hat auch viel mehr Freude an seinem Verdienst. Wie Patienten, die an falschen Arbeitsplätzen waren, immer wieder erzählten, hatten sie nicht nur wenig Freude an dem verdienten Geld, es zerrann ihnen auch zwischen den Fingern, ohne daß sie sagen konnten, wohin es floß.

Bei dieser Gelegenheit möchten wir auch auf alle jene Berufe zu sprechen kommen, die mit Heilung von Krankheiten und mit **Beratung** zu tun haben, und somit auch auf die Tätigkeit von Frau Dr. Müller-Kainz. Hilfe darf immer **nur Hilfe zur Selbsthilfe** sein. Man sollte dem Patienten aufzeigen, wo die eigentliche Ursache von Krankheiten liegt. Da sie zu 90 % im seelischen Bereich zu suchen ist, sollte man die Patienten anleiten, die Ursache richtig zu bearbeiten. Eigentlich müßte auch ein Unfallchirurg, ein Zahnarzt, ein

Augenarzt, ja jeder Mediziner über die Behebung momentanen Schadens hinaus in diesem Sinne beraten und führen können. Daß eine Behandlung mit Medikamenten nur eine Symptomverschiebung bewirkt, wurde schon dargelegt. Auch Praktiken wie z. B. Hypnose sind unwirksam, weil sie den freien Willen des Patienten ausschalten. Wie soll er dann seine Schwächen bearbeiten? Als einzige, aber unumgängliche Hilfe neben der seelischen Arbeit ist die richtige Ernährung und der Aufbau des Immunsystems zweckmäßig. Die eigentliche Aufgabe bei der Behandlung ist es daher, herauszufinden, wo die Ursache einer Erkrankung in jedem speziellen Fall liegt, mit dem Patienten Wege zu finden, wie er seine Schwäche am besten bearbeiten kann, dafür zu sorgen, daß er das auch wirklich tut und ihm die richtige Ernährung zum Aufbau des Immunsystems nahezulegen. Frau Dr. Müller-Kainz gibt also dem Patienten die Hilfe, die er braucht, um sich selbst zu helfen. Es mag vielleicht unbequem für den Patienten sein, aber es ist zielführend. Durch naturgesetzlich störende Behandlungen wie chemische Tabletten und/oder Spritzen werden sämtliche Charakterschwächen verstärkt, und der eigentliche Zweck der Krankheit wird verfehlt.

Manche Leute fragen, ob wir nach den hier dargelegten Prinzipien leben, was wir ihnen versichern können. Da die Vorbildfunktion von großer Bedeutung ist, können sie dann die Ratschläge leichter annehmen und befolgen.

Im Zusammenhang mit Zeitnutzung kommen wir auch auf das Thema »**Irrgarten**« zu sprechen. Man kann die Erde momentan als einen »Irrgarten« bezeichnen. Ununterbrochen strömen die unterschiedlichsten und einander widersprechende Informationen auf uns ein. In allen Bereichen des Lebens gibt es anscheinend eine Vielfalt von Möglichkeiten, so daß es äußerst schwierig ist, richtig und falsch zu unterscheiden. Das führt dazu, daß die Menschen Verschiedenes ausprobieren, seien es nun verschiedene Möglichkeiten der Ernährung oder Heilmethoden. Es ist zwar derzeit kaum möglich, ohne Experimente den richtigen Weg zu finden, aber man muß das jeweilige Ergebnis sehr kritisch betrachten und soll nicht aus Bequemlichkeit oder Mutlosigkeit in einer Situation verharren, die nicht zum Ziel führt.

Zwei Dinge sind dabei entscheidend: die Erkenntnis, daß man ohne eigene Anstrengung kein positives Resultat erzielen kann und daß man sich bemühen sollte, die Naturgesetze kennenzulernen. Deshalb gibt es Menschen, die diese Prinzipien unterrichten.

Man sollte bedenken, daß es das schnelle Heil nicht gibt, denn heil sein heißt: ganz sein. Ganz oder vollkommen werden braucht aber Zeit und Mühe. Deshalb sollten sich die Patienten vor Augen halten, daß sie sich Zeit nehmen und mit Geduld an sich selbst arbeiten sollten. Alles auf einmal erreichen zu wollen führt nicht zum gewünschten Ergebnis.

Eines der größten Hindernisse auf unserem Weg zum Heil- oder Ganzwerden sind die **Gewohnheiten**. Sie hindern uns, die Zeit richtig zu nützen. Nichts ist schwieriger, als Gewohnheiten aufzugeben, die eigentlich kleine Sturheiten sind. Es gibt aber Gewohnheiten, die bereits Süchte sind. Manche Menschen glauben, sie brauchen einfach ihre Zigaretten, sie müssen Kaffee trinken, weil sie sonst nicht richtig munter werden, usw. Sie meinen, ohne diese Abhängigkeiten nicht leben zu können. Eine der schlimmsten Gewohnheiten ist es, spät ins Bett zu gehen, weil man sich für einen Abendmenschen hält. Für alles, was einem nicht gelingt, einen Sündenbock zu suchen und die Schuld auf andere zu schieben, ist eine besonders gefährliche Gewohnheit. Man hindert sich selbst durch diese Verhaltensweisen am Fortschritt.

Wie findet man den Weg heraus aus einer schlechten Gewohnheit? Am Anfang muß der ehrliche *Wunsch* stehen, eine Veränderung herbeizuführen. Konzentrationsübungen helfen, den nächsten Schritt zu machen, denn Konzentration ist optimale Zeitnutzung. Eine weitere Hilfe sind Vorbilder, wie man sie bei guten Freunden finden kann. Schlechte Gewohnheiten aufzugeben bedeutet sowohl Vorbeugung als auch einen Schritt zur Heilung. Darüber hinaus stellt sich ein Gefühl der Freiheit ein, das einen erkennen läßt, wie sehr man gefangen war.

**Streß** ist sicherlich einer der meistgebrauchten und meist mißverstandenen Ausdrücke der heutigen Zeit. Der Ausdruck wurde erst in den 50er Jahren geprägt, und seitdem wird er für vieles verwendet, obwohl es sich vielleicht gar nicht um Streß handelt. Deshalb sollten wir auf diesen Ausdruck näher eingehen.

Wenn man unter Streß steht, dann fühlt man sich unter Druck gesetzt. Streß bezieht sich aber auch auf alle Belastungen, unter denen das Nervensystem leidet. Somit sind vor allem die Charakterschwächen mangelnder Mut, Nicht-vergeben-Können bzw. Ärger und Zeitverschwendung betroffen. Die meisten Streßseminare oder einschlägigen Aussagen führen dieses Problem auf die Außenwelt zurück. »Wir werden durch die Umwelt in Streß versetzt«, z. B.

durch Lärm, der Ende des 20. Jahrhunderts vornehmlich in Großstädten besonders stark ist. Wir sind auch der Meinung, daß diese übermäßigen Einflußnahmen auf unsere Wahrnehmungsorgane sicherlich eine Art Streß darstellen. Aber sind äußere Einflüsse wirklich der einzige Grund für Streß?
Streß hat, wie alles, was uns geschieht, mit uns selbst zu tun. Nicht die Außenwelt ist schuld an unserem Streß, sondern wir unterwerfen uns dem Streß. Wir lassen uns stressen. Einige Krankheiten wie z. B. Magengeschwüre oder auch einige Herzkrankheiten sind Folgen davon.

Die wirkliche Ursache von Streß hat mit den Charakterschwächen Zeitverschwendung und Mutlosigkeit zu tun.

Menschen, die nicht planen und daher ihre Zeit nicht richtig einteilen, geraten in Zeitnot, denn sie sind mit ihren Arbeiten immer zu spät dran oder haben überhaupt nicht darüber nachgedacht, wieviel Zeit sie für eine Arbeit benötigen. So entsteht dann Streß.
Folgende Punkte zeigen, wie man **Streß vermeiden** kann:

- *Ausreichende Planung:* Tages- und Wochenplanungen ermöglichen es, Prioritäten zu setzen und die aktivste Zeit des Tages – das sind die Stunden von sechs Uhr morgens bis zehn Uhr vormittags – optimal zu nützen. Wer nicht plant und einfach irgendwo anfängt, muß dann oft wichtige Arbeiten in aller Eile durchführen. Man hat keinen Überblick und verliert sich leicht in Kleinkram.
- *Delegieren lernen*: Wer glaubt, alles selbst machen zu müssen, weil niemand anderer es so gut kann wie er, der setzt sich dauernd selbst unter Druck. Delegieren bedeutet loslassen, anderen Menschen vertrauen. Das gilt für Chefs oder Leute in führenden Positionen oder auch für Mütter. Die einen sollten Mitarbeitern die nötigen Instruktionen geben und sie dann eigenverantwortlich arbeiten lassen, die anderen sollten ihre Kinder in den Arbeiten des täglichen Lebens unterrichten und ihnen auch ständige Pflichten übertragen.
- *Kooperativ sein*: Was heißt Kooperation? Es bedeutet harmonische Zusammenarbeit. Da ist kein Platz für Konkurrenzdenken oder stures Beharren auf der eigenen Meinung. In einer kooperativ arbeitenden Gruppe von Menschen entsteht kein Streß, wenn jeder das Beste gibt, indem er nur mit sich selbst konkurriert und

ausschließlich das Gelingen der gemeinsamen Sache im Auge hat. Im Gegenteil, es stellt sich ein Gefühl der Sicherheit und des Vertrauens ein.

- *Freizeitverhalten*: Freizeitbeschäftigungen, die zu Streß führen, ermöglichen keine Erholung. Wie soll man dann fit sein, z. B. für den Beruf?
  Es gab einmal in den USA einen Film mit dem Titel: »If It's Tuesday It Must Be Belgium« (»Wenn es Dienstag ist, so muß es Belgien sein«). Er schilderte, wie innerhalb von zwei Wochen ganz Europa besichtigt wurde. Am Ende waren die Leute völlig erschöpft und gestreßt.
  Genauso erzeugt übertriebener Sport, bei dem man immer eine bestimmte Leistung bringen muß, Streß. Das gilt auch für Mannschaftssport. Günstiger sind erholsamere Sportarten, bei denen man sich zwar bewegt, aber nicht überanstrengt. Ideal ist es auch, sich viel an der frischen Luft aufzuhalten, wie z. B. beim Wandern in den Bergen.
- *Beziehungen zu Personen, Gruppen oder Organisationen*: Fühlt man sich unter Druck gesetzt, so ist der Umgang mit diesen Personen zu vermeiden, da man ansonsten seine Freizeit nicht richtig nützt. Man sollte sich so frei fühlen, daß man entsprechend seinen Gefühlen »mitmachen« kann oder nicht. Richtiges Freizeitverhalten bringt Entspannung und Aufladung.
- *Sich selbst nicht unter Druck setzen*: Manche Menschen wissen nicht, wann sie zu arbeiten aufhören müssen oder wann eine Pause angebracht ist. Sie wollen immer noch dies und jenes erledigen, obwohl sie sich eigentlich nicht mehr konzentrieren können. Diese Haltung hat mit Sturheit und Geltungssucht zu tun. Sie ist auch typisch für manche Manager und steuert unweigerlich dem Herzinfarkt entgegen. Diese arbeitswütigen Leute haben es immer eilig, erledigen nichts mit Ruhe und wollen alle Arbeit an sich raffen. Natürlich ecken sie mit diesem Verhalten an, was dann auch noch zu Ärger führt.
- *Konzentrationsfähigkeit:* Menschen, die sich nicht konzentrieren können, bleiben nicht bewußt bei einer Tätigkeit, sondern neigen dazu, zwei Dinge gleichzeitig zu tun, z. B. Zeitung lesen beim Essen, Radio hören beim Autofahren usw. Das Nervensystem kann aber nur eine einzige Tätigkeit auf einmal durchführen, sonst entsteht Streß.
- *Schwächen bearbeiten*: Wenn man einmal eine Schwäche er-

kannt hat und deren Bearbeitung hinausschiebt, belastet man das Nervensystem und das Immunsystem. Das bedeutet ebenfalls Streß. Nehmen wir an, jemand hat Mutprobleme, die er nicht löst. Daraus entstehen Ängste, die zu Streßsituationen führen. Streß entsteht auch, wenn Menschen nicht vergeben können und sich dauernd ärgern oder aggressiv reagieren.

Die Zeitnutzung betrifft sowohl den beruflichen als auch den privaten Bereich. Man sollte sich gut überlegen, wie man seine Zeit verbringt und ob das, was man macht, sinnvoll ist. Unterstützt es die persönliche Weiterentwicklung oder schlägt man nur seine kostbare Zeit tot? Wichtiges und Wesentliches sollten immer Vorrang haben!

# 5. Steigerung der Intuition

Was ist eigentlich Intuition? Landläufig versteht man darunter eine Art Eingebung, einen sechsten Sinn, ein Gefühl, das einem etwas mitteilen will. Das sind schon recht gute Deutungen. Tatsächlich sind Intuitionen sozusagen ein »Verbindungsdraht« zu den Naturgesetzen, zur Wahrheit. Es ist die Bereitschaft des Geistes, uns Antworten zu geben.
Wir können Intuitionen nur wahrnehmen, wenn unser Verstand nicht überwiegt. Bei den meisten Menschen ist das Verhältnis Verstand zu Geist etwa 80 % zu 20 %, bei manchen Leuten sogar 90 % zu 10 %. Das richtige Verhältnis wäre aber 50 % zu 50 % – das wäre dann der **»vergeistigte Verstand« = Vernunft.**
Fast alle Menschen kennen jene leise Stimme, die uns meist gleich zu Beginn einer Tätigkeit, einer Situation oder einer Entscheidung den richtigen Weg zu weisen versucht. Sie ist leicht zu überhören,

**»Geist und Verstand«**

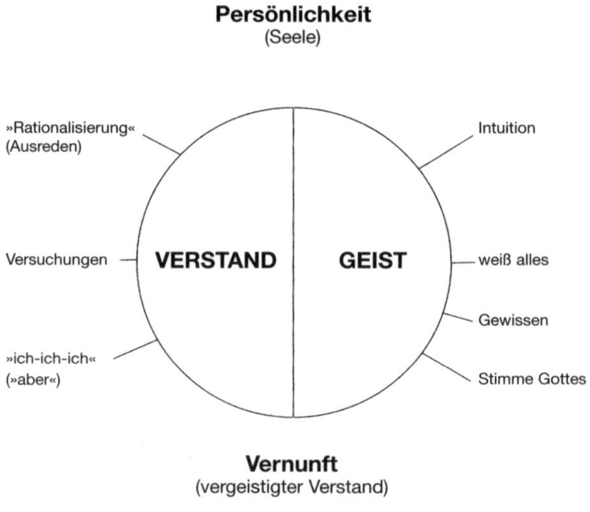


*Abbildung 6: Geist – Verstand – Vernunft*

denn der Verstand macht sich laut mit seinen Gegenargumenten bemerkbar. Wir sind gefordert, uns zu entscheiden. Die Verstandesargumente stellen meist eine Versuchung dar. Folgen wir ihnen, so erreichen wir meist nicht das gewünschte Ziel. Der Geist repräsentiert jedoch das Allwissen durch die Speicherung der gesamten Wahrheit. Er besitzt dadurch den Gesamtüberblick und kann uns direkt auf den richtigen Weg leiten.

Bei falschen Entscheidungen weiß man oft im tiefsten Inneren, daß man seinem Gefühl nicht gefolgt ist. Man macht sich dann häufig Selbstvorwürfe, die zu Schuldgefühlen führen können. Wenn sich diese summieren, können sie zu Depressionen ausarten.

Es stellt sich nun die Frage, wie man das Verhältnis Geist zu Verstand ins rechte Lot bringen kann. Wie kann man lernen, auf die Stimme des Geistes zu hören, die ja die Stimme der Naturgesetze ist?

- *Intuitionen erkennen:* Der Wunsch, die Intuition wahrzunehmen, steht auch hier wieder am Beginn einer Veränderung. Man sollte sich immer wieder sagen: Ich möchte auf die Stimme des Geistes hören und mich nicht von Verstandesargumenten verleiten lassen. Wenn man einmal gelernt hat, Intuitionen zu erkennen, sollte man vor Entscheidungen bewußt darum bitten, den richtigen Weg gezeigt zu bekommen.
- *Nachfragen, was richtig ist:* Ausschlaggebend ist, daß man auch ausdrücklich nachfragt, was richtig ist. Nur dann bekommt man verstärkt Hilfe über eine gute Intuition. Man spürt die innere Sicherheit für die richtige Lösung, auch wenn man sie vom Verstand her nicht genau erklären kann.
- *Selbstbeobachtung:* Damit kann man herausfinden, was einem der Geist sagt und was vom Verstand kommt. Man stellt bald fest, daß die Stimme der Intuition nie aufdringlich und laut ist und daß sie sehr oft gefühlsbetont erscheint oder sich überhaupt nur als Gefühl darstellt, das man gar nicht erklären kann. Der Verstand bringt seine Argumente laut und deutlich vor. Meist beginnen diese Gedanken mit dem Wort: *Aber*, ich könnte doch ... oder: *Aber* das ist gar nicht notwendig, weil ...
- *Denkanstöße erkennen*: Sie sind kleine Intuitionen. Oft hat man eine Idee, einen Gedanken, und nun stellt sich die Frage, was man damit macht. Um sich richtig zu entscheiden, sollte man sich darüber im klaren sein, welche Aufgabe Denkanstöße haben. Über die drei Arten von Denkanstößen wurde bereits in »Die Intelli-

genz«, Kapitel »Die Seele des Menschen«, gesprochen. Hier möchten wir sie zur Erinnerung noch einmal aufzählen: Denkanstöße als Warnungen, als Versuchungs- und als Belohnungsdenkanstöße.

- *Nicht auf Versuchungsdenkanstöße hereinfallen*: Sie werden vom Verstand herbeigeführt. Es ist gar nicht so leicht, diese oft scheinbar so »guten Gedanken« als das zu erkennen, was sie sind. Der Verstand argumentiert sehr gut, und es klingt logisch. Es ist immer schwierig, sich Argumenten zu entziehen, vor allem wenn sie auf unsere Schwächen zielen. Aber gerade dieser Umstand ist das Erkennungsmerkmal für eine Versuchung.
  Beispiele:
  - Eine kurze Bahnfahrt zu machen, ohne eine Fahrkarte zu lösen.
  - Eine Arbeit anzunehmen, bei der man zwar sehr viel Geld verdienen kann, aber die Lern- und Entwicklungsmöglichkeit nicht gegeben ist.

  Hier müssen wir auch vor zu spontanem Handeln warnen. Spontaneität gilt heute als etwas Erstrebenswertes. Sie ist aber gefährlich, denn man nimmt sich dann nicht die Zeit, die Fakten gegeneinander abzuwägen, und trifft leicht Fehlentscheidungen. Zeit ist Energie – man sollte mehr Energie für eine Entscheidung einsetzen, um, als Belohnung dafür, die richtige Intuition zu erhalten. Bei kleineren Entscheidungen genügt ein kurzes Innehalten, bei größeren Entscheidungen ist ein längeres Abwägen erforderlich.
- *Warnsignale beachten*: Wer Intuitionen erkennen will, muß sich bewußtmachen, daß sie sehr oft in Form von Warnsignalen auftreten und als Hilfe gedacht sind. Wie wir schon besprochen haben, gehören dazu auch Krankheiten, um unsere Denkprozesse in die richtige Richtung zu lenken. In mancher Situation stellt sich ein ungutes, »mulmiges« Gefühl ein. Das kann z. B. bei einem Vorstellungsgespräch geschehen. Oder man verspürt entweder Sympathie oder Antipathie, wenn man jemand Neuen kennenlernt.
  Sogar bei Telefongesprächen kann man Warnsignale erkennen. Dazu ein Beispiel: Ein Mann wurde von einem Finanzberater angerufen, der ihn zu einer Geldanlage überreden wollte. Nach wenigen Worten war die Leitung unterbrochen. Der Finanzberater rief natürlich sofort wieder an. Der Mann hatte aber sowieso nicht die Absicht, eine solche Investition zu tätigen, und bekam zur Bestätigung diese Warnung.

Wenn jemand z. B. einen neuen Arbeitsplatz sucht und bei einer Firma mehrmals anrufen muß, bis er jemanden erreicht, so heißt es, daß dies nicht die richtige Arbeitsstelle ist. Nichts ist Zufall! Auch wenn das Auto nicht starten will, hat das mit der geplanten Fahrt zu tun. Man sollte diese Warnungen befolgen.
In bezug auf Menschen oder Institutionen ist das besonders wichtig. Wenn man die ersten Vorwarnungen nicht beachtet, kann es geschehen, daß man den Blick für die tatsächlichen Gegebenheiten verliert, denn die Nichtbeachtung der Intuition stellt eigentlich eine Art *Sturheit* dar. Mit der Zeit wird unsere »innere Stimme« immer leiser, und am Ende ist man dann von jemandem oder von etwas begeistert, zu dem man keine Beziehung oder Verbindung hätte aufnehmen sollen.

- *Belohnungsdenkanstöße richtig annehmen*: Wer sich bemüht, die Wahrnehmung von Intuitionen zu verbessern, der wird wohl kaum diese Art von Denkanstößen überhören. Wir alle kennen sie, und weil sie uns oft Unannehmlichkeiten ersparen, nehmen wir sie auch leichter wahr. Es ist doch wirklich angenehm, wenn man an etwas erinnert wird, was man sonst vergessen hätte. Hierher gehören auch alle kreativen Einfälle. Man sollte sich aber bewußtmachen, daß es sich tatsächlich um Belohnungen handelt, die wir für gute seelische Leistungen bekommen. Dafür *»danke«* zu sagen ist nicht schwer, aber man sollte es nicht vergessen. Selbstverständlich verdienen auch alle anderen Intuitionen ein Dankeschön.
- Den *Gefühlen vertrauen*: Wie schon erwähnt, äußern sich Intuitionen oft in Form von Gefühlen, wobei Gefühle des Unbehagens und der Angst Warnungen sind. Gute Gefühle wie Vorfreude, ein Gefühl des Vertrauens oder der Sicherheit sind Intuitionen, die uns zu einer Zustimmung zu Entscheidungen raten.
  Bei Gefühlen der Angst muß man allerdings unterscheiden, ob sie sich auf etwas Reales beziehen oder ob sie irreal sind. Vielleicht ist dies durch folgendes Beispiel besser zu erklären: Zwei Buben stehen vor einem tiefen Graben. Der eine sagt: »Wenn du da hinüberspringst, bekommst du 20 Mark.« Wenn der andere Angst hat und nicht springen will, so ist die Angst real und berechtigt. Aber Angst davor zu haben, alleine eine Zugfahrt zu unternehmen, ist irreal und daher ein Signal für Mutprobleme.
- *»Blockaden« vermeiden*: Steckt man in einer ungünstigen Situation – das kann z. B. eine falsche Arbeitsstelle oder eine falsche zwi-

schenmenschliche Beziehung (»Mühlsteine«) sein –, so wird die Intuition blockiert. Hieraus ist ersichtlich, wie wichtig die Umwelt ist. Wird uns dadurch zuviel Energie entzogen, ist der Empfang der Intuition gestört. Aber nur mit einer guten Intuition kann man die besten Fortschritte machen, glücklich und gesund sein.

- *Verbesserung der Gehirnfunktionen*: Da nur eine intakte Übertragungsstation – in diesem Fall das Gehirn – Botschaften richtig aufnehmen und weiterleiten kann, sollte man bemüht sein, seine Gehirnfunktion zu verbessern. Dazu gehört der richtige Lebensrhythmus, die richtige Ernährung, der Aufbau des Immunsystems und die Bearbeitung des Sturheitskomplexes (siehe auch Kapitel »Das Gehirn«).
- *Sich auf Intuitionen einlassen*: Am Anfang hat man oft nicht den Mut, einer Intuition zu folgen. Hört man aber auf sie, so bekommt man Energie. Es stellt sich ein Gefühl der Freude und der Sicherheit ein. Wir spüren, daß wir geführt werden. Wenn man sich darin übt, Intuitionen zu erkennen und sich auch darauf einläßt, wird die Stimme des Geistes immer deutlicher und leichter erkennbar.
- *Loslassen*: Zum Abschluß sollte betont werden, daß man zwar um die Intuition für die richtige Lösung bitten sollte. Nachdem man das »Problem« (am besten schriftlich) kurz formuliert hat, ist es jetzt jedoch ausschlaggebend, daß man die Gedanken losläßt. Nur durch das Loslassen macht man sich frei, um eine Intuition zu erhalten. Man sollte darauf vertrauen, daß einem die Antwort gegeben wird.
  Man kann die Situation mit dem Telefon vergleichen: Solange wir den Hörer in der Hand halten, können wir keine Antwort bekommen. Erst wenn wir den Hörer aufgelegt haben, also losgelassen haben, kann die Intuition uns erreichen.

## Intuition statt Depression

Bleibt noch die Frage zu klären, weshalb durch Erkennen, Verstehen und Befolgen der Intuition Depressionen vermieden werden können. Beachtet man Intuitionen nicht oder hält man sie für Zufall, so wird einem Energie entzogen. Die Naturgesetze haben dann nämlich Energie vergebens aufgewendet, und diese muß wieder ersetzt werden. Man spürt das oft sehr gut, wenn sich Müdigkeit oder Lust-

losigkeit einstellt. Das sind bereits Vorstufen von Depressionen, die oft nur kurz andauern. Läßt man aber Intuitionen dauernd unbeachtet und hört man nur auf den Verstand, wiederholen sich diese kurzen Depressionen ständig. Dazu kommen dann die Folgen der falsch getroffenen Entscheidungen und des falschen Verhaltens. Man fühlt sich bald mutlos und ausgelaugt. Man wird immer inaktiver. Intuitionen erreichen das Bewußtsein mit der Zeit dann gar nicht mehr. Eine Depression ist die Folge. Wenn man auch diese Warnung nicht versteht, führt der Weg schließlich zu einer körperlichen Krankheit, sozusagen als letzte Aufforderung, doch endlich nachzudenken und Veränderungen herbeizuführen.
Die Intuition dient uns gleichsam als Wegweiser durch unser Leben und als Geländer entlang schwieriger Streckenabschnitte. Wir sollten uns mit allen Lebenssituationen auseinandersetzen und uns bemühen, die richtige Wahl mit Hilfe der Führung durch den Geist und durch die Naturgesetze zu treffen.

## Konzentration

Die beste *Stärkung der Intuition* ist die **Konzentration** (siehe auch das Buch »Die Macht der Konzentration«).
Die Seele ist eine Macht, die bei fast allen Menschen nicht voll zum Einsatz kommt! Denn der freie Wille, mit dem jede Seele ausgestattet ist, kann nur dann uneingeschränkt wirken, wenn durch Freiheit – statt Abhängigkeit – die positive Persönlichkeitsentfaltung in Schwung kommt: Selbst leben und nicht gelebt werden ist das Ziel!
Die Konzentration ist eine Energiequelle, eine geistige Kraft. Denkprozesse sind energetische Kräfte, die voll zur Entfaltung gelangen, wenn wir mit unserem Zentrum – also der geistigen Mitte, der Seele – vollständig dabei sind. Das lateinische CONCENTRARE bedeutet CON = mit, CENTR(are)um = Mitte! Wie so oft können wir schon in der Wortzusammensetzung die Bedeutung des Begriffs erkennen, wenn wir uns darum bemühen, unsere angespannte Aufmerksamkeit darauf zu verwenden, die eigene Mitte zu finden, was innerer Stabilität gleichzusetzen ist.

Uns auf unseren Mittelpunkt, unser Zentrum oder unser tiefstes Inneres zu besinnen, bedeutet Geist, Seele und Körper ganzheitlich einzusetzen.

Unser Geist ist das Verbindungsglied zu Gott und den Gesetzen des Universums (siehe Abbildung 6: Geist – Verstand – Vernunft, Kapitel »Steigerung der Intuition«). Daher ist der Geist unser tiefstes Inneres und unser Zentrum, zu dem wir durch Konzentration gelangen, wenn wir auch all unsere Gedanken darin sammeln. Dann sprudelt die Quelle der Kreativität, des »Schöpfens aus dem universellen Wissen«, was eben nur mit vollkommener Konzentration möglich ist.
Durch die tägliche Übung der Konzentration werden wir unseres Selbst bewußter – die seelischen Stärken und Schwächen sind klarer ersichtlich, was also über Selbstbewußtsein zu mehr Selbstwertgefühl und schließlich zu **mehr Selbstsicherheit** führt.

Im Zustand der Konzentration können wir keine Fehler machen!

Im Tagtraum zu leben und dadurch Zeit zu verschwenden, ist nicht nur entwicklungshemmend, sondern lähmt auch die Intelligenz. Auf diese Weise bleibt einem die Hilfen verborgen, und man bemerkt nicht, wie man in an sich vermeidbare Fehler »hineinschlittert«. Man fällt leichter auf »Versuchungen« herein.
Konzentration ist zugleich Ursache und Wirkung. Wie ist das zu verstehen?
Verbessern wir unsere seelische Leistung, fällt es uns immer leichter, uns zu konzentrieren. Auch umgekehrt gilt: Je größer das Bemühen um Konzentration, um so besser die allgemeine seelische Leistung. Seelische Leistung ist das Bemühen um seine seelische Weiterentwicklung.

| **Ursache** | | **Wirkung** |
|---|---|---|
| gute seelische Leistung | ➨ | bessere Konzentration |
| gute Konzentration | ➨ | bessere seelische Leistung |

Seelische Leistung und Konzentrationsfähigkeit verstärken einander gegenseitig. Diese Wechselwirkung ist auch ein Anreiz, sich ständig um Konzentration zu bemühen. Erkenne ich nachher, daß mein Bemühen um Konzentration in der ersten Stunde des Tages einen bewußteren, geordneteren und besseren Tagesablauf ergab, stellt sich der Ansporn zu weiterer Konzentration automatisch ein.
**Voraussetzung** für ein erfolgreiches Üben der Konzentration ist ein harmonischer Lebensrhythmus. Um ungefähr 21.30 Uhr sollten

wir ins Bett gehen, da in der Zeit bis Mitternacht die intensivste Regeneration für das wichtigste Organ (das Gehirn) stattfindet. Mit Selbstdisziplin sollten wir dann am Morgen gleich (zirka nach fünf Minuten) aufstehen. Somit können die Weichen für einen erfolgreicheren Tag gestellt werden.
Ausgeruht und frisch regeneriert, gelingt es nun am leichtesten, sich zu konzentrieren. Bei den kleinen alltäglichen Tätigkeiten, wie z. B. Zähneputzen, Duschen, Rasieren oder Ankleiden, haben wir viele Möglichkeiten, Konzentration zu üben. Wir sollten unsere Gedanken bei der Tätigkeit behalten und uns nicht ablenken lassen. Wenn wir uns bei einfachen Tätigkeiten konzentrieren können, fällt es uns bei den schwierigeren Situationen im späteren Tagesablauf um so leichter.

Daher wird der Verlauf der ersten Morgenstunde zum Maßstab für den ganzen Tag.

# 6. Welche Rolle spielt die Vererbung?

Um die Rolle der Vererbung näher zu beschreiben und zu erklären, ist es wichtig, dieses Mal etwas weiter auszuholen: Voraussetzung für das Verständnis ist, zu wissen, daß alle Seelen zur gleichen Zeit geschaffen wurden, und zwar vor mehr als einer Million Jahren. Damals waren sie alle gleich. Sie waren sozusagen neutral, wie eine Art »Tabula rasa«, ein unbeschriebenes Blatt. Sie waren weder gut noch schlecht. Im Laufe von Tausenden von Jahren haben sich die Seelen in verschiedene Richtungen entwickelt. Ein Teil ist bergauf gegangen, andere bergab. Die einen wollten sich von Anfang an verbessern, andere nicht. Das war ihr **freier Wille**. Sie hatten alle die **gleichen Chancen** und die **gleichen Voraussetzungen**.

Es gab und gibt welche, die möchten sich verbessern, wollen ehrlich sein und arbeiten fleißig. Andere wiederum waren und sind bequem und faul und denken: Wir nehmen von den anderen, was wir haben wollen, wenn es sein muß, auch mit Gewalt. So hat sich mit der Zeit schon etwas die »Spreu vom Weizen« getrennt.

Wenn Eltern ein Kind zeugen, dann bestimmen die Chromosomen die körperlichen Voraussetzungen, die körperlichen Grundlagen eines Menschen, wie die Augenfarbe, die Haarfarbe, die Hautfarbe, die Art des Knochenbaus, ob groß oder klein, vielleicht auch noch Muttermale. Hier spielt die **Vererbung** eine 100prozentige Rolle. Es ist ein Gesetz der Vererbung, daß jemand auch mehr von den Großeltern erben kann als von den Eltern, manchmal wird eine Generation übersprungen.

Es gibt auch körperliche **Veranlagungen,** wie z. B. die Anlage, Krampfadern zu bekommen, zuviel Magensäure zu produzieren oder zu Stuhlverstopfung zu neigen. Diese haben aber wiederum nur teilweise mit Vererbung zu tun, auch dann, wenn gleiche Veranlagungen auch bei den Eltern vorhanden sind. Sie werden nur »aktiviert«, wenn die dazugehörige seelische Schwäche nicht bearbeitet wird oder wenn die Seele die ihr gestellte Aufgabe nicht oder nur sehr zögernd wahrnimmt.

Mit Krankheiten verhält es sich ganz anders. **Krankheiten** wie Krebs, MS, Alkoholismus, Schizophrenie usw. können nicht vererbt werden, denn sie werden zu 90 % durch seelische Schwächen verursacht. Selbst wenn Eltern und Großeltern eine solche Krankheit hatten, liegt keine Vererbung vor. Der Grund liegt in der Tatsache, daß niemand seine Seele oder einen Teil davon weitergeben, also vererben kann, denn die Seele ist ein geschaffenes und entwickeltes Ganzes, eine **Individualität**. Solche Begebenheiten sind als Hilfe für die Seele gedacht, ähnliche Schwächen und ihre Folgen bei anderen beobachten zu können und daraus zu lernen.

Die Seele kommt ziemlich bald nach der Geburt, meist gleich beim ersten Atemzug, in den Körper. Es ist eine Seele, die ganz genau in diese Familie hineinpaßt, in der ihr die besten Lernmöglichkeiten gegeben werden. Die Eltern haben deshalb die große Verantwortung und Aufgabe, ein **gutes Vorbild** für die Kinder darzustellen, um ihnen bestmögliche Bedingungen zu bieten.

Worin besteht nun die Chance, die diese Seele bekommt?

Wenn z. B. eine männliche Seele die Schwäche hat, aus der Realität zu flüchten, indem sie sich betäubt, wie das Alkoholiker tun, dann bekommt diese Seele einen leiblichen Vater, der ein Alkoholproblem hat. Es wird ihr so das Leben eines Alkoholikers vor Augen gestellt. Jetzt steht der Sohn vor der Entscheidung: Verfällt er auch dem Alkohol, weil er das Trinken als »Erbanlage« vermutet? Das wäre der bequeme Weg, und er würde sein »Problem« weiterhin nicht bearbeiten wollen. Oder lernt er von seinem »Vorbild«? Schrecken ihn die miterlebten Folgen ab – der Vater hatte keine Arbeit, er war oft gereizt, die ganze Familie ist unglücklich usw. –, und bewegen sie ihn, sein Leben in die Hand zu nehmen? Stellt er sich der Realität des Lebens, dann kann er sich aufwärts entwickeln.

Sehr oft trifft man auch auf folgende Situation: Frauen, die ein Mutproblem haben, die sich aufopfern, sich ausnützen lassen, haben häufig Töchter, die ebenfalls dieses Verhalten zeigen. Auch hier hat die Seele der Tochter die Chance, aus dem zu lernen, was sie bei der Mutter beobachten kann, und selbst einen besseren Weg zu gehen. Oder sie hat die Möglichkeit zu sagen: »Ich kann nicht anders, ich habe bei meiner Mutter nichts anderes gesehen, diesen Charakterzug habe ich geerbt ...« Aber jetzt wissen wir ja, daß Charakterzüge nicht vererbt werden können ...

So stellen die Personen einer Familie, in die ein Kind hineingeboren wird, immer **Spiegelbilder** für die Seele dar, der eine neue Chance geboten wird.

Jedes Kind in einer Familie hat einen eigenen, **individuellen Charakter**. Manche wundern sich, daß die Kinder bei gleicher Erziehung so unterschiedlich sind, und meinen dann, daß manches Kind »aus der Art geschlagen« sei. Seelen haben eben nichts mit Vererbung zu tun. An eineiigen Zwillingen wurden interessante psychologische Untersuchungen durchgeführt. Die äußere Ähnlichkeit kann verblüffend groß sein. Aber die seelische Entwicklung kann unterschiedliche Wege gehen. Man stellt fest, daß Zwillinge als Erwachsene ganz verschiedene Persönlichkeiten sind. Das Beispiel eines Zwillingsbruderpaares verdeutlicht dies. Der eine ist fleißig und intelligent und hat es im Leben zu etwas gebracht. Der andere ist bequem und hat versucht, sich immer wieder zu drücken, und er erreichte in seinem Leben nicht sehr viel. Die Seelen waren also nur körperlich verwandt, nicht seelisch.
Vererbung wird oft als Ausrede benutzt. Es ist sehr bequem, Mängel und Schwächen oder schlechte Charaktereigenschaften als Vererbung, also als etwas Unabänderliches anzusehen. Man braucht sich ja dann nicht um eine Veränderung zu bemühen. Auch wenn Eltern und Großeltern an Krebs gestorben sind, ist das noch kein Grund, auch selbst Krebs zu bekommen, es sei denn, man hat eine ähnliche Schwäche. Aber auch da kann man an dieser Schwäche arbeiten und den tödlichen Ausgang verhindern.
Die zu Beginn erwähnten körperlichen Erbanlagen haben aber noch eine andere Bedeutung: Die Naturgesetze haben es leichter, sich an diesen Schwachstellen bemerkbar zu machen, wenn sie uns Warnsignale geben wollen, da sie dafür weniger Energie benötigen. Manche Menschen reagieren auf Probleme sofort mit Kopfschmerzen, andere bekommen Magenbeschwerden. Frau Dr. Müller-Kainz weiß dies aus eigener Erfahrung, denn von Kindheit an hat ihr Magen auf alles reagiert. Was sie nicht richtig gemacht hat, ob das Sorgen waren, Überarbeitung oder ähnliches, hat ihr der Magen signalisiert. Man kann Warnungen auch leichter wahrnehmen, wenn sie immer das gleiche Organ oder die gleiche Körperregion betreffen. Es ist, als ob eine rote Lampe aufleuchten würde – eine Art »Alarmanlage«, die in Betrieb gesetzt wird, um uns zu warnen.

# 7. Warum werden Kinder krank?

Das ist eine Frage, die so gut wie alle Eltern bewegt, und sie wird auch sehr oft gestellt. Frau Dr. Müller-Kainz hat Psychologie studiert und versuchte das Gelernte dann in die Praxis umzusetzen. Durch ihre vielen Patienten kam sie jedoch immer mehr zu der Erkenntnis, daß die Krankheit der Kinder, vor allem im Kleinkindalter, im Zusammenhang mit Entscheidungen und Verhaltensweisen der Eltern stand. Die Kinder sind also das Spiegelbild der Eltern.

Bis zu einem Alter von sechs Jahren unterliegen sie völlig dem Einfluß der Eltern. Ab dann lernen sie nach und nach, kleinere Entscheidungen selbst zu treffen, z. B. ob sie bereit sind, ihr Spielzeug mit anderen zu teilen, ob sie sich waghalsig verhalten usw. In der Hauptsache sind sie allerdings bis zu ihrem zwölften Lebensjahr nach wie vor von den Eltern und ihrem Verhalten abhängig. Der freie Wille kommt erst ab 13 Jahren eigenständig zum Tragen. Bis zu diesem Zeitpunkt kommt den Kindern alles zugute, was die Eltern richtig machen, aber auch die Fehler der Eltern üben ihre Wirkung auf die Kinder aus.

Wenn Kinder krank werden, so ist das nicht etwa eine Frage von Schuld und Strafe für die Eltern. Die Kinder sind einfach das **Spiegelbild,** und zwar eines, das die Eltern besonders beachten. Alle Eltern können sicher bestätigen, daß sie auf die Krankheit eines Kindes **viel schneller reagieren**, als wenn sie selbst krank werden. Es berührt viel mehr, denn die Kleinen tragen keine Schuld, und sie tun einem leid. Manche Leute finden es ungerecht, daß Kinder krank werden, wenn Eltern Fehler machen. Doch wie Frau Dr. Müller-Kainz aus eigener Erfahrung weiß, leiden Kinder nicht sehr darunter. Aus den Erzählungen ihrer Mutter ist ihr bekannt, daß sie bis zu ihrem sechsten Lebensjahr immer wieder nahe »am Sterben« war. Sie kann sich aber nicht erinnern, daß sie gelitten hätte.

Kinder aus Ehen, in denen es Streitereien gibt oder die aus falschen Gründen geschlossen wurden, wie »Mußehen« oder »Zweckehen«, oder aus Ehen, in denen ein Partner einer Sucht verfallen ist, haben immer Probleme. Legastheniker und Bettnässer kommen häufig aus Ehen oder aus Situationen, in denen eine zweite unpassende

Partnerschaft eingegangen wurde. Da haben es Kinder aus Ehen, die auf geistig-seelischer Liebe und gegenseitiger Achtung aufgebaut ist, gewiß leichter.

Kinderkrankheiten werden zwar in Schulen und Kindergärten durch Ansteckung ausgelöst, aber nicht jedes Kind bekommt jede Krankheit. An ihrer Tochter hat Frau Dr. Müller-Kainz beobachtet, daß sie die einzige Kinderkrankheit, die sie hatte, nämlich Masern, damals bekam, als Frau Dr. Müller-Kainz nicht genügend Zeit für sie hatte. Frau Dr. Müller-Kainz war Abgeordnete und daher sehr beschäftigt. Es war ganz klar, daß sie mehr Zeit mit ihrer Tochter verbringen sollte, was sie dann auch tat.

In diesem Zusammenhang stellt sich die Frage nach der Impfung gegen Kinderkrankheiten. Impfungen sind nicht unbedingt ratsam, weil dabei Krankheitserreger in den Körper kommen und Nebenwirkungen nicht ausgeschlossen werden können. Wenn Eltern keine großen Fehler machen, treten auch bei den Kindern keine gefährlichen Krankheiten auf. Besonders auf das gute Vorbild und auf eine optimale Ernährung sollte geachtet werden!

Es ist heute allgemein bekannt, wie schädlich das Rauchen ist. Um das zu ignorieren, muß man schon recht stur sein. Abgesehen von dem schlechten Vorbild, das Eltern den Kindern geben, verschwenden sie auch Geld. Die Kinder werden in diesem Fall auch direkt geschädigt, denn sie müssen den Rauch einatmen. Das Argument, das manche Eltern vorbringen, nämlich, daß sie in Gegenwart der Kinder nicht rauchen, ist nicht stichhaltig. Sie schädigen die eigene Gesundheit, weshalb ihnen ein Spiegel vorgehalten werden muß. Sehr häufig bekommen Kinder von Rauchern Neurodermitis.

Einmal ereignete sich in einem Restaurant folgende Szene: Eine Mutter mit einem größeren Kind und einem Baby setzte sich zusammen mit einer Freundin an den Tisch von Frau Dr. Müller-Kainz. Sie erzählte der Freundin, daß sie schon ganz verzweifelt sei über die lange dauernde Bronchitis des Babys. Dann gab sie dem Kind Tropfen, die Codein, ein Rauschgift, enthielten. Als nach einer Weile der Vater mit einer Zigarette im Mund dazukam, war die Ursache des Problems offensichtlich. Auch lang anhaltende Bronchitis der Kinder ist oft darauf zurückzuführen, daß die Eltern rauchen.

Leider kam folgender Fall zu spät in die Praxis: Die Eltern eines kleinen Mädchens waren beide starke Raucher. Dem Kind wurde dann mit drei Jahren die Milz herausoperiert. Die Milz ist ähnlich wie die Leber und die Niere ein Giftverarbeitungsorgan. Die Milz war überlastet. Es konnte der Mutter nur nachträglich erklärt werden, warum die Milz des Kindes nicht in Ordnung war. Zu diesem Zeitpunkt rauchte die Mutter noch immer, aber sie hörte dann sofort auf. Sie hat auch die Ernährung umgestellt und das Immunsystem des Kindes aufgebaut. Dem Kind geht es inzwischen wieder sehr gut. Die Ehe könnte zwar noch besser werden, und der Vater sollte zu rauchen aufhören. Die Mutter hat sich aber selbst stark verbessert und dadurch erreicht, daß sich ihr Mann ebenfalls zu einigen Verbesserungen entschlossen hat.

In vielen Fällen sind Kinder auf irgend etwas allergisch. Allergien haben fast immer mit bestimmten Charakterschwächen zu tun, entweder mit Mutproblemen, Sich-Ärgern, Nicht-vergeben-Können oder negativ Kritisieren, aber auf jeden Fall mit Sturheit. Allergien sind aber auch auf eine falsche Ernährung zurückzuführen. Da jetzt immer mehr bekannt wird, wie wichtig gute Ernährung ist, werden immer öfter Kinder als Spiegelbilder verwendet, um den Eltern zu sagen, daß die Ernährung verbessert werden muß.

Betrachten wir noch einmal den Aspekt, daß Kinder bis zum zwölften Lebensjahr das Spiegelbild der Eltern darstellen. Die Krankheit des Kindes gibt ihnen also einen Hinweis darauf, daß sie etwas an ihrer eigenen Lebensweise verändern sollten.

Was bringen dann Medikamente oder Spritzen, die man den Kindern gibt? Sie schaden nur dem Organismus des Kindes, und der eigentliche Sinn der Krankheit bleibt unbeachtet. Aus diesem Grunde sollten **nur die Eltern** behandelt werden, um ihnen die entsprechenden seelischen Wechselwirkungen zu erklären. Für das Kind ist es entscheidend, daß es eine gesunde Ernährung bekommt und sein Immunsystem aufgebaut wird.

Viele Krankheiten bei Kindern werden dadurch verursacht, daß drei Generationen in einem Haus wohnen. In ländlichen Gegenden ist es noch immer üblich, daß für die Kinder am Elternhaus angebaut wird. Frau Dr. Müller-Kainz hatte lange Gelegenheit, solche Situationen zu beobachten. Auch Großeltern und Eltern wurden krank. Am häufigsten traten Depressionen und Herzinfarkte auf. Die Kinder konnten sich in der Schule nicht konzentrieren, bekamen Neurodermitis oder andere Krankheiten.

Den Naturgesetzen gemäß sind nur die Eltern für die Erziehung der Kinder zuständig. Wenn aber mehrere Generationen in einem Haus wohnen, so kommen selbst die vernünftigsten Großeltern in Gefahr, sich einzumischen. Das führt auf jeden Fall zu Konflikten.

Einmal hatte Frau Dr. Müller-Kainz einen besonders tragischen Fall: Ein 15jähriger Bub wollte ein Moped, aber die Eltern waren dagegen. Sie besprachen die Angelegenheit mit ihm, und sie machten ihn auf die Gefahr aufmerksam. Auf einem Moped ist man gänzlich ungeschützt, und ein Helm nützt nicht viel. Dazu kommt, daß die meisten Jugendlichen noch nicht vernünftig genug sind, um mit so einem Fahrzeug richtig umzugehen. Die Großmutter kaufte hinter dem Rücken der Eltern ihrem Enkel ein Moped. Schon nach kurzer Zeit fuhr der Junge eine 84jährige Frau an, die dann an ihren Verletzungen starb.

Für Menschen, die unter einem Dach wohnen, gilt das Naturgesetz: »*Mitgefangen – mitgehangen.*« Das haben die Leute auch früher schon erkannt. Deshalb gab es bei Bauernhöfen oft ein extra Häuschen für die »alten« Leute. Großeltern sollten ja auch ihre wohlverdiente Ruhe haben und ihr eigenes Leben führen können. Aus dem Kindererziehungsalter sind sie längst heraus, und dauerndes Babysitten ist auch nicht die richtige Beschäftigung für sie.

In einem anderen Fall war der Großvater Alkoholiker. Er war nicht nur ein schlechtes Beispiel für die Kinder, sondern es gab auch immer wieder Streitereien. Eines der Kinder war ständig krank, bis sich die Eltern entschlossen auszuziehen.

Wenn junge Leute im Elternhaus bleiben, sparen sie zwar Geld, bezahlen aber mit Gesundheit, da durch die eingeschränkte Freiheit die seelische Entwicklung behindert wird. Jedoch ist die Gesundheit viel wichtiger als Geld. Es gibt wirklich kein höheres Gut auf der Erde.

Es gab auch viele Fälle, in denen ein Großelternteil sehr krank wurde. Die junge Mutter mußte zusätzlich zur Betreuung der eigenen Familie diese alte Person pflegen. Das führt jedoch zu einer Überforderung und endet oft mit einem Nervenzusammenbruch. Darunter leiden dann alle: Der Ehemann hat keine Ehefrau mehr, weil sie dauernd krank ist, und den Kindern kann die Mutter auch nicht mehr gerecht werden; der »alte Mensch« wird trotzdem nicht so richtig gepflegt, wie es vielleicht von einer unabhängigen und berufsmäßigen Pflegerin gemacht werden könnte, weil einfach die Zeit und die Energie fehlen. Man kann nicht alles tun.

Die Aufgabe, Kinder zu erziehen, ist besonders wichtig, denn man hat die Verantwortung für Seelen übernommen. Man hilft entweder den Kindern, sich weiterzuentwickeln, oder man schadet ihnen. Deshalb ist die Verantwortung auch so groß.

Eine Situation, die häufig vorkommt, wenn Großeltern im gleichen Haus wohnen, ist besonders schwer zu bewältigen: Eine junge Patientin wohnte mit ihrem Mann und ihrer Schwiegermutter in einem Haus zusammen. Der Mann stellte sich immer auf die Seite seiner Mutter, was entsprechende Auswirkungen auf seine Frau hatte. Es ist zwar gewiß nicht immer so schlimm wie in dem Fall dieser Patientin, die von Selbstmord sprach. Dem Mann war der Ernst der Situation nicht klarzumachen, er wollte die Darlegungen nicht zur Kenntnis nehmen. Schließlich machte die Frau ihre Drohung wahr. Zwei kleine Kinder waren dann ohne Mutter.

In Notfällen, wenn z. B. beide Eltern tödlich verunglücken, können Großeltern, sofern sie rüstig genug sind, die Erziehung der Kinder übernehmen. Ansonsten aber sollen Eltern ihre Kinder selbständig und ohne Einflüsse von anderen Familienmitgliedern erziehen. Es ist für viele Eltern schon schwierig genug, daß beide an einem Strang ziehen. Wie soll das erst gehen, wenn vier Leute Einfluß nehmen?

Man sollte auch bedenken, daß die Großfamilie vor sehr langer Zeit die richtige Sozialform war, daß aber die Entwicklung durch die ständige Verfeinerung der Naturgesetze jetzt eine so vielfältige Gemeinschaft nicht mehr zuläßt. Wir werden immer intensiver und differenzierter von den Naturgesetzen beeinflußt und können daher nicht auch noch generationsübergreifende Einflüsse verkraften. Die kleinere Familie ermöglicht intensivere Lernprozesse, denn sie bietet die Möglichkeit, daß sich ihre Mitglieder eingehender miteinander beschäftigen.

# 8. Aufbau des Immunsystems und Ernährung

Unser Abwehrsystem trägt ganz wesentlich zur Gesundheit des Menschen bei.
Die Immunantwort des Körpers umfaßt sämtliche spezifischen und unspezifischen Abwehrmechanismen, die es dem Organismus ermöglichen, körperfremde Strukturen (z. B. Krebszellen, Tumoren) und pathogene Mikroorganismen (= Krankheitserreger) auszuschalten.
Der Ausspruch »Der Tod sitzt im Darm« von dem Nobelpreisträger Ilja Metschnikow, Bakteriologe am Institut Pasteur, zeigt an, daß ein wesentlicher Teil des Immunsystems (80 %) im Darm zu finden ist. Dabei spielt die **Darmflora** eine entscheidende Rolle. Im Verdauungskanal befinden sich zwischen $10^{13}$ und $10^{14}$ Mikroorganismen von zirka 300 bis 400 Arten. Art und Zusammensetzung der Mikroorganismen ist für die Gesundheit von entscheidender Bedeutung.
Die wichtigsten Bakterien sind die Bifidus-, die Acidophilus- und die Bacillus-subtilis-Bakterien, die immer in einer ausreichenden Menge vorhanden sein sollten:

- *Bifidus-Bakterien* leisten den größten Teil der Arbeit, indem sie ein gesundes Milieu im Darm schaffen, so daß negative Keime nicht Fuß fassen können. Sie haben auch einen steuernden Einfluß auf Ansiedlung, Gedeihen und Wirken anderer guter Bakterien.
- *Bacillus-subtilis-Bakterien* bilden einen besonderen Schutz vor gefährlichen Krankheitserregern. Sie unterstützen die Aufgaben der Bifidus-Bakterien. Beide Arten können bei einem Mangel an anderen Mikroorganismen deren Arbeit übernehmen.
  Diese Bakterien spielen bei Entzündungen und Infektionen eine große Rolle und sollten dann verstärkt eingenommen werden.
- *Acidophilus-Bakterien* leisten schon im Mund intensive Arbeit für die Verdauung und kämpfen gegen Krankheitserreger. Im Darm sind sie eine große Hilfe gegen unerwünschte Fäulniserreger und haben somit eine wichtige Schutzfunktion für die zwei wichtigsten, gerade genannten Symbionten.

In diesem Zusammenhang werden die engen Wechselwirkungen zwischen Seele und Körper gespiegelt. Die Bakterien arbeiten nämlich genauso fleißig in unserem Körper, wie wir an unserer Persönlichkeit arbeiten.

## »Frühstücksplan« und Moortrinkkur

Eine halbe Stunde vor dem Frühstück wird der Saft einer halben Zitrone mit Mineralwasser getrunken, um in Magen und Darm die optimalen Verhältnisse (richtige pH-Werte) herzustellen.
Mit einem speziellen Frühstück – dem *Frühstücksplan* – kann man regelmäßig das **Immunsystem aufbauen** und unterstützen. Dazu gibt man folgendes in eine Schüssel:

- ein Sauermilchprodukt (Joghurt, Quark mit rechtsdrehender Milchsäure),
- einen Eßlöffel Eugalan BAP® (Firma Töpfer – in der Apotheke erhältlich),
- den Inhalt einer Kapsel Bactisubtil® (in der Apotheke erhältlich; noch wirksamer ist das Präparat Enterogermina® aus Italien – dabei trinkt man eine Ampulle zehn Minuten vor dem Frühstück).
- Apfelkompott mit Agar-Agar®,
- zwei Eßlöffel Muttersaft (von schwarzen Johannisbeeren, Holunder- oder Heidelbeeren),
- einen Teelöffel ungesüßten Sanddorn,
- frisches Obst nach Belieben,
- eventuell Honig.

*Zur Herstellung des Apfelkompotts*: Die Äpfel werden geschält, entkernt und in Scheiben geschnitten. Anschließend läßt man sie mit etwas Wasser kurz dünsten. Gegen Ende des Garens wird etwas Agar-Agar® hinzugegeben. Das Kompott nur abgekühlt verwenden, da sonst die genannten Bakterien abgetötet werden.
Durch das Erwärmen der *Äpfel* wird das erwünschte Pektin frei, welches das Gedeihen der Bakterien fördert. Das Pektin von Agar-Agar® und Eugalan BAP® bietet eine optimale Ergänzung. Zusätzlich wirkt es Darmentzündungen und -reizungen entgegen.
Die *Sauermilch* enthält selbst wichtige Milchsäurebakterien und dient vor allem als guter Nährboden für alle Bakterien. Eugalan

BAP® und Bactisubtil®/Enterogermina® führen uns die wichtigsten Symbionten (Bifidus-, Acidophilus- und Bacillus-subtilis-Bakterien) zu.
Die dunkelrotblauen Farbstoffe (sogenannte *Anthozyane*) des *Muttersafts* sind ein wertvoller Energievermittler und haben auch noch eine entgiftende und aufbauende (wertvolle Zuckerarten, Vitamin C und Mineralstoffe) Wirkung.
*Vitamin C* aus Sanddorn, Zitrone und Muttersaft rundet mit seinen immunstärkenden und entzündungshemmenden Eigenschaften die ganze Mahlzeit ab.

Bei der Ernährungsumstellung ist es sinnvoll, dieses Frühstück über einen längeren Zeitraum einzunehmen. Später empfiehlt es sich, es jeden Monat an sechs aufeinanderfolgenden Tagen zu wiederholen.
Tritt eine Krankheit auf, sollte auch hier das Immunsystem länger wieder aufgebaut werden.

*Bevor* man zum ersten Mal dieses Frühstück zum Aufbau des Immunsystems ißt, ist es ratsam, eine **Moortrinkkur** (von Neydharting – in Reformhaus oder Apotheke erhältlich) durchzuführen, um die Magen- und Darmwände vorzubereiten.
Moor ist aus vielerlei Heilkräutern durch Einwirkung zahlreicher Mikroorganismen und ihrer Enzyme im Laufe von Jahrtausenden entstanden. Es enthält die Grundformen der menschlichen Symbionten und eine Vielzahl von Vitaminen und Mineralstoffen, die die Magen- und Darmflora stärken. Die Ansiedlung guter Bakterien wird somit vorbereitet.
Magenschleimhaut-Symbionten unterstützen die Funktion der Magennerven, die Bildung von Verdauungssäften und den Wiederaufbau von Nahrungsenzymen nach deren Schädigung durch Oxidation.
Diese Moortrinkkur kann zur Auffrischung alle sechs Monate wiederholt werden.

Bitte beachten: Versuche, die Darmflora ohne Beachtung der Ernährungsleitlinien (s. u.) zu sanieren, sind unnütz!

## Die optimale Ernährung

Ernährung und Immunsystem stehen in direktem Zusammenhang: Fehlen einzelne lebensnotwendige Nährstoffe für nur kurze Zeit, kann dies eine Störung des Immunsystems verursachen; denn Stoffwechselprozesse, die die Grundlage der Abwehrmechanismen darstellen, können dann nicht mehr regulär ablaufen. Unter- bzw. Mangelernährung ist also gleichbedeutend mit einer verminderten Infektionsresistenz.

Aber auch die Darmflora ist von der Qualität der Nahrung abhängig. Eine vielseitige laktovegetabile Ernährung ist die Grundlage für eine intakte Darmflora und versorgt gleichzeitig den Körper mit allem, was er braucht. Gesundheit, Energie und Vitalität werden durch die richtige Ernährungsweise entscheidend beeinflußt.

Eine **vielseitige laktovegetabile Ernährung** beinhaltet *lebendige und aufbauende Nahrungsmittel* wie:

- Getreide: Hafer, Reis, Hirse, Buchweizen, Grünkern, Gerste, Quinoa, Amaranth und Dinkel,
- Brot als leichtes Natursauerteigbrot oder Knäckebrot,
- Vollkornnudeln und Spaghetti (Hartweizengrieß) ohne Ei,
- alle Gemüsearten,
- alle Obstarten,
- Hülsenfrüchte: Linsen, getrocknete Bohnen, Kichererbsen oder Erbsen,
- Sauermilchprodukte: Joghurt und Quark mit Biogardekulturen, Buttermilch, Sauerrahm und Käse,
- Nüsse und Samen,
- Fette: Olivenöl (erste Pressung), Leinöl, Weizenkeimöl, Sonnenblumenöl und Sauerrahmbutter,
- zum Süßen: Honig, Ahornsirup, Apfel- oder Birnendicksaft, Trockenfrüchte (ungeschwefelt),
- zum Würzen: Kräuter, Tamari (eine Form von Sojasoße; durch Fermentation wird das darin enthaltene Salz leichter verdaulich; nicht mitkochen!), naturreinen Essig, Senf ohne Salz, Gewürze,
- Getränke: Mineralwasser (abwechselnd verschiedene Arten), Kräutertee, Bier und Wein.

**Vermieden** werden sollte folgendes, da vor allem *Gehirn* und *Nervensystem* zu sehr *belastet* und die *Darmflora gestört* werden**:**

- Fleisch,
- Eier,

- Zucker, Salz,
- Kaffee, schwarzer Tee, starker Alkohol,
- Konservierungsmittel und künstliche Zusätze.

*Fette und Milchprodukte sollten nicht erhitzt werden.*

Falsche und erhitzte Fettarten sind unbedingt zu vermeiden. Dies sind Fette mit hohem Anteil an gesättigten Fettsäuren, die das Cholesterin negativ beeinflussen. Andererseits braucht der Körper positive Fettarten, das heißt Fette und Öle mit hohem Anteil an ungesättigten Fettsäuren, wie sie z. B. in *kaltgepreßtem Olivenöl, Leinöl* usw. zu finden sind. Auch *Sauerrahmbutter* ist zu empfehlen, denn sie enthält vor allem wertvolle Mikroorganismen. Beides wirkt sich positiv auf den Cholesterinstoffwechsel aus. Diese guten Fettarten sollten aber nicht erhitzt werden!

Es ist günstig, Getreide (mit entsprechender Wassermenge) oder Gemüse (in wenig Wasser) mit Kräutern schonend zu garen, um die Nährstoffe möglichst gut zu erhalten. Erst auf dem Teller werden Olivenöl (oder Butter oder saure Sahne) und Tamari oder Meersalz hinzugefügt. Auch Naturkäse, Zwiebeln und Knoblauch können nach Belieben dazu serviert werden. Die Speisen sollten vielseitig und geschmackvoll zubereitet werden.

Die laktovegetabile Nahrung ist leichter verdaulich, und ihre Auswertung erfordert fast keine Energie (siehe auch das Buch »Vital und jung bleiben«, im Eigenverlag erschienen).

Spezielle Getränke spielen eine wesentliche Rolle bei dieser Ernährung. Günstig ist es, nur drei Hauptmahlzeiten zu sich zu nehmen, wobei man zwischendurch ein **vitalstoffreiches Getränk** trinken sollte. Es liefert dem Körper viele wichtige Vitamine, Mineralien und Spurenelemente. Auf diese Weise können Mangelzustände *ohne großen Energieaufwand* beseitigt werden. Wenn man Flüssigkeiten auf nüchternen Magen trinkt, hat es den großen Vorteil, daß der Verdauungstrakt nicht in Gang gesetzt werden muß. Die Nährstoffe werden im Darm direkt resorbiert (in die Blutbahn aufgenommen) und können innerhalb kürzester Zeit das Gehirn – unsere Steuerzentrale – erreichen.

Ein Getränk vor einer Mahlzeit versorgt das Gehirn mit allen nötigen Stoffen, so daß die anschließende Nahrungsauswertung besser durchgeführt werden kann.

- *Rote-Bete-Pulver* (im Reformhaus erhältlich) in Wasser mit etwas frisch ausgepreßter Zitrone: es empfiehlt sich vor allem zwischen den Mahlzeiten als »Aufbaugetränk« und enthält fast alle Mineralstoffe und Spurenelemente (vor allem Molybdän gegen Krebs und Gold gegen MS) und wertvolle Anthozyane.

- *Grüne Kräutergetränke:* Man gibt eine Handvoll Kräuter (nur eine Sorte!) mit einem Viertelliter Mineralwasser in den Mixer, läßt ihn zirka eine Minute laufen und filtriert die Flüssigkeit durch ein feines Sieb. Getrunken wird nur die grüne Flüssigkeit! Für grüne Kräutergetränke können folgende Kräuter verwendet werden – alternativ dazu kann man entsprechende Pflanzenpreßsäfte nehmen: *Brennessel, Spitzwegerich* oder *Petersilie* versorgen alle Hirnregionen, *Birke* (nur junge Blätter) und *Borretsch* dienen der Entgiftung und Entschlackung, *Löwenzahn* der Leber, *Zinnkraut* unterstützt die nächtliche Regeneration, *Wermut* hilft dem Magen, *Rosmarin* (nur ein paar Nadeln) ist positiv zur Aufladung des Gehirns, *Thymian* (auch nur wenig) für die Atmungsorgane, *Johanniskraut* für das Nervensystem und *Weißdorn* für das Herz.
- *Frische Gemüsesäfte,* mit einer Saftzentrifuge hergestellt: *Karotten,* pur oder abwechselnd *mit etwas Knoblauch, Fenchel, Roter Bete oder Paprika* gemischt, haben vor allem das Provitamin A für die Augen.
  *Gurke* (mit Apfel) enthält Kieselsäure, sie ist wichtig für Haut, Haare und Nägel.
  *Stangensellerie mit Rettich und Apfel* ist gut zur Entgiftung und Entschlackung – vor allem vor einem Saunabesuch zu empfehlen.
- *Milchsaure Säfte: Sauerkrautsaft* ist die beste Calciumquelle für die Knochen. Er enthält Acetylcholin, einen Überträgerstoff für die Impulsübermittlung in Gehirn und Nervensystem. Er unterstützt auch die Verdauung und fördert den Stuhlgang.
  *Rote-Bete-Most* enthält Anthozyane (dunkelrotblaue Farbstoffe), die eine besondere Energie zur Gesund- und Jungerhaltung der Gehirn- und Körperzellen haben.
  *Karottenmost* hat viel Provitamin A für die Augen.

## Entgiftung und Entschlackung

Nachts wird der Körper regeneriert, d. h., abgenutzte und abgestorbene Zellen und Gewebe werden ersetzt bzw. erneuert. Die angefallenen Gifte und Schlacken werden zu den Magen- und den Zwölffingerdarmwänden transportiert. Damit die Präzision des Magen-

Darm-Traktes (Nahrungsaufspaltung und -resorption) dadurch nicht gestört wird, ist es sinnvoll, diese Gifte und Schlacken am Morgen herauszuspülen. Dies geschieht am besten mit *zwei bis vier Getränken* aus einem speziellen Programm:

- *Mineralwasser* (z. B. Fachinger, Rietenauer, Valser, Römerquelle): Schlacken und Gifte können ausgeschieden werden; zusätzlich erhält der Körper wertvolle Mineralstoffe. Mögliche Zugaben sind *Biomaris*, also Meerestiefwasser (ein Eßlöffel), es enthält wichtige Spurenelemente; *Heilerde* (eine Messerspitze), womit Stoffwechselschlacken und Gifte in Magen und Darm gebunden und schonend ausgeschieden werden; sie wirkt Reizzuständen entgegen. Als zusätzliche Hilfe können Sie 20 Minuten später noch ein Glas Mineralwasser trinken. Weiter können Sie einen Eßlöffel *Essig* dazugeben. Er regt das Lymphsystem an, so daß die Funktion der Reinigung verbessert wird.
- *Mineralwasser mit Zitronensaft:* In der Zitrone ist der gesamte Vitamin-C-Komplex enthalten. Er wirkt entschlackend und schafft einen günstigen pH-Wert im Magen-Darm-Trakt, im Blut und in den Zellen.
- *Mineralwasser mit Pflanzenpreßsaft:* Dieses Getränk enthält vielfältige qualitativ hochwertige Nahrungsstoffe. Es kann allgemein wirken oder gezielt bestimmte Körperfunktionen unterstützen.
- *Grünes Kräutergetränk:* Dieses frisch hergestellte Getränk ist eine gute Quelle für Chlorophyll und fördert die Blutbildung. Es enthält alle Vitamine.
  Besonders entgiftend wirkende Kräuter sind Birke (junge Blätter), Borretsch, Brennessel, Petersilie, Paprika und Spitzwegerich.

Zur regelmäßigen Entgiftung empfiehlt sich eine Flasche Birkensaft pro Monat!

- *Leinsamenschleim* (oder Mineralwasser mit einem Drittel Teelöffel Agar-Agar®): Der Leinsamenschleim dient der Entgiftung und der Pflege des Magen-Darm-Trakts. Er wirkt Entzündungs- und Reizzuständen entgegen und ist eine Hilfe gegen Stuhlverstopfung.
  Zubereitung: Einen Eßlöffel goldgelben Leinsamen in einen Viertelliter kochendes Wasser geben und zehn Minuten köcheln lassen; danach die Körner absieben und *nur die Flüssigkeit* trinken.

Zwischen den Getränken sollten immer 15 bis 20 Minuten liegen.

Weitere Möglichkeiten zur Entgiftung und Entschlackung:

- *Obstreinigungstag:* Dieser Tag entgiftet und entschlackt den Magen-Darm-Trakt und begünstigt die Ansiedlung körperfreundlicher Mikroorganismen.

  Um die Reinigung und die Verträglichkeit zu unterstützen, wird beim ersten Mal empfohlen, eine Stunde vor jeder Obstmahlzeit ein Glas Wasser mit einem flachen Teelöffel Heilerde (beispielsweise Luvos® Ultra) zu trinken.

  Die vier Obstmahlzeiten – etwa um 8.00, 11.30, 15.00 und 18.30 Uhr – sollten aus frischen Früchten bestehen (soviel man möchte), bevorzugt aus: Orangen, Mandarinen, Grapefruits, dunklen Kirschen, Pfirsichen, Pflaumen, Papayas, Mangos, Ananas.

  Zusätzlich nehmen Sie einen Teelöffel *Sanddorn-Vollfrucht* (ungesüßt), zwei Teelöffel *Heidelbeer-Vollfrucht* (ungesüßt) oder frische Beeren, eine Viertelflasche *schwarzen Johannisbeer-Muttersaft* oder *frische Beeren* sowie eine halbe *Zitrone*, frisch gepreßt. Die Wirkung von Vitamin C wird besonders von genügend Sauerstoff im Blut unterstützt. Deshalb sind auch Spaziergänge in guter Luft sehr zu empfehlen.

  Bei extremer Säureunverträglichkeit können zu den angegebenen Zeiten Apfelkompott oder Kompott anderer Obstarten und möglichst die angegebenen Säfte oder frische Beeren gegessen werden.

- *Knoblauch-Spaghetti* (für vier Personen)

| | | |
|---|---|---|
| 1 Paket | Spaghetti (aus Hartweizen ohne Eier) | kochen |
| 2–3 | Zwiebeln, in Streifen | roh oder gedünstet |
| 20 g | Sauerrahmbutter (pro Person) | mit |
| 1–2 | Knoblauchzehen (gepreßt) | vermischen |
| etwas | Oregano, Basilikum | |
| 1/2 Tasse | frisch geriebenen Parmesan | darüberstreuen |
| | mit Tamari würzen | |

  Die Flüssigkeit, die beim Zwiebeldünsten entsteht, sollte als Soße mitverwendet werden, da das Gericht sonst zu trocken ist. Diese spezielle Mahlzeit entfaltet durch ihre Kombination eine besondere reinigende Wirkung des Magen-Darm-Trakts. Knoblauch und Zwiebel dienen der Entgiftung, der Unterstützung des Immunsystems und der positiven Aufladung. Es werden weiße Spaghetti (keine Vollkornspaghetti) verwendet, da Ballaststoffe diese Wirkung eher beeinträchtigen.

- *Moorbäder:* Durch Moorbäder kommt es zu einer Zufuhr von wertvollen Stoffen, aber sie fördern auch sehr die Entgiftung und Entschlackung. Das salzarme Moor »zwingt« den Körper, seine schädlichen Salze und Schlacken abzugeben. Andere Inhaltsstoffe dringen in den Körper ein und mobilisieren seine natürlichen Abwehrkräfte. Stoffwechselgifte können dadurch schneller ausgeschieden werden. Es gibt das Hochmoorbad, beispielsweise das *Schwanberger Hochmoor*, oder das Vitalbad mit Niedermoor, beispielsweise das *Neydhartinger Moor* oder das *Peloidin Moor*. Siehe auch unter »Bäder – Ernährung über die Haut« in Kapitel »Aufbau des Immunsystems und Ernährung«.
- *Fünf-Tage-Säfte-Kur:* Während dieser fünf Tage sollte man keine schwere Arbeit durchführen und viel Bewegung in guter Wald- oder Bergluft haben.

  Am ersten Tag, gleich nach dem Aufstehen und dem Zähneputzen, ein Glas Mineralwasser mit einem kleinen Teelöffel Karlsbader Salz trinken (zum Abführen). Danach folgen Sie dem angegebenen Zeitplan:

  | | |
  |---|---|
  | 6 Uhr | ein Glas Wasser mit einer Messerspitze Luvos® Heilerde Ultra |
  | 7 Uhr | ein Glas Leinsamenschleim (s. S. 118) |
  | 8 Uhr | Früchtesaft: Zitrone, Orange und blauer Saft (Holunder, Heidelbeere oder schwarze Johannisbeere) |
  | 11 Uhr | grünes Getränk, abwechselnd mit Rote-Bete-Pulver |
  | 12 Uhr | konzentrierte Gemüsebrühe (mehrere Gemüsesorten langsam und länger gekocht) |
  | 15 Uhr | ein Glas Wasser mit einer Messerspitze Luvos® Heilerde Ultra |
  | 16 Uhr | Früchtesaft (s. unter 8 Uhr) |
  | 18 Uhr | ein Glas Wasser mit einer Messerspitze Luvos® Heilerde Ultra |
  | 19 Uhr | konzentrierte Gemüsebrühe (s. unter 12 Uhr) |

  Das Gemüse für die Brühe und die Früchte für die Säfte wechseln Sie bitte immer etwas ab. Fruchtsäfte sollten immer mit Zitronen- und blauem Saft getrunken werden. Tagsüber ist es ansonsten sehr wichtig, viel Mineralwasser und Kräutertee zu sich zu nehmen.

  Nach dem Saftfasten können Sie zur Unterstützung der Entgiftung und Entschlackung, über mehrere Tage verteilt, ein bis zwei Flaschen Birkensaft einnehmen. Dabei werden zwei bis drei

Eßlöffel Birkensaft in einem Glas Mineralwasser 20 Minuten vor den Mahlzeiten getrunken.
- *Spaziergänge:* Zur Reinigung des Körpers sind regelmäßige Spaziergänge in frischer, sauberer Luft sehr förderlich.

Gifte und Schlacken strahlen eine negativ wirkende Schwingung aus. Zu bedenken ist allerdings ebenso, daß negative, belastende Gefühle und Gedanken diese negative Schwingung erzeugen. Das können z. B. Ärger, Eifersucht oder Sorgen sein oder aber belastende Gefühle, die aufgrund von falschen Entscheidungen entstanden sind. Es kommt zu enormen Belastungen für den Körper, und auch die Stoffwechselvorgänge werden beeinträchtigt. Ist diese negative Schwingung im Gehirn vorhanden, werden Intelligenz und Intuition behindert – und somit die persönliche Weiterentwicklung. Auch die Steuerung unserer Körperfunktionen läuft nicht mehr optimal, und Krankheiten können sich mit der Zeit einstellen.

Entgiftung und Entschlackung sollten in Maßen und regelmäßig angestrebt werden, um die Entgiftungsorgane nicht zu stark zu belasten.

## Bäder – die Ernährung über die Haut

- Beim *Spezial-Reinigungsbad* wird der Körper zunächst mit einer Bürste und einer hautfreundlichen Seife (Moorseife, Glyzerinseife o. ä.) zweimal abgebürstet. Danach wird in die Badewanne etwa 20 Zentimeter hoch frisches Wasser eingelassen und eine Flasche Obstessig zugefügt. Das Essigbad wird für zehn Minuten empfohlen. Dieses Bad kräftigt den natürlichen Säuremantel der Haut, regt die Drüsenfunktion an und fördert die Durchblutung. Anschließende Moorbäder können besonders gut aufgenommen werden.

  Das Essigbad kann z. B. für den Abend vor einem morgendlichen Moorbad geplant werden.

  Nach dem Schwimmen in gechlortem Wasser hilft das Essigbad, den geschädigten Säuremantel wiederherzustellen.
- Das *Vitalbad* enthält eine Fülle wertvoller Mineralstoffe, Spurenelemente und Vitamine, die durch die Haut in der richtigen Dosierung aufgenommen werden.

Heilerde enthält wertvolle Mineralstoffe, die, im Wasser gelöst, leicht vom Körper aufgenommen werden können. Moor besteht aus einer Fülle von Mineralstoffen, Vitaminen und ätherischen Ölen, die sich während der Jahrhunderte seiner Entstehung konzentriert haben. Die Heilkraft des Moores beugt chronischen Krankheiten vor, unterstützt Entgiftung und Entschlackung (bei Rheuma, Arthritis oder anderen Entzündungen sehr zu empfehlen) und ist eine körperverjüngende Maßnahme.
Geben Sie in das Bad ein bis zwei Eßlöffel Heilerde, zwei Tassen Obstessig, zwei Eßlöffel Kräuterbadeextrakt (Latschenkiefer und/oder Rosmarinextrakt) sowie eine Tasse Niedermoor (z. B. Neydhartinger Heilmoor®) und baden Sie bei 37 bis 39 °C 20 bis 30 Minuten darin.
Nach dem Abtrocknen sollten Sie etwa 20 bis 30 Minuten ruhen.

- Das *Hochmoorbad*, beispielsweise das Moorschwebstoffbad Schwanberg® aus den österreichischen Alpen (am besten in österreichischen Apotheken erhältlich), enthält eine Fülle von Spurenelementen, die während des langen Entstehungsprozesses die Farbschwingungen der Sonne aufgenommen haben. Diese können vom Körper als wertvolle Energieträger aufgenommen werden, um damit die Regeneration der Zellen zu unterstützen.
  Das Bad angenehm warm nehmen, etwa 30 Minuten lang baden und anschließend ausruhen.
- Das *SIXTUS-Schlick-Bad®* enthält alle Wirkstoffe des SIXTUS-Nordsee-Heilschlicks, versetzt mit einem geringen Anteil ätherischer Öle. Dieses Bad ist besonders für Frauen empfehlenswert, da es den Hormonhaushalt verbessert. Der hohe Schwefelanteil unterstützt die Sauerstoffauswertung. Die in diesem Bad enthaltene Kieselsäure ist von besonders guter Qualität.
  Das SIXTUS-Schlick-Bad® hat sich bei zahlreichen Hauterkrankungen, Wechseljahrbeschwerden und entzündlichen und degenerativen Gelenk- und Wirbelsäulenkrankheiten bewährt.
  Das Bad angenehm warm nehmen, etwa 30 Minuten baden und anschließend ausruhen.
- Das *Peloidin-Mikromoorbad®* kommt aus Vorarlberg. Es enthält viele wertvolle Substanzen, die der Körper besonders gut über die Haut aufnehmen kann, und es fördert auch sehr die Entgiftung. Die Peloidin-Präparate können besonders gut bei rheumatischen Erkrankungen, Frauenkrankheiten oder Hautproblemen eingesetzt werden.

Die Badetemperatur sollte bei zirka 37 bis 39 °C liegen, die Badedauer 20 bis 30 Minuten betragen. Anschließend sollte man nachruhen.

- *Bäder mit ätherischen Ölen* dienen in erster Linie der Aufladung. Besonders empfehlenswert ist ein reines Heublumenölbad, das vor allem das Gehirn auflädt.
  Im Wechsel können andere ätherische Öle verwendet werden, wie z. B. Rosmarin, Thymian, Fichtennadel, Melisse, Eukalyptus oder Latschenkiefer u. ä. Hier können auch Zusätze wie Heilerde (ein Eßlöffel), Essig (eine Tasse) oder Kleiebad (ein Eßlöffel) hineingegeben werden.

## Pflege der Augen

Auch für Menschen, die keine Augenkrankheiten haben, ist eine tägliche Augenpflege zu empfehlen: Tagsüber nehmen auch die Augen den Schmutz der Umwelt auf. Über Nacht bilden sich Schlacken, die sich oft in den Augenwinkeln ansammeln. Für *Spülungen mit einer Augenbadewanne* richtet man sich in einem Glas mit Schraubverschluß eine Spülflüssigkeit her. In das mit Mineralwasser (ohne Kohlensäure) gefüllte Glas gibt man einen Teelöffel *Heilerde.* Über Nacht setzt sich die Heilerde ab, wobei viele Mineralien im Wasser gelöst bleiben. Mit diesem Wasser spült man morgens oder abends die Augen.
Die *Symbiofloranwendung* wird durchgeführt, wenn man sich in besonders guter Luft (z. B. in den Bergen) aufhält. Symbioflor enthält eine Lösung von Bakterien, mit der man die Flora in den Augen wieder aufbauen und die körpereigenen Abwehrkräfte erhöhen kann. Es werden zehn Tropfen Symbioflor I® mit Wasser (ohne Kohlensäure!) in die Augenbadewanne gegeben. Dann werden Augen, Nase und Ohren (nur bei intaktem Trommelfell) gespült. Mit dem restlichen Wasser wird gegurgelt (nicht schlucken). Durch diese Anwendung können alle Grundformen körperfreundlicher Symbionten aus der Luft angezogen werden, damit sie sich in unserem Körper ansiedeln können.

## Bei Entzündungs- und Infektionskrankheiten

Hier ist ein Stoß mit *Bactisubtil®* (oder Enterogermina®) und *Wobenzym®* (gezielt zusammengestellte Kombination von natürlichen

Enzymen und pflanzlichem Rutin; die Enzyme bauen entzündliche Stoffwechselprodukte beschleunigt ab, Rutin normalisiert die Durchlässigkeit der Gefäßwände; Schwellungen und Blutergüsse bilden sich schneller zurück) dringend notwendig: Dabei nimmt man drei bis vier Wochen lang täglich 15 bis 20 Tabletten Wobenzym® (rote Farbe vorher abwaschen) und vier bis sechs Kapseln Bactisubtil® mit großen Mengen Wasser zu sich. Am besten verteilt man die Menge auf drei Mal – jeweils vor den Mahlzeiten.
Größere Mengen *Vitamin C* aus natürlichen Quellen wie z. B. aus frisch ausgepreßten Zitronen, Orangen und Grapefruits, schwarzen Johannisbeeren und Ananas erhöhen die entzündungshemmende Wirkung.

# 9. Krankheiten – ihre Symptomatik und ihre Ursachen

Aus dem Inhaltsverzeichnis können Sie ersehen, nach welchem Prinzip dieser Teil des Buches aufgebaut ist. Die Reihenfolge hat aber keine große Bedeutung. Die physische Seite (von der Schulmedizin her gesehen) wird in kursiver Schrift dargelegt, die seelischen Zusammenhänge werden dann wieder in »normaler« Schrift erläutert.
Das von einer Krankheit betroffene **Organ** gibt den Hauptinweis auf die spezielle Schwäche, weshalb manchmal die Behandlungsmethode verschiedener Erkrankungen des gleichen Organs zusammengefaßt und nur einmal beschrieben wird.

An der Vielzahl der Krankheiten kann man erkennen, wie vielseitig und komplex das Leben und die Möglichkeiten sind, Verhaltensweisen anzunehmen, die die eigene Entwicklung behindern. Auch das Aufkommen neuer Erkrankungen (z. B. AIDS oder Neurodermitis) zeigt, wie präzise und nachhaltig die Naturgesetze versuchen, uns Unterstützungs- und Hilfemöglichkeiten zu geben, damit wir den Anstoß erhalten, uns selbst zu erkennen und unsere Persönlichkeit/unsere Schwächen zu verbessern. Der Körper spiegelt die Persönlichkeit wider und macht das »Innenleben« sozusagen sichtbar.
Es lassen sich zwar alle Erkrankungen auf die fünf Charaktereigenschaften zurückführen. Man sollte aber bedenken, daß jede für sich wiederum viele Seiten aufweist. Auch die Kombination von zwei oder mehreren Schwächen erhöht die Vielzahl an Möglichkeiten. Intensität und Dauer des Fehlverhaltens bestimmen weitere Variationen.
Bei der Beschreibung der verschiedenen Ursachen der zahlreichen Krankheiten, die es gibt, muß immer bedacht werden, daß hier **nur allgemeine Angaben** gemacht werden können. Bei jedem Menschen sind die Krankheitsbilder und entsprechende Schwächen ganz verschiedenartig gelagert, stehen in individuellen Zusammenhängen und sind von unterschiedlicher Intensität. Sie sind so vielfältig wie

das Leben selbst. Es ist daher Aufgabe des Therapeuten, **individuell** die Krankheitsursachen genau abzuklären.
Es mag im ersten Moment alles sehr einfach klingen – vielleicht sogar zu einfach. Versucht man aber wirklich hinter der Krankheit die wahre Ursache zu erkennen, wird man bald den Erfolg verspüren, wenn man entsprechende Veränderungen herbeiführt. Das Erkennen, das wirkliche Annehmen der Gegebenheiten und vor allem die Umsetzung sind recht schwierige Schritte – aber Schritte, die sich lohnen und **auf Dauer** Gesundheit und eine persönliche Weiterentwicklung bringen.

Bei der Krankheitsbeschreibung lesen Sie bitte noch zusätzlich bei der entsprechenden Charaktereigenschaft am Anfang des Buches nach. Auch das Kapitel »Aufbau des Immunsystems und Ernährung« ist für die Heilung aller Erkrankungen wichtig.

**Allgemeine Vorgehensweise bei der Behandlung:**

- Abklärung der persönlichen Situation (Anamnese),
- Feststellung der Charakterschwäche, die in dem individuellen Fall ausschlaggebend ist,
- Entwicklung des Wunsches, das Richtige zu tun und mit der Zeit die richtigen Verhaltensweisen zu erkennen und zu erlernen,
- Stärkung der Intuition, um Zusammenhänge besser erkennen und verstehen zu können,
- Umstellung auf eine laktovegetabile Kost,
- Aufbau des Immunsystems – die körpereigenen Kräfte müssen unbedingt gestärkt werden,
- Durchführung zusätzlicher gesundheitlicher Maßnahmen, die für die Krankheit spezifisch sind und im jeweiligen Kapitel aufgeführt werden.

Die wichtigste Voraussetzung zur Überwindung einer Krankheit sind bestimmte **Wünsche**:

- der Wunsch, wirklich gesund werden zu wollen,
- der Wunsch, erklärte und erkannte Schwächen zu bearbeiten und zu beseitigen,
- der tägliche Wunsch, das Richtige zu erkennen und sich dafür zu entscheiden, um die persönliche Weiterentwicklung zu garantieren.

Das Wünschen ist während der Behandlung dic »Hauptarbeit« – zu 99 % bestimmt der Wunsch den Fortschritt. Dieser Wunsch muß aber ehrlich gemeint und im tiefsten Inneren gefühlt sein. Das gedankenlose »Vorsagen« bringt keinen Erfolg.
Die **Dauer** der Behandlung richtet sich natürlich nach dem Schweregrad der Erkrankung. Es spielt auch eine Rolle, wie gut und schnell der Patient die Zusammenhänge seiner Situation verstehen und vor allem annehmen kann. Die Umsetzung der Empfehlungen ist das Schwierigste und bestimmt ebenso die Behandlungsdauer, aber vor allem den Behandlungsausgang. Insbesondere die Talente *Selbstdisziplin* und *Durchhaltevermögen* von seiten des Patienten helfen, die Behandlung zu verkürzen.
Jedes Organ ist bis zu einem gewissen Grad regenerationsfähig, d. h., alle Organe können sich, wenn man die richtigen Maßnahmen ergreift, erholen. Das hängt mit dem freien Willen zusammen. Wenn man bereit ist, etwas zu verändern, dann hat es eine entsprechende positive Wirkung auch auf körperlicher Ebene. Operationen sind bis auf wenige Ausnahmen (z. B. Blinddarmentfernung, Unfallchirurgie, Kaiserschnitt oder Operationen, die das Überleben sichern) deshalb nicht immer angebracht und sollten gut überlegt werden.
Je nach Erkrankung ist natürlich eine bestimmte Zeit für die Regeneration erforderlich. Wenn man sich entschließt, eine Krankheit **ursächlich** zu bekämpfen, und alle Maßnahmen konsequent durchführt, erfolgt eine Regeneration der erkrankten Organe. Allerdings braucht dieser Vorgang Zeit, was *Durchhaltevermögen* und *Geduld* erfordert.
Ist allerdings der Schaden sehr weit fortgeschritten, so daß der Organismus schon stark in Mitleidenschaft gezogen worden ist, ist es möglich, daß nicht mehr ausreichend Energie vorhanden ist, um den Körper zu regenerieren.
Da oft Antibiotika als Therapie eingesetzt werden, möchten wir folgende Denkanstöße geben: Zerlegt man das Wort Antibiotika, kommt interessanterweise folgendes heraus: anti (griechisch) – gegen; biotikos (griechisch) – zum Leben gehörig. Antibiotika haben also eine Wirkung gegen das Leben. Sie werden eingesetzt, um Krankheitserreger und negative Bakterien abzutöten. Bedenken Sie aber immer, daß die Bakterienflora in Ihrem Darm dabei auch geschädigt wird (Brockhaus, 1986). Die Darmflora ist jedoch der wichtigste Teil des Immunsystems, das dann lahmgelegt wird. Ebenso können die meisten Antibiotika toxische Nebenwirkungen

und allergische Reaktionen bei den behandelten Patienten hervorrufen (Brockhaus, 1986).
Besteht eine Infektion oder Entzündung, ist es viel sinnvoller, unser *Immunsystem zu stärken*, das so die Krankheitserreger beseitigen kann. Es sollten also die positiven Bakterien (Bifidus, Bacillus subtilis und Acidophilus) in erhöhten Mengen zugeführt werden. Besonders in schweren und akuten Fällen sollte die Behandlung aber **nur unter therapeutischer Aufsicht** erfolgen. Diesen Hinweis sollten Sie unbedingt beachten.
Zu Beginn möchten wir noch einen Zusammenhang darlegen, der bei allen Krankheiten eine Rolle spielt:
Im Laufe der Geschichte, wahrscheinlich schon seit vielen Hunderten von Jahren, sahen die Menschen das Herz als *Ursprung der Gefühle* der Liebe an, so als ob das Herz diese Gefühle erzeugen würde. Es ist aber keines unserer Organe in der Lage, Gefühle hervorzurufen, auch das Herz nicht. Alle Gefühle werden uns von den Naturgesetzen und Gott gesendet. Wir können sie dann über den Solarplexus, der sich in der Bauchgegend befindet und wie ein Radarschirm wirkt, empfangen und wahrnehmen.
Art, Intensität und Ausmaß der Gefühle sind abhängig von unseren individuellen Entscheidungen (= Ursache); sie können sich dann dementsprechend auf die Organe auswirken (= Wirkung).
Hat man sich z. B. entschieden, sich über eine Situation oder eine Person zu ärgern, so können diese Gefühle des Ärgers Einfluß auf die Leber oder das Herz haben. Diesen Zusammenhang erkennt man auch an der Redewendung: »Es ist mir eine Laus über die Leber gelaufen.«
Alle negativen Gefühle stehen mit unseren Charakterschwächen in Verbindung und stören einzelne Organe. Alle positiven Gefühle aufgrund von richtigen Entscheidungen stärken unsere Organe.
*Gefühle der Liebe* (hier ist die seelisch-geistige Liebe gemeint!) können wir nicht willentlich erzeugen, und sie kommen auch nicht vom Herzen, auch wenn Ausdrücke wie »herzlos«, »du hast kein Herz« oder »ein kaltes Herz haben« dieses falsche Bild geben. Gefühle der Liebe sind eine ganz besondere Belohnung für großes Bemühen um unser seelisches Fortkommen. Wir **verdienen** es uns also, Liebe geben zu können und vor allem Liebe zu empfangen. Liebe ist demnach nicht die Ursache, sondern nur die Wirkung; wir haben dann eine gute seelische Leistung (= Ursache) gezeigt.

## 9.1. Herz-Kreislauf

*Das Herz: Das etwa faustgroße Herz, ein Muskelkörper, liegt im Brustkorb hinter dem Brustbein. Die rechte Herzhälfte pumpt das verbrauchte Blut zur Abgabe von Kohlendioxid und zur Aufnahme von Sauerstoff in die Lunge (kleiner Körper- oder Lungenkreislauf). Das sauerstoffgesättigte Blut kommt dann in die linke Herzhälfte, wo es mit großem Druckaufwand in den großen Körperkreislauf getrieben wird.*
*Die Herzaktionen (Füllungsphase und Auswurfphase) werden mit Hilfe von Ventilen, den Herzklappen, geregelt. Ihre Grundtätigkeit wird von einem eigenständigen Erregungssystem gesteuert, das der Kontrolle des vegetativen Nervensystems (Sympathikus und Parasympathikus) unterliegt. Die im Herzen ablaufende elektrische Tätigkeit kann mit Hilfe des allgemein bekannten EKGs registriert werden.*
*Der Kreislauf: Der Blutkreislauf als Transportsystem des Körpers hat mit seinen Blutgefäßen die Aufgabe, die Blut- und damit die Nährstoffversorgung auf die Bedürfnisse der einzelnen Körperabschnitte einzustellen. Die Blutversorgung der verschiedenen Organe erfolgt über die Arterien und die Kapillaren. Hier findet der Stoffaustausch statt (Ernährung und Entschlackung) zwischen Blut und Gewebe. Über Venen wird die Blutflüssigkeit wieder zum Herzen geschleust, einige Moleküle werden über die Lymphe abtransportiert.*
*Unter Blutdruck versteht man den Druck im arteriellen System – der systolische stellt den Spitzenwert, der diastolische den unteren Wert dar.*
*Der Puls ist die fühlbare rhythmische Dehnung der Gefäßwand, durch den man Aufschlüsse über die Tätigkeit des Herzens (vor allem Herzrhythmus) und Zustand des Kreislaufs erhalten kann.*

Alle Herzkrankheiten, ohne Ausnahme, haben mit der dritten Charaktereigenschaft, mit *Vergeben* bzw. *Nicht-vergeben-Können* zu tun. Sich zu ärgern, zornig zu sein, wütend zu sein, Rachegedanken zu haben, also das Gegenteil von Liebe, wirkt sich negativ auf das Herz aus. Diese Gefühle stellen sich ein, wenn man die Schwäche hat, nicht vergeben zu können.

***Behandlungsmethode:*** siehe Ende des Kapitels »Herz-Kreislauf«

### *Bluthochdruck (Hypertonie)*

*Man spricht von Bluthochdruck, wenn der systolische Wert konstant über 140 mmHg und der diastolische Wert über 90 mmHg liegt. Ein Anstieg des diastolischen Wertes ist kritischer zu beurteilen, denn dann verengen sich vor allem die kleinen, peripheren Schlagaderäste und erhöhen somit den Strömungswiderstand. Dadurch wird der Abfluß des vom Herzen ausgeworfenen Blutes erschwert.*
*Zunächst sind keine bezeichnenden Beschwerden erkennbar, doch auf Dauer werden die Gefäße überlastet und vorzeitig sklerotisch (verhärtet). Der Blutdruck erhöht sich weiterhin, und es entstehen schwerwiegende Gefäßschäden an verschiedenen Organen des Körpers, vor allem in Gehirn, Herz und Niere.*

Als erstes macht sich ein zu hoher Blutdruck bemerkbar. Durch das *Nicht-vergeben-Können* »kommt das Blut in Wallung«, und der Blutdruck steigt. Das Herz muß plötzlich ständig einen enormen Mehraufwand verkraften.
Diese Belastung des Herzens wiederholt sich bei jedem Fehlverhalten, bis das Herz diesem Druck nicht mehr standhalten kann. Das führt dann häufig zu Herzkrankheiten.

***Behandlungsmethode:*** siehe Ende des Kapitels »Herz-Kreislauf«

### *Koronare Herzkrankheiten · Angina pectoris · Herzinfarkt*

*Durch Einengung oder Verschluß von Herzkranzgefäßen wird die Durchblutung und damit die Zufuhr von energieliefernden Substraten und Sauerstoff zum Herzmuskel vermindert. Dies führt zu einem Mißverhältnis zwischen Angebot und Bedarf, das sich meist unter Belastung auswirkt. Die häufigste Ursache stellt die Arteriosklerose der Herzkranzgefäße dar. Folgeerscheinungen sind Angina pectoris und der Herzinfarkt.*
*Herzschmerzen bzw. die Angina pectoris treten bei körperlicher Tätigkeit auf, wenn der erhöhte Sauerstoffbedarf nicht gedeckt werden kann. Durch sklerotische Veränderungen der Gefäße kann es nicht zur notwendigen Erweiterung kommen.*
*Der Schmerz ist dumpf, nicht genau lokalisierbar und strahlt meist in die linke Schulter-Arm-Hand-Region aus. Begleitend kommen Angst, Atemnot und Vernichtungsgefühle hinzu.*

*Dauert der Sauerstoffmangel längere Zeit an, stirbt Herzmuskelgewebe ab. Das sauerstoffarme Herz muß seine Arbeit trotzdem fortsetzen, und bei weiterer Überforderung und fortdauernder Minderdurchblutung muß es schließlich versagen – es kommt zum Herzinfarkt.*

Das Erscheinungsbild der **Angina pectoris** ist oft ähnlich wie bei Asthma. Die Patienten leiden auch an Atemnot. Das hängt damit zusammen, daß diese Menschen *Mutprobleme* haben. Sie haben Angst, nicht genügend zu leisten oder irgendwelchen Anforderungen nicht entsprechen zu können. Es entsteht also eine Mischung aus Angst und Überforderung, wodurch das Herz ständig überlastet wird.

Statistisch gesehen trifft ein **Herzinfarkt** viel mehr Männer als Frauen. Er wird auch als typische »Managerkrankheit« angesehen. Das *Nicht-vergeben-Können* und die damit verbundenen *negativen Gefühle* überlasten das Herz derart, daß es im wahrsten Sinne des Wortes versagt. In manchen Fällen kann ein Infarkt tödlich sein. In diesen Fällen sind immer Warnsignale vorausgegangen, die nicht beachtet wurden.

*Fallbeispiele*

- Ein Patient, der einen Herzinfarkt hatte, setzte sich selbst und andere ständig unter Druck. Er hatte mehrere Angestellte, und es herrschte ein strenges Reglement. Untergebenen gegenüber verhielt er sich wie ein »Sklaventreiber«. Er war mit einer Leistung meist nicht zufrieden, ärgerte sich über alles, bekam Wutanfälle und war ungeduldig. Deshalb wollte er am liebsten alles selbst machen und arbeitete auch »für drei«. Fehler konnte er nicht verzeihen und gute Leistungen nicht anerkennen.
- Ein Patient hatte einen Herzinfarkt gehabt und besuchte später ein Wochenseminar auf Elba.
  Während dessen machten wir einen Ausflug auf einen Berg. Obwohl er der älteste Teilnehmer war, setzte er seinen ganzen Ehrgeiz ein, um als erster auf dem Gipfel anzukommen. Er trieb sich so an, daß er es tatsächlich schaffte. Oben war er dann natürlich völlig erschöpft.

An beiden Beispielen kann man gut erkennen, daß hier auch *Sturheit* und *Geltungssucht* eine Rolle spielen. Beide Personen wollten immer der Beste und der Erste sein. Stur überschritten sie ihre

Grenzen, um vor den anderen gut dazustehen. Sie trieben sich so lange an, bis sie vor Überlastung zusammenbrachen.

***Behandlungsmethode:***
***Physisch:*** Selbstverständlich ist bei einem Herzinfarkt ein Krankenhausaufenthalt und eine physische Betreuung notwendig. Dabei wird aber nur die Auswirkung des Krankheitsbildes behandelt. Weitere physischc Maßnahmen lesen Sie bitte auch am Ende des Kapitels »Herz-Kreislauf« nach.
***Seelisch:*** Im Anschluß an den Krankenhausaufenthalt sollte die seelische Ursache bearbeitet werden. In welchen Bereichen widersetzt man sich stur den Naturgesetzen, wo ist der Patient nicht bereit, das für ihn Richtige zu machen?
Lesen Sie auch bitte am Ende des Kapitels »Herz-Kreislauf« nach.

### *Herzklappenfehler*

*Bei Klappenverengung (Stenose) staut sich das Blut stromaufwärts vor der Segelklappenöffnung, oder es kann nur noch mit Mühe durch die Öffnung hindurchgepumpt werden.*
*Bei der Schlußunfähigkeit (Insuffizienz) von Herzklappen kann das Blut wieder den falschen Weg nach rückwärts fließen, und die Kammerpumpe muß dieses »Pendelblut« zusätzlich bewältigen.*

Ein Herzklappenfehler ist eine andere Form zu zeigen, daß das Herz überlastet ist. Im Grunde genommen sind die Ursachen ganz ähnliche wie beim Herzinfarkt. Es ist eine *Dauerüberlastung durch negative Gefühle* vorhanden und die Tendenz, sich ständig anzutreiben, was dann zu einem physischen Schaden am Herzen führt.

***Behandlungsmethode:*** siehe Ende des Kapitels »Herz-Kreislauf«
Eventuell kommt eine klappenerhaltende operative Korrektur oder ein Ersatz der defekten Herzklappe in Frage.

### *Herzrhythmusstörungen*

*Bei Herzrhythmusstörungen treten Unregelmäßigkeiten in der Herzfrequenz auf.*

Auch hier treffen die im allgemeinen Teil (am Anfang des Kapitels »Herz-Kreislauf«) besprochenen Verhaltensweisen zu. Jedoch kommt noch ein entscheidender Punkt hinzu: das *Fehlen seelisch-geistiger Freundschaften.* Gefühle der Freundschaft und Liebe beruhigen das Herz und haben eine besonders günstige Auswirkung darauf.
Patienten mit Herzrhythmusstörungen neigen auch dazu, sich für einen Tag zuviel vorzunehmen und die Zeit nicht richtig einzuteilen. Es bleibt ihnen dann also auch gar »keine Zeit« für Freundschaften. Die wichtige energetische Aufladung und das Lernen anhand eines guten Spiegelbildes finden nicht statt.

***Behandlungsmethode:***
***Seelisch:*** Die Patienten mit Herzrhythmusstörungen sollten sich um gleichgeschlechtliche, seelisch-geistige Freundschaften bemühen. Sie sollten sich die Zeit nehmen, gute Gespräche zu führen und die Tagesschule mit dem Freund besprechen, um ruhiger und ausgeglichener zu werden. Auch werden sie durch das Zusammensein aufgeladen, wodurch sie Energie gewinnen.
Um die Charakterschwäche des Nichtvergebens zu bearbeiten, lesen Sie bitte am Ende des Kapitels »Herz-Kreislauf« nach.
***Physisch:*** siehe Ende des Kapitels »Herz-Kreislauf«

### *Niedriger Blutdruck (Hypotonie)*

*Liegt der Blutdruck bei Frauen unter 100/50 mmHg und bei Männern unter 110/60 mmHg, spricht man von niedrigem Blutdruck. Es wird zu wenig Blut durch die Organe gepumpt, und dadurch kann man u. a. Blässe, kalte Gliedmaßen und Müdigkeit beobachten. Im Stehen nehmen die Beschwerden meist zu, da der Blutdruck noch weiter absinkt. Plötzliches Aufstehen und längeres Stehen können Ohnmachtsanfälle auslösen.*

Niedriger Blutdruck ist nicht gefährlich. Er entsteht, wenn man nicht genug *Freundschaften* pflegt, wenn also Frauen nicht genug Frauenfreundschaften und Männer nicht genug Männerfreundschaften haben. Hierdurch kommt es zu einer mangelnden Energieaufladung. Der niedrige Blutdruck zeigt diese unzureichende Aufladung an.
Manchmal spielen auch *Mutprobleme* eine Rolle. Es gibt Menschen, die nicht den Mut haben, neue Kontakte zu knüpfen. Sie ha-

ben Angst, an falsche Leute zu geraten oder verletzt zu werden. Abhilfe kann man schaffen, indem man versucht, neue Freundschaften zu schließen. Bei neuen Kontakten sollte man jedoch wählerisch sein und überprüfen, ob sie einem auch wirklich Energie bringen, ob man sich danach wie »aufgeladen« fühlt. Sind es nicht die richtigen Freunde, so kann man die Verbindung wieder abbrechen, aber auf keinen Fall sollte man sich bei der Suche entmutigen lassen.

***Behandlungsmethode:***
***Seelisch:*** Es ist sehr wichtig, gute Freundschaften zu pflegen, um eine Energieaufladung zu erhalten. Am besten ist es, wenn Frauen Freundinnen und Männer Freunde haben, die selbst auch an ihrer persönlichen Weiterentwicklung interessiert sind. Gespräche und gemeinsame Unternehmungen bringen viel Energie. Die Müdigkeit verschwindet, und der Blutdruck steigt auf normale Werte, so daß die Durchblutung verbessert wird.
Manchmal braucht man Mut, um auf eine Person zuzugehen. Die Verbindung sollte dann auf jeden Fall überprüft werden. – Paßt die Entwicklungsstufe, hat man ähnliche Interessen?
***Physisch:*** siehe Ende des Kapitels »Herz-Kreislauf«

***Behandlungsmethode*** *bei Bluthochdruck, Angina pectoris, Herzinfarkt, Herzklappenfehler, Herzrhythmusstörungen und niedrigem Blutdruck:*
***Seelisch:*** Der Wunsch, ruhiger zu werden, steht wieder am Beginn des Lernprozesses. Es geht vor allem darum, in allen Situationen gelassener zu werden, was man täglich üben kann, denn an Gelegenheiten fehlt es gewiß nicht.
Dann aber sollte man versuchen, sich erst einmal genau zu beobachten:

- Auf welche Situation reagiert man falsch? Auf die Fehler, die andere machen? Sind es nicht die eigenen Fehler?
- Kann man nichts erwarten? Ist man zu ungeduldig?
- Nimmt man sich für eine bestimmte Zeitspanne zuviel vor?
- Kann man nicht delegieren?
- Wie reagiert man? Vielleicht mit Zornausbrüchen, mit Ärger? Trägt man anderen etwas nach?
- Wie lange dauert dieser Ärger? Ist man lange Zeit auf jemanden böse, ärgert man sich etwa stundenlang, tagelang oder gar monatelang?

Wenn man sich so besser kennengelernt hat, sollte man sich vornehmen, in diesen bestimmten Situationen ruhiger zu bleiben. Denken Sie darüber nach, ob die Sache den Ärger wert ist, und vor allem, wie Sie ihn schnell wieder loswerden. Dabei ist entscheidend, das Wichtigste aller Naturgesetze nie aus den Augen zu verlieren:

»Was mich bei anderen ärgert, hat mit meinen eigenen Schwächen zu tun!« Überlegen Sie: Was will mir dieses Spiegelbild zeigen?

Um eine Prüfung in dieser Beziehung leichter zu erkennen, hilft es, Konzentration zu üben. Denn wer bewußter ist, kann auch entsprechende Situationen eher wahrnehmen. Man erkennt leichter das Spiegelbild und sieht, daß der andere dazu »eingesetzt« wurde, einen zu prüfen.
Nachdenken über die Situation, in der man sich gerade befindet, läßt Ärger oder Zorn nicht zu, denn man kann sich nicht mit beidem gleichzeitig beschäftigen.
***Physisch:*** Besonders zu beachten ist die Ernährung. Fette mit hohem Anteil an gesättigten Fettsäuren sowie erhitzte Fette sind unbedingt zu vermeiden, da sie den Cholesterinspiegel negativ beeinflussen. Andererseits braucht der Körper positive Fettarten, d. h. Fette und Öle mit hohem Anteil an ungesättigten Fettsäuren, wie sie z. B. in kaltgepreßtem Olivenöl, Leinöl usw. zu finden sind. Auch Sauerrahmbutter ist zu empfehlen, denn sie enthält vor allem wertvolle Mikroorganismen. Beides wirkt sich positiv auf den Cholesterinstoffwechsel aus. Diese guten Fettarten sollten aber nicht erhitzt und nicht in allzu großen Mengen gegessen werden!
Interessanterweise können auch Ärger, Wut und Nicht-vergeben-Können unseren Cholesterinhaushalt negativ beeinflussen.
Denken Sie daran, sich regelmäßig etwas Bewegung zu verschaffen bzw. Gymnastik zu machen.

## 9.2. Blutgefäße

*Die Blutversorgung der Organe läuft über die verschiedenen Blutgefäße. Arterien und Arteriolen gehen vom Herzen weg. Daran schließen sich die Kapillaren an, wo der Stoffaustausch (Ernäh-*

*rung und Entschlackung der Gewebe) erfolgt. Die Kapillaren münden in die Venolen und Venen, um das Blut wieder in den rechten Vorhof des Herzens zu führen.*

### *Arteriosklerose*

*Es kommt zu krankhaften Veränderungen der Arterien, indem die Gefäße verhärten, verdicken, an Elastizität verlieren und sich verengen.*

In der Laiensprache spricht man von »Verkalkung«. Diese Krankheit hängt einerseits mit *Ärger* und *Nicht-vergeben-Können* zusammen. Diese falsche seelische Haltung verstärkt die Produktion von »negativem« Cholesterin, das wiederum die Ablagerungen an den Gefäßwänden – vornehmlich im Gehirn – fördert (»Gehirnverkalkung«). Das Gehirn kann dadurch nicht mehr ausreichend versorgt werden. Es entstehen Gedächtnisstörungen, und es treten frühzeitig Alterserscheinungen auf, obwohl die Störungen nicht unbedingt mit dem Alter zu tun haben. Durch Arteriosklerose steigt auch das Risiko von Herz-Kreislauf-Erkrankungen.
Andererseits kommt die *Zeitverschwendung* ins Spiel. Man beschäftigt sich zu lange mit falschen Gedanken, Denkarten oder Tagträumereien, die viel wertvolle Zeit kosten. Bei Tagträumereien ist man gedanklich weit von der Beschäftigung, die man gerade ausübt, entfernt. – Kann die Tätigkeit dann noch ordentlich erledigt werden? Denken Sie vielleicht bei Ihren Arbeiten ständig an andere Dinge und brauchen daher länger?
Die Arteriosklerose zeigt an, daß das Gehirn nicht richtig funktioniert, weil man sich nicht mit Richtigem und Wichtigem beschäftigt. Dies führt weiterhin dazu, daß die seelische Arbeit nicht schnell genug vorangeht oder daß gar ein Stillstand in der Weiterentwicklung eintritt. Man ist sozusagen dabei, aus dem fahrenden Zug der ständigen Entwicklung des Universums auszusteigen. Eine gewisse Bequemlichkeit, Faulheit und Sturheit machen sich auf diese Weise breit.
Bei der Entstehung von Arteriosklerose spielt die Ernährung eine Rolle. Ißt man viel Fleisch und Eier, lagert sich das »negative« Cholesterin an den Gefäßwänden ab.

***Behandlungsmethode:*** siehe Ende des Kapitels »Blutgefäße«

### *Hämorrhoiden*

*Äußere Hämorrhoiden sind krampfaderähnliche Erweiterungen von Venen unterhalb des Afterschließmuskels.*
*Innere Hämorrhoiden entstehen durch knotenförmige Vergrößerung von Venengeflechten, die unter der Mastdarmschleimhaut liegen.*

Diese Krankheit hat eine ganz ähnliche Ursache wie die Arteriosklerose. Hämorrhoiden zeigen deutlich, daß man *seelisch »sitzengeblieben«* ist, d. h., man tut etwas oder geht einer Beschäftigung nach, die einen in der Entwicklung stehenbleiben läßt. Bei dieser Krankheit fällt das Sitzen schwer, weil es weh tut. Es wird dem Betroffenen von den Naturgesetzen gezeigt, daß er aufstehen sollte, um sich auf den Weg in Richtung Weiterentwicklung zu machen. Oft handelt es sich um eine falsche Partnerschaft, eine falsche Ehe oder eine andere zwischenmenschliche Beziehung, die einen nicht weiterkommen läßt. Es kann auch mit dem Beruf zu tun haben. Auf alle Fälle verliert man kostbare Zeit und Energie, und es gilt, die konkrete Ursache herauszufinden und zu beseitigen.

***Behandlungsmethode:*** siehe Ende des Kapitels »Blutgefäße«

### *Krampfadern*

*Durch Venenwandschwäche bzw. erhöhten Druck innerhalb des Gefäßes kommt es zu unregelmäßig schlauchförmig erweiterten und geschlängelten Venen.*

Hier gibt es sicherlich häufig eine gewisse Erbanlage. Aber wie schon erwähnt, kommt eine Erbanlage nicht unbedingt immer zur Wirkung. Eine Erkrankung erscheint erst, wenn man die auslösende Schwäche – die *Zeitverschwendung* – nicht bearbeitet.
Es sind häufig Frauen in den Fünfzigern, die an Krampfadern leiden. Sie befinden sich in einer Situation, in der sie keine Entwicklungsmöglichkeit mehr haben. Sie bleiben stehen, alles staut sich, eben auch das Blut in den Beinen.
Fast alle diese Patientinnen versorgten ausschließlich den Haushalt, der in den meisten Fällen schon recht klein geworden ist, denn die Kinder sind erwachsen und aus dem Haus. Allerdings ist eine Frau damit nicht mehr erfüllt und verbringt die Zeit dadurch

nicht sehr nutzbringend. Es wäre aber falsch, wenn erwachsene Kinder noch zu Hause wohnten und umsorgt würden, damit sich die Mutter ausgefüllt und gebraucht fühlt. Im Gegenteil: Junge Menschen sollten selbständig werden. So ist es zum Beispiel besser, wenn junge Erwachsene zum Studium in eine andere Stadt gehen. Frau Dr. Müller-Kainz weiß aus eigener Erfahrung, wie gut es war, daß ihre Tochter während ihres Studiums 600 Kilometer von ihr entfernt lebte. Da konnte sie nicht in Versuchung kommen, sie zu verwöhnen. Läßt sich nicht vermeiden, daß Studienort und elterlicher Wohnort zusammenfallen, ist es von den Naturgesetzen meist »genehmigt«, daß »das Kind« noch solange im Elternhaus wohnt. Die Mutter sollte aber dabei nicht ihre Zeit auf die Versorgung des jungen Menschen verwenden.
Mütter sollten sich schon mit 35 Jahren Gedanken machen, welchem Beruf sie nachgehen könnten, wenn die Kinder alt genug sind. Schon wenn das jüngste Kind zehn bis zwölf Jahre alt ist, sollte man nicht mehr nur den Haushalt versorgen. Die Kinder sollen lernen mitzuhelfen, was die persönliche Entwicklung aller Beteiligten fördert.
Aber auch Männer können Krampfadern bekommen. Im Fall eines Patienten war eine falsche Partnerschaft die Ursache. Die seelischen Entwicklungsstufen der beiden Menschen paßten nicht zusammen, so daß beide gehemmt waren. Dazu kam noch, daß die berufliche Situation des Mannes nicht zufriedenstellend war.
Wir befürworten es nicht unbedingt, Krampfadern operieren zu lassen, denn das hilft meist nur kurzfristig. Oft bilden sich später wieder Krampfadern, da die seelische Ursache nicht beseitigt wurde.

***Behandlungsmethode:*** siehe Ende des Kapitels »Blutgefäße«

## *Venenthrombose*

*Bei einer Thrombose wird ein Gefäß durch einen Blutpfropf (Thrombus) mehr oder weniger verschlossen. Dies geschieht meist in Venen, seltener in Arterien.*

Die Venenthrombose ist die gefährlichste Form einer Venenerkrankung. Da sie häufiger in den Beinen auftritt, ist sie eine Warnung dafür, daß man seelisch nicht vorankommt. In irgendeiner Beziehung »verschließt« man sich seiner persönlichen Weiterentwicklung.

Hier müssen alle Frauen vor der Einnahme der *Antibaby-Pille* gewarnt werden. Sie erzeugt sehr oft Thrombosen. In vielen Fällen führen diese zu Lähmungserscheinungen oder zum Tod. Wahrscheinlich ist zu wenig bekannt, daß viele Todesfälle in Folge der Pillen-Einnahme verheimlicht werden.

*Fallbeispiel*
Eine junge Frau hatte mit 31 Jahren einen Schlaganfall, und es blieben ihr halbseitige Lähmungserscheinungen zurück. Schon vor dem Schlaganfall bildeten Venenerkrankungen und Depressionen erste Warnzeichen. Es stellte sich schließlich heraus, daß dies alles eine Folge langjähriger Einnahme der Pille war.
Nach dem Schlaganfall hat ihr Mann sie übrigens verlassen.

Durch die Pille wird ein unnatürlicher Zustand der Schwangerschaft erzeugt. Es ist aber gegen die Naturgesetze, den Hormonhaushalt zu stören. Die Natur läßt sich nicht bestechen oder verändern.
Es ist vielleicht nicht angenehm zu hören, daß der Geschlechtsverkehr eigentlich dazu gedacht ist, Kinder zu zeugen. Sicherlich hat die körperliche Liebe mit einer jungen, gut funktionierenden Ehe zu tun; man sollte ja auch Kinder haben. Aber in späteren Jahren sollte man sich immer mehr bemühen, eine seelisch-geistige Liebe zu leben, eine Partnerschaft auf freundschaftlicher Basis. Die Pille ist eigentlich keine Lösung.
Außer den genannten Gefahren treten auch allgemeine Stoffwechselstörungen auf. Vielfach werden die Frauen sehr dick. Eine andere Folge, die sogar die häufigste von allen ist, sind Depressionen. Wir lernen daraus: Es ist eine »*Zeitverschwendung*« und man verliert Energie, wenn man seinen Hormonhaushalt durcheinanderbringt und sein Leben riskiert.

***Behandlungsmethode** für Arteriosklerose, Hämorrhoiden, Krampfadern und Venenthrombose:*
***Seelisch:*** Es stellt sich die Frage, wodurch man in seiner Entwicklung behindert wird, was man verändern sollte, damit man sich wieder weiterentwickeln kann. Hat man eine sinnvolle Aufgabe, die einen erfüllt, und beschäftigt man sich mit den richtigen Dingen? Die *Zeit* ist *gut genutzt*, wenn man in seiner Entwicklung vorwärtskommt.

Es ist oft nicht leicht, herauszufinden, wodurch die Persönlichkeitsentfaltung behindert wird, denn das setzt eine genaue Kenntnis der Zusammenhänge voraus. Hier ist es oft angebracht, Hilfe in Anspruch zu nehmen.
Außerdem ist bei der Bearbeitung dieser Probleme *Fleiß* besonders gefragt. Versuche ich wirklich alles, um voranzukommen? Ausreden oder das Suchen eines »Schlupfwinkels« bringen nicht weiter.
***Physisch:*** Auf eine *optimale Ernährung* mit den richtigen Fettarten sollte geachtet werden, wobei auf die *Entgiftung und Entschlackung* ein besonderes Augenmerk gelegt werden sollte.
Auf die Einnahme der Pille sollte verzichtet werden.

## 9.3. Blut

*Unser Blut hat hauptsächlich eine Transportfunktion, aber auch eine Abwehrfunktion gegenüber Krankheitserregern und körperfremden Stoffen, und es ist an der Ableitung überschüssiger Wärme aus dem Körperinneren beteiligt. Es besteht aus Blutzellen (rote und weiße Blutkörperchen, Blutplättchen) und Blutplasma.*

### *Blutarmut (Anämie)*

*Hierbei liegt eine Verminderung des roten Blutfarbstoffs vor, die meist auch mit einer geringeren Anzahl von roten Blutkörperchen einhergeht. Blutarmut entsteht durch Blutverlust, durch mangelnde Blutbildung oder gesteigerten Abbau roter Blutkörperchen.*

### *Perniziöse Anämie*

*Mangelanämien entstehen, wenn Bausteine des roten Blutfarbstoffs fehlen oder bestimmte Handlangerstoffe der Hämoglobinbildung fehlen.*
*Der rote Blutfarbstoff Hämoglobin wird im roten Knochenmark aus Eiweißbausteinen und aus Eisen aufgebaut. Neben diesen Bausteinen sind gewisse Biokatalysatoren erforderlich, vor allem das Vitamin $B_{12}$.*
*Bei der perniziösen Anämie liegt ein Vitamin-$B_{12}$-Mangel vor, aufgrund einer unzureichenden Vitaminzufuhr oder einer mangelnden Resorption im Darm.*

Anämie ist landläufig als Blutarmut bekannt. Der Patient hat nicht genügend rote Blutkörperchen und wird dadurch blaß. Diese Erscheinung ist symbolisch zu sehen. Man ist sozusagen auch seelisch »blaß«. Bei beiden oben genannten Blutkrankheiten ist *fehlender Mut* die Ursache. Man kann sozusagen nicht »Farbe bekennen«, die eigene Meinung nicht zum Ausdruck bringen, nicht aus sich herausgehen. Es gibt zum Beispiel junge Leute, die nicht den Mut haben, zu grüßen oder sich zu bedanken. Es ist ihnen peinlich. Mutlosigkeit kann auch zu *Zeitverschwendung* führen, und zwar insofern, als sich solche Menschen zwar sehr mit sich selbst beschäftigen, aber nicht den Mut aufbringen, sich selbst nach außen darzustellen. Sie machen sich sehr viele Gedanken, grübeln, aber trauen sich nicht, ihre Meinung zu äußern. So können sie keine Freunde finden, ziehen sich immer mehr zurück und werden oft zu Einzelgängern.

***Behandlungsmethode:***
***Seelisch:*** Die *Mutprobleme* sollten bearbeitet werden. Dabei gilt es, die Situationen wahrzunehmen, in denen man mehr Mut zeigen sollte. Das sind zunächst ganz alltägliche Situationen, wie laut und deutlich sprechen, klare Antworten geben, sich trauen, Fragen zu stellen, etwas höflich, aber bestimmt ablehnen usw. Das sind zu Beginn kleine Schritte, denn man kann nicht von einem Tag zum anderen ein mutiger Mensch werden. Mit ein bißchen Übung aber werden die Schritte immer größer.
***Physisch:*** siehe physische Behandlungsmethode von »Blutkrebs (Leukämie)«

### *Blutkrebs (Leukämie)*

*Leukämie ist eine Erkrankung der weißen Blutkörperchen, wobei es zu einer krankhaften Vermehrung kommt. Ihre Bildungsstätten in Knochenmark, Milz und Lymphknoten wuchern krebsartig. Es kommt zur Ausschwemmung von weißen Blutkörperchen ins Blut, oder ihre Vorstufen überfüllen das Knochenmark. Dadurch werden immer mehr rote Blutkörperchen und Blutplättchen verdrängt, so daß Symptome der Anämie und des Blutplättchenmangels hinzukommen können. Die vermehrten weißen Blutkörperchen sind aber nicht voll funktionstüchtig, und es können Infekte hinzutreten, die nicht abgewehrt werden können.*

Die seelische Hauptursache dieser Krankheit ist *Geltungssucht*. Man setzt seine Zeit hauptsächlich dafür ein, daß man zur Geltung kommt. Die Zeit ist also nicht gut genutzt, da sie nicht die persönliche Weiterentwicklung fördert. Wenn jemand seine Freizeit mit dem Bemühen verbringt, im Mittelpunkt zu stehen, dann ist das *Zeitverschwendung*.

*Fallbeispiel*
Ein Patient liebte es, Veranstaltungen und Feste zu besuchen, bei denen er gerne im Mittelpunkt stand, indem er oft fragwürdige Geschichten und Witze erzählte, die manchmal auch Kritik enthielten. Er freute sich, wenn die Leute darüber lachten und sich amüsierten. Er tat es allerdings nicht zur Freude der anderen, sondern hatte als Hauptmotiv, aufzufallen und ungeteilte Aufmerksamkeit zu bekommen.
Dieser Patient war von der Schulmedizin als »hoffnungsloser Fall« bereits aufgegeben. Er hat dann intensiv an sich gearbeitet und mit großer Selbstdisziplin die Gesundheitsanweisungen befolgt.
In seinem Fall arbeitete auch die Ehefrau gut mit und trug so zur Genesung bei. Sie kam zu allen Konsultationen mit, denn eine so schwere Krankheit ist auch für den Ehepartner und die ganze Familie von Bedeutung. Heute erfreut sich der Patient guter Gesundheit und geht mit den richtigen Motiven seinen beruflichen und privaten Zielen nach.

Oft kommt zur Geltungssucht noch *mangelnde Selbstdisziplin* hinzu. Die Patienten lassen sich immer wieder »gehen«. Das wurde bei dem gerade genannten Patienten gleich bei seinen ersten Fragen deutlich. Er wollte wissen, wie lange er die angeordnete Kostumstellung durchhalten müsse. Doch wenn man einmal mit einer so schweren Krankheit behaftet war, muß man bis zu seinem Lebensende auf gesunde Ernährung bedacht sein. Der Körper ist in jeder Hinsicht sehr empfindlich. Außerdem ist es eine Prüfung in Selbstdisziplin, ob man den richtig eingeschlagenen Weg auch durchhalten kann.
Es gibt natürlich viele weitere Möglichkeiten, im Mittelpunkt zu stehen. Manche Leute halten sich für die wichtigsten Mitglieder in allen möglichen Vereinen, andere leben ihre Geltungssucht in der Familie aus usw. (siehe auch die Liste der 70 Beispiele von Geltungssucht im Anhang des Buches).

***Behandlungsmethode:***
***Seelisch:*** Es geht vor allem darum, *demütiger* zu werden und kooperativ mit den Naturgesetzen zu leben. Man sollte weniger stur sein und flexibler seinen Weg gehen.
Es ist wichtig, den Wunsch zu entwickeln, das zu tun, was richtig ist, und vor allem das *richtige Motiv* hinter den eigenen Handlungen zu haben. Mit Selbstdisziplin sollte man an seiner Persönlichkeitsentfaltung arbeiten.
***Physisch:*** Bei allen Bluterkrankungen wird *Selbstdisziplin* von den Naturgesetzen besonders gefordert. Alle wichtigen Maßnahmen auf dem Gebiet der *Ernährung* müssen präzise durchgeführt werden.
Der Blutaufbau erfolgt am besten mit Hilfe von roten Säften aus Heidelbeere (Schwarzbeere), Holunder oder schwarzer Johannisbeere und durch Rote-Bete-Pulver. Diese Säfte enthalten *Molybdän,* das für die Funktion des Blutgefäßsystems und für die Blutbildung wesentlich ist. Bei Anämien tritt durch die Mutprobleme ein Molybdänmangel auf.
Auch *Eisen* sollte zugeführt werden. Es kann sehr gut über grüne Kräutergetränke, besonders durch Brennesselsaft (frisch oder als Pflanzenpreßsaft) aufgenommen werden. Es gibt auch zwei Mineralwasserarten, die viel Eisen enthalten; dies sind die Michelquelle und die Gudrunquelle in Österreich.
Eisen kann noch besser über die Haut als über den Verdauungstrakt aufgenommen werden. Zum einen sind Moorbäder in der Badewanne anzuraten. Hoch- oder Tiefmoore (z. B. Neydhartinger oder Schwanberger Hochmoor) enthalten sehr viele Mineralstoffe und Spurenelemente, vor allem aber Eisen.
Zum anderen ist ein Aufenthalt auf der Insel Elba zu empfehlen. Sie hat enorme Eisenvorkommen und hatte schon im Römischen Reich ein Eisenbergwerk. Frau Dr. Müller-Kainz hält aus diesem Grund dort Seminare, weil die meisten Menschen nicht genügend Eisen im Körper haben. Es gibt dort auch einen Mineralsee, der besonders viel Eisen mit einer Schwefelkombination enthält. Das ist eine wunderbare Hilfe.

## 9.4. Atmungsorgane

*Die Lunge besteht aus zwei Flügeln, die den größten Teil des Brustraums ausfüllen.*

*Die Atmung sorgt für den Gasaustausch im menschlichen Organismus, wobei lebenswichtiger Sauerstoff angeliefert wird, aber auch Schlacken abgeführt werden. Die Atemfrequenz bei Erwachsenen beträgt etwa 10 bis 15 Atemzüge pro Minute.*
*An der äußeren Atmung sind die Nase mit ihren Nebenräumen, der Kehlkopf, die Luftröhre, das Bronchialsystem, die Atmungsmuskeln und der Thorax sowie schließlich die übergeordnete Schaltstelle, das Atemzentrum, beteiligt.*
*Als innere Atmung werden der Sauerstoff- und Kohlendioxid-Transport im Blut, der Gasaustausch zwischen den Blut- und Gewebszellen und schließlich die Oxidationsvorgänge im Zellstoffwechsel bezeichnet.*

Alle Erkrankungen von Nase, Rachen, Luftröhre und Mund sind Auswirkungen von *mangelnder positiver Lebenssicht*. Die Patienten neigen dazu, Ereignisse nicht positiv sehen zu können, also die positive Seite einer scheinbar negativen Sache nicht zu erkennen. Die genannten Organe werden auch zum Sprechen benötigt. Wenn man also Kritik übt, läßt man negative Äußerungen (seine negative Lebenssicht) aus dem Mund heraus. Das fällt wieder auf einen selbst zurück in Form von Krankheiten.
Menschen mit mangelnder positiver Lebenssicht suchen die Fehler immer bei den anderen. Sie kritisieren die anderen auch entsprechend negativ. Besser wäre es, das Spiegelbild zu erkennen und sich zu fragen: »Welche Schwäche wird mir vor die Nase geführt, damit **ich** sie verbessere?«
Alle Erkrankungen der Lunge sind eine Folge davon, daß die *Zeitnutzung* nicht zur Genüge beachtet wird. Die Zeit wird nicht für Wesentliches eingesetzt, nämlich, um die Persönlichkeit zu fördern.
Wir brauchen die Lunge zum Atmen, zum Luftholen. Eine Lungenerkrankung zeigt, daß der Körper nicht genug Luft bekommt, auch im übertragenen Sinn. Man gönnt sich nicht genügend Pausen und Entspannung. Entweder schonen diese Patienten ihren Körper nicht, indem sie Tag und Nacht arbeiten, oder sie verwechseln Entspannung mit falscher Freizeitgestaltung, wie z. B. zu langem Aufbleiben oder einem ausgedehnten Nachtleben. Rauchen oder der Aufenthalt in verrauchten Räumen schadet der Lunge natürlich am meisten.
Krankheiten im Bereich der Atmungsorgane neigen im übrigen stark dazu, chronisch zu werden, d. h., sie verschwinden auch dann

nicht, wenn sie mit schweren Medikamenten wie Antibiotika oder Cortison behandelt werden. Man kann den chronischen Zustand allerdings vermeiden, wenn man die seelische Schwäche erkennt und bearbeitet.

### *Nasennebenhöhlenentzündung*

*Wenn Infektionen aus der Nasenhöhle weitergeleitet werden, kann es zu Entzündungen der Nasennebenhöhlen, vor allem der Kieferhöhle kommen. Seltener verursachen vereiterte Zahnwurzeln chronische oder akute Entzündungen. Die Symptome sind nicht sehr charakteristisch: Fieber, Blässe, Kopfschmerzen, besonders beim Bücken. Chronische Prozesse verlaufen oft symptomarm.*

Die starke Symbolkraft der Krankheiten in diesem Bereich ist besonders auffällig.

*Fallbeispiel*
Eine junge Frau hatte einen dauernden Nasenausfluß, der weder ein Schnupfen noch eine Allergie war. Im Laufe der Konsultation konnte sie dahin geführt werden, die Ursache selbst zu erkennen: Sie steckte die Nase dauernd in die Angelegenheiten anderer Leute hinein. Sie wartete geradezu darauf, daß jemand einen Fehler machte, um sich sofort darauf zu stürzen und zu kritisieren. Als sich die Patientin immer seltener *einmischte,* hörte auch die Nase auf zu tropfen.

Es gibt viele Patienten mit Nasennebenhöhlenentzündung, bei denen keine schulmedizinische Behandlung anspricht. Meist wurden Antibiotika und Cortison gegeben. Da eine Entzündung aber eine *Ausscheidung von Giften* darstellt, kann sie nicht besser werden, wenn man neues Gift hinzufügt. Nur eine sofortige Behandlung der wirklichen Ursache verhindert, daß eine Krankheit chronisch wird.

***Behandlungsmethode:*** siehe zusammenfassende Behandlungsmethode von Nasennebenhöhlenentzündung, Mandelentzündung, Husten und Heiserkeit sowie Bronchitis, Kapitel »Atmungsorgane«

### *Mandelentzündung (Angina)*

*Unter Mandelentzündung versteht man die entzündliche Erkrankung der Gaumenmandeln. Bei Kindern kann auch der gesamte lymphatische Rachenring entzündet sein. Handelt es sich um akute Infektionen, treten Fieber, Halsschmerzen und Erbrechen auf.*

Hier spielt wiederum die vierte Charaktereigenschaft – *negative Kritik* – eine Rolle.
Mandeln sind giftverarbeitende Organe. Wenn die Mandeln entzündet oder vereitert sind, so ist das ein Warnsignal, daß der Körper zu viele Gifte aufgenommen hat. Man sollte in der *Ernährung* bewußter sein und dem Körper nur Positives zuführen – die Ernährung sollte am besten umgestellt werden. Aber man sollte auch bedenken, daß »giftige« Worte ihre Spuren hinterlassen, und versuchen, mehr das Positive zu betonen.
Die Mandeln herauszuoperieren ist immer ungünstig. Sorgen Sie eher dafür, daß die Mandeln wieder gesund werden – das gilt übrigens für alle Organe –, und achten Sie auf eine Entgiftung und Entschlackung des Körpers.
Mandelentzündung bei Kindern unter zwölf Jahren ist ein sehr deutliches Signal für die Eltern, daß die Ernährung falsch ist. Vor allem bei Süßigkeiten sollte darauf geachtet werden, daß sie keine Farb- und Aromastoffe enthalten.

***Behandlungsmethode:*** siehe zusammenfassende Behandlungsmethode von Nasennebenhöhlenentzündung, Mandelentzündung, Husten und Heiserkeit sowie Bronchitis, Kapitel »Atmungsorgane«

### *Husten und Heiserkeit*

*Husten ist ein willkürliches oder unwillkürliches Ausstoßen von Luft durch plötzliche Öffnung der kramphaft verschlossenen Stimmritze unter dem Ausatemdruck. Es gibt einen trockenen Husten und einen begleitet von Schleim und Eiter.*
*Heiserkeit geht mit Veränderung des Stimmklangs und Einschränkung der Stimmleistung einher.*

Husten und Heiserkeit können Symptome bei schweren Erkrankungen sein. Sie treten aber auch als Warnsignale auf, z. B. bei *Rauchern*, um sie darauf aufmerksam zu machen, daß das Nikotin für

den Körper schädlich ist. Durch das Husten versucht der Körper Gifte auszuscheiden. Ebenso kann Heiserkeit ein Entschlackungsprozeß sein, da sich nachts oft Schlacken an die Stimmbänder setzen, so daß die Stimme morgens belegt ist.
Seelisch gesehen sollte man allgemein darauf achten, was aus dem Mund kommt: Verbreitet man Negatives? Kritisiert man andere? Oder verkauft man schädliche Produkte?

*Fallbeispiel*
Bei einer Zigarettenverkäuferin kam es so weit, daß sie ihre Stimme gänzlich verlor.

***Behandlungsmethode:*** siehe zusammenfassende Behandlungsmethode von Nasennebenhöhlenentzündung, Husten und Heiserkeit sowie Bronchitis, Kapitel »Atmungsorgane«.

### *Bronchitis*

*Hierbei liegt eine Schleimhautentzündung der Luftröhrenverzweigung oder der Bronchien vor. Man unterscheidet akute und chronische Formen. Besondere Kennzeichen sind Husten und Auswurf.*

Auch bei Bronchitis wird der Zusammenhang mit *negativer Kritik* deutlich. Die oft lang andauernden Hustenanfälle hindern einen am Sprechen. Man hat also Zeit genug, zu überlegen, was man als nächstes sagt. Und genau darauf wollen die Naturgesetze hinweisen: Es ist notwendig, darüber nachzudenken, was und wie man etwas sagt. Auch ist es eine Überlegung wert, ob man überhaupt etwas sagen sollte – mischt man sich vielleicht zu oft ungefragt ein?

*Spezifische physische Maßnahmen: Thymiansaft* lindert den Husten. Auch Salbei-, Holunder- oder Huflattichtee bringen Erleichterung. *Inhalationen* mit Kamille oder Eukalyptus wirken Reizungen entgegen.

***Behandlungsmethode*** *für Nasennebenhöhlenentzündung, Mandelentzündung, Husten und Heiserkeit sowie Bronchitis:*
***Seelisch:*** Man sollte die Charaktereigenschaft *positive Lebenssicht* bearbeiten, d. h. überlegen, was man sagt. Negatives sollte nicht mehr aus dem Mund kommen. Auch bei einer scheinbar positiven

Kritik ist Vorsicht angebracht, da man sich auch hier in andere Angelegenheiten *einmischen* kann, was *nicht richtig* wäre.
Weiterhin sollte man sich damit auseinandersetzen, das Leben positiver zu sehen. Es ist eine interessante Aufgabe, in jedem Ereignis das Positive zu suchen. Denken Sie dabei auch an das Naturgesetz des Spiegelbildes: Was kann ich daraus für mich ablesen und vor allem lernen?
***Physisch:*** Besonders wichtig sind *Entgiftung und Entschlackung.* Dabei helfen Birkensaft oder Borretschsaft (Pflanzenpreßsäfte) am besten. Man sollte ihn dreimal täglich, über einen längeren Zeitraum, vor den Mahlzeiten trinken. Achten Sie auf eine *gesunde Ernährung,* um dem Körper möglichst wenig Gifte und Schlacken zuzuführen.
Bei allen Entzündungen sind für einige Zeit große Mengen *Wobenzym®*, *Bactisubtil®* und *Vitamin C* aus natürlichen Quellen, die entzündungshemmend wirken, zu empfehlen.
Ein *Muttersaft aus Holunderbeeren* (naturrein) übt einen positiven Einfluß aus auf Entzündungen der Stirnhöhlen, Nasennebenhöhlen und Bronchien.

### *Bronchialasthma*

*Beim Asthma bronchiale kommt es anfallsweise zum Auftreten von Atemnot, wobei vor allem die Ausatmung erschwert ist. Einerseits kann sich die Bronchialmuskulatur verkrampfen. Andererseits verlegen sich die Atemwege durch entzündliche Anschwellung der Bronchialschleimhaut und durch zähes Sekret.*
*Es setzt eine Brustenge ein, die Atemnot steigert sich, und die Atmung wird mühsam und anstrengend. Der Patient ist ängstlich und unruhig.*
*Es gibt einen schweren Daueranfall (asthmatischer Zustand), der zur Überlastung des rechten Herzens und schließlich zu Kreislaufversagen führen kann.*

Die Hauptursache des Bronchialasthmas ist *Mutmangel.* Das Erscheinungsbild dieser Krankheit (der Patient ist unruhig, ängstlich, nach Luft schnappend) spiegelt dies sehr deutlich wider. Die Ängste führen zu einer Einengung der persönlichen Handlungsfähigkeit, sie engen so sehr ein, daß die Weiterentwicklung stark beeinträchtigt ist – die Patienten bekommen keine Luft.

Manchmal wirkt sich der Mutmangel auch auf die Charaktereigenschaft *positive Lebenssicht* aus – man hat die Tendenz, vor allem das Negative zu sehen und zu betonen. Aus Angst trauen sich die Betreffenden nicht, das Richtige zum richtigen Zeitpunkt zu sagen, und letztendlich kommt es dann nur zu Kritik. Sie kritisieren sich dabei aber selbst.

***Behandlungsmethode:***
***Seelisch:*** Es ist wichtig, sich immer mehr Freiraum zu schaffen, indem man versucht, die *Mutprüfungen* zu bestehen: Herausforderungen mit einem »Ja« anzunehmen und Falsches mit einem »Nein« abzulehnen. Mit der Zeit sollte auch die Intuition gestärkt werden, um besser zwischen richtig (= ja) und falsch (= nein) unterscheiden zu können.
Die Patienten sollten ihr Leben in die Hand nehmen und nicht die Umwelt für ihr Unwohlsein verantwortlich machen. Kritik an anderen bringt sie nicht weiter. Das *Negative* sollte *ins Positive umgewandelt* werden. Indem sie den eigentlichen Sinn des Negativen erkennen, können sie daraus lernen und entsprechende Konsequenzen ziehen.
***Physisch:*** Hier ist es wichtig, zu *entgiften* und zu *entschlacken*. Auch sollte man auf eine *gute Luft*, vor allem in den Räumen (staubfrei), achten.

### Lungenentzündung (Pneumonie)

*Lungenentzündung ist eine Bezeichnung für akute oder chronische entzündliche Prozesse des Lungengewebes, die meist durch Infektionen hervorgerufen werden. Die Symptome sind Husten, Auswurf, Schüttelfrost, hohem Fieber, Atemnot und Steigerung der Herzfrequenz.*

Lungenentzündung ist eine Warnung vor schwereren Lungenerkrankungen. Sie sollte ein Anstoß sein, sich mehr um seinen Körper zu kümmern. Der Lebensrhythmus, die Phasen der Anspannung (Arbeit) und Entspannung sollten so ausgerichtet werden, daß der Körper leistungsfähig bleibt – die *richtige Zeitnutzung* ist entscheidend.

***Behandlungsmethode:***
***Seelisch:*** siehe Ende des Kapitels »Atmungsorgane«

***Physisch:*** Eine Stoßtherapie mit *Wobenzym®*, *Bactisubtil®* und *Vitamin C* aus natürlichen Quellen ist hier angezeigt.
Weitere Maßnahmen siehe Ende des Kapitels »Atmungsorgane«

### *Lungenemphysem*

*Das innere Lungengewebe wird überdehnt, wobei es an vielen Stellen zur Verdünnung und schließlich zur Zerstörung der Lungenbläschenwand kommt. Dadurch verkleinert sich die innere Lungenoberfläche, die Lunge wird weniger belüftet und weniger durchblutet. Insgesamt findet dadurch der lebenswichtige Gasaustausch in der Lunge in vermindertem Maße statt.*

Lungenemphyseme werden vor allem durch *Rauchen* verursacht. Die Lunge wird nicht nur durch das Einatmen von Nikotin beeinträchtigt, sie wird auch von den Auswirkungen der Zeitverschwendung betroffen, die das Rauchen darstellt. Die Lungen werden nicht genügend mit Sauerstoff versorgt.

***Behandlungsmethode:*** siehe Ende des Kapitels »Atmungsorgane«

### *Lungentuberkulose*

*Die Tuberkulose ist eine chronische Infektionskrankheit mit kompliziertem und wechselvollem Verlauf. Die Erreger sind die Tuberkelbakterien, die recht widerstandsfähig sind. Übertragen werden sie durch Tröpfcheninfektion über die Atemwege. Der Krankheitsverlauf wird durch die Menge und Virulenz (Grad der Aggressivität) der Erreger sowie besonders von der Widerstandskraft des Organismus bestimmt. Der klinische Verlauf kann sehr unterschiedlich sein und ist meist recht uncharakteristisch.*

Lungentuberkulose tritt derzeit nicht so häufig auf, war aber die Geißel des 19. Jahrhunderts. Alexandre Dumas schildert in seinem Roman »Die Kameliendame« (Oper »La Traviata«) eine junge sogenannte »Gesellschaftsdame«, die durch ihr ungesundes Leben, durch den Aufenthalt in verrauchten Räumen, durch den gestörten Lebensrhythmus und durch die unregelmäßige Ernährung an Tuberkulose stirbt. Auch der Staub in den Räumen, wegen der vielen Tapeten und der schweren Vorhänge, war zur damaligen Zeit ein großes Problem.

Die seelische Ursache ist also in der *Zeitverschwendung* zu finden. Meist ist bei diesen Patienten eine unausgeglichene Lebensweise festzustellen. Der richtige Lebensrhythmus wird nicht eingehalten. Oft wird die Nacht zum Tag gemacht. Meistens wird auch nicht darauf geachtet, daß die Mahlzeiten regelmäßig eingenommen werden. Rauchen und Kaffeetrinken tun ein übriges.
Der Organismus wird überhaupt nicht geschont. Das unruhige Leben aber bedeutet einen übermäßigen Verbrauch von kostbarer Lebensenergie, so daß auch die übrige Zeit nicht effektiv genützt werden kann. Der Körper, der Tempel unserer Seele, unserer Persönlichkeit, wird vernachlässigt.
Tuberkulose wird auch »Schwindsucht« genannt. Dies drückt sehr gut aus, was geschieht: Der Organismus schwindet im wahrsten Sinn des Wortes dahin, weil man nicht genug Ordnung in seinem Leben hält.

***Behandlungsmethode*** *für Lungenentzündung, Lungenemphysem und Lungentuberkulose:*
***Seelisch:*** Es ist wichtig, daß man auf die *richtige Zeitnutzung* achtet. Dabei hilft die Beschäftigung mit nutzbringenden, schönen und anregenden Dingen.
Vor allem gehört dazu die Pflege von geistig-seelischen Freundschaften und der Gedankenaustausch mit richtigen Gesprächspartnern. Auch ist ein gesunder Lebensrhythmus entscheidend, was das Talent der *Selbstdisziplin* erfordert. Das Talent, den Körper gesund zu halten, wird gestärkt.
***Physisch:*** Viel Ruhe, *richtige Ernährung* und *Aufenthalt in frischer Luft*, möglichst in Bergluft, sind hier gefragt. Außerdem sind Sauermilchprodukte wegen der Mikroorganismen sehr wichtig und die Durchführung des *Frühstücksplanes* über längere Zeit, um das Immunsystem zu stärken. Süße Milch ist nicht zu empfehlen. Sie ist schlecht verdaulich, da bei Erwachsenen das Enzym Lactase zur Auswertung fehlt. Sehr gut dagegen ist Ziegenmilch.
Überdies sollte man regelmäßig *Moorbäder* und *Bäder mit ätherischen Ölen* (Thymian, Eukalyptus oder Heublumen) nehmen.

## 9.5. Stoffwechsel

*Der Stoffwechsel umfaßt alle biochemischen Vorgänge, die im menschlichen Organismus ablaufen. Der Körper nimmt Stoffe aus*

*der Nahrung auf, baut sie in energiereiche körpereigene Stoffe um und scheidet End- und Schlackenprodukte aus. Der Stoffwechsel dient der Erhaltung der Körpersubstanz und zur Aufrechterhaltung der Körperfunktionen.*
*Dabei spielt die richtige Ernährung eine wichtige Rolle, die dem Körper all das liefern sollte, was er benötigt.*

### *Fettsucht*

*Bei der Fettsucht kommt es zu einem deutlichen Übergewicht durch Fettansatz. Im Verhältnis zum Verbrauch wird zuviel gegessen. Außerdem leistet das Übergewicht anderen Krankheiten Vorschub, wie z. B. dem Bluthochdruck, der Gicht, dem Diabetes und der Arteriosklerose.*

Wie schon das Wort Fettsucht sagt, handelt es sich auch um eine Sucht. Man *sucht* aber an der falschen Stelle, bzw. man *sucht* eine Ersatzbefriedigung oder eine Kompensation für das, was einem anscheinend fehlt. Sehr oft kommt noch eine andere Sucht hinzu, wie Rauchen oder Trinken.

*Fallbeispiel*
Der Ehemann einer Patientin hatte sie oft betrogen; er fuhr mit anderen Frauen weg oder unternahm mit ihnen Ausflüge. Die Ehefrau fraß – im wahrsten Sinne des Wortes – ihr Unglücklichsein und vor allem ihre Eifersucht in sich hinein. Wenn sie nachts nicht schlafen konnte, ging sie in die Küche und »plünderte« den Kühlschrank. Mit der Zeit wurde sie natürlich immer dicker und somit unattraktiver. Und schon steckte sie in einem Teufelskreis.

Die seelische Ursache der Fettsucht ist in einer Schwäche bezüglich der dritten Charaktereigenschaft des Vergebens zu suchen. Diese Patienten können *nicht vergeben*, sie geraten ständig in Wut, haben alle möglichen Aggressionen und Rachegedanken und sind leicht eifersüchtig. Sie kompensieren ihre negativen Gefühle durch übermäßiges Essen. Die Redewendung heißt ja auch, man »frißt die Wut in sich hinein«.
Meist kommt ein *Mangel an Selbstdisziplin* hinzu. Man will sich etwas vermeintlich Gutes tun, man läßt sich gehen.
Warum zählt man Fettsucht zu den Stoffwechselerkrankungen?

Dabei sollte man im Auge behalten, daß der irritierte Stoffwechsel die **Wirkung** ist, nicht die Ursache.

Der Teufelskreis beginnt mit den negativen Gefühlen, die negative Auswirkungen auf den Körper haben. Die Störung besteht darin, daß man sich durch »giftige« Gedanken sozusagen »selbst vergiftet«. Durch das übermäßige Essen – meist ungesunder und sehr kalorienreicher Nahrungsmittel, die der Körper gar nicht zu verarbeiten vermag – entstehen vermehrt Stoffwechselgifte und Schlacken. Oft werden auch nachts noch große Mengen gegessen, wenn der Körper gar nicht auf Ernährung »eingestellt« ist.

Was sagt der Verdauungsapparat dazu? Die aufgenommene Nahrung muß zum größten Teil als Schlacke abgelagert werden. Es ist den Entgiftungs- und Ausscheidungsorganen nicht möglich, dieses vermehrte Nahrungsangebot zu bewältigen. Deshalb lagern sie diese Gifte und Schlacken in Depots ab. Wo immer sich diese auch befinden, schaden sie durch ihre negative Ausstrahlung den Zellen in ihrer Umgebung. Deshalb werden sie mit Fettgewebe umgeben, sie werden sozusagen »isoliert«. Die betreffende Person setzt Fett an. Ein Überangebot an Nahrung kostet den Körper auch sehr viel Energie. Wir wissen alle, daß man nach dem Essen müde ist, weil Energie für die Verdauung verbraucht wird. Daß der Stoffwechsel durch diese Vorgänge belastet wird, liegt auf der Hand.

Aber auch die Psyche leidet darunter. Mit zunehmendem Gewicht erreicht der Betreffende genau das, was er vermeiden wollte. Er ist frustriert und bekommt dann noch mehr Anlaß, all den falschen Gedanken nachzuhängen. Schließlich tröstet er sich wieder mit essen …

Essen ist also zu einer Kompensation geworden, und das wiederum ist *Zeitverschwendung.* Eine gewisse *Sturheit* spielt hier auch eine Rolle – der Betreffende ist nicht flexibel, läßt sich gehen. Er geht den bequemeren Weg und versucht nicht, das Problem an der Wurzel (= seelische Seite) anzupacken. Oftmals stellt sich auch *Selbstmitleid* ein, denn man fühlt sich benachteiligt. Irgendwann steht man der Situation schließlich hilflos gegenüber und beginnt, sich mit allem möglichen zu beschäftigen, um das Selbstwertgefühl zu stärken. Leider sind das oft die falschen Beschäftigungen, die wiederum der Persönlichkeit nicht zum Vorteil gereichen. Da die Fettsucht auch eine Art von Abhängigkeit symbolisiert, geraten die Betroffenen häufig zusätzlich in eine andere Abhängigkeit, z. B. in Form einer zwischenmenschlichen Beziehung oder einer Sekte.

Manche Fettsüchtige essen sogar aus purer Langeweile. Man kennt dieses Phänomen von Zugfahrten oder langen Schiffsreisen.
Nicht selten stellen sich bei Fettsucht auch Depressionen ein. Die Patienten haben nicht mehr genügend Energie, da sie die Hauptmenge an Energie bei der Verdauung verbrauchen.

***Behandlungsmethode:***
***Seelisch:*** Zuerst einmal muß der Patient sich über die genaue Ursache klarwerden und sich z. B. folgende Fragen stellen:
- Stimmt die Partnerschaft, oder ist eine andere zwischenmenschliche Beziehung nicht in Ordnung?
- Habe ich Gefühle der Wut oder Eifersucht?
- Bin ich vielleicht selbst der Anlaß für die Probleme im zwischenmenschlichen Bereich – wirke ich nicht interessant, habe ich nicht genügend Gesprächsthemen?
- Habe ich kein richtiges Lebensziel und fühle mich gelangweilt?
- Beschäftige ich mich mit den richtigen Dingen – kann ich mich durch diese Dinge weiterentwickeln?
- Was stört mich am anderen? Was wird mir gespiegelt?

Das Hauptziel ist es, ein *Lebensziel zu finden* und sich mit den richtigen und wesentlichen Dingen zu beschäftigen. Das Wichtigste dabei ist, die eigene *Persönlichkeit zu entfalten*.
Auch das Talent der *Selbstdisziplin* sollte gefördert werden.
***Physisch:*** Eine intensive *Entgiftung* und *Entschlackung* ist notwendig. Es dauert einige Zeit, bis die abgelagerten Gifte und Schlacken aus den Fettdepots herausgelöst sind. Um das Gewicht etwas schneller zu reduzieren, empfehlen wir einige Tage *Saftfasten*. Es sollte aber maximal sieben Tage durchgeführt werden. Es ist sogar besser, nur drei bis vier Tage zu fasten, dafür aber diese Fastentage öfter einzulegen. Das *Essen* sollte *bewußt ausgewählt* werden und darf natürlich nicht zu kalorienreich sein. Nehmen Sie langsam, aber stetig ab. Zu rasches Abnehmen verleitet dazu, wieder unvernünftig zu essen.

### ***Magersucht (Anorexia) · Bulimia nervosa***

*Bei der Magersucht handelt es sich meist um eine psychogene Eßstörung mit verzerrter Einstellung gegenüber der Nahrungsaufnahme, mit Angst vor Übergewicht, gestörtem Körperschema und Krankheitsleugnung. Sie betrifft überwiegend junge Frauen zwischen 14 und 18 Jahren.*

*In chronischen Fällen kann Magersucht in die Eß-Brech-Sucht (Bulimia nervosa) übergehen. Die Bulimie ist ebenfalls eine psychogene Eßstörung, bei der Nahrungsmittel, meist sehr kalorienreiche, innerhalb kürzester Zeit gegessen werden. Anschließendes Erbrechen dient dazu, daß das Körpergewicht im »normalen« Rahmen gehalten wird.*

Magersucht ist eine Krankheit, die fast nur bei jungen Mädchen, vor allem im Alter zwischen 14 und 18 Jahren, vorkommt. Es ist ein Alter, in dem die Mädchen, von den Naturgesetzen her gesehen, schon selbständig und unabhängig sind, weil das Alter von zwölf Jahren überschritten ist. Leidet ein Mädchen an Magersucht, zeigt dies *eine schlechte oder gestörte Mutter-Tochter-Beziehung* auf, wobei die eigentliche Ursache jedoch *Mutprobleme* sind.

*Fallbeispiel*
Die Patientin war die Älteste von drei Kindern, sie war 16 Jahre alt, 1,72 m groß, und sie wog nur 38 kg. Sie hatte noch keine Menstruation, was bei einem derartigen Untergewicht allerdings auch nicht möglich ist, da nicht genügend Energie dafür vorhanden ist.
Ihr Vater wollte für ein Haus sparen und gab seiner Frau kein Haushaltsgeld, obwohl er bei der Familie wohnte und auch dort aß. Die Mutter traute sich nicht, darauf zu bestehen, daß ihr Mann den Haushalt finanzierte. Und so ging die Mutter trotz ihrer drei Kinder putzen, um die Familie ernähren zu können. Die Kinder fühlten sich natürlich bald vernachlässigt.
Die Tochter sah, welches Leben die Mutter führte und daß diese nicht den Mut hatte, mit dem Vater zu reden. Deshalb lehnte die Tochter die Rolle der Frau unbewußt ab, denn sie selbst wollte so ein Leben, wie ihre Mutter es führte, nicht haben. Sie blieb also physisch gesehen ein Kind. Sie hatte nicht den Mut, sich dem Leben zu stellen. Die Tochter war gleichzeitig auch ein Spiegelbild für die Mutter. In ihrem Verhalten waren Vater, Mutter und Tochter sehr stur.
Während der Behandlung konnte die Patientin einen längeren Kuraufenthalt ermöglichen, so daß sie dann längere Zeit von der Mutter und der ganzen Situation zu Hause getrennt war. Dort konnte sie Stärke und Kraft für sich selbst entwickeln, ihre Rolle als Frau akzeptieren und ihr Leben in die Hand nehmen. Interessanterweise wurde das Haus nie fertiggebaut und blieb als Bauruine stehen.

Viele Magersüchtige wollen sich kein berufliches Ziel setzen. Auch ist interessant, daß sich diese Menschen oft gar nicht mager, sondern eher dick vorkommen. Beides zeigt einen Bruch mit der Realität, daher können dann auch Depressionen auftreten.
Es handelt sich nicht immer nur darum, daß diese Mädchen nicht essen wollen, sondern die Magersucht ist manchmal eine Art versteckte Freßsucht (Bulimie). So essen diese Patientinnen manchmal sehr viel und ganz durcheinander, aber dann erbrechen sie das Essen wieder, damit sie nicht zunehmen. Als Folge dieses Verhaltens tritt eine Stoffwechselstörung und Unterernährung mit Mangelerscheinungen auf.
Diese Verhaltensweise tritt auch bei Erwachsenen auf. Diese Frauen können sich selbst nicht akzeptieren und lieben und kommen mit der Realität nicht klar. Als Ersatzbefriedigung essen sie unkontrolliert in sich hinein. Als »Wiedergutmachung« führen sie dann Erbrechen herbei. Doch ist dies eine Selbstzerstörung.

***Behandlungsmethode:***
***Seelisch:*** Bedenken Sie, daß die Stoffwechselstörungen nur die **Wirkung** sind und die **Ursache** im seelischen Bereich zu suchen ist.
Mutter und Tochter werden beide in die Behandlung mit einbezogen. Sie haben beide eine ähnliche Schwäche und spiegeln sich gegenseitig. Sie sollten ihr Verhalten in bezug auf *Mut* und *Sturheit* ändern.
Die Tochter muß ihre innere Einstellung ändern, ihre Rolle als Frau annehmen und lernen, sich auf die eigenen Füße zu stellen. Sie ist aufgerufen, es besser zu machen als ihre Mutter.
Den Mädchen bzw. Frauen sollte erklärt werden, wie sie sich den eigenen Schwächen mit Mut und Ehrlichkeit zu sich selbst stellen und wie sie ihr Spiegelbild mit der Zeit besser erkennen und sich selbst verbessern können. Ein Lebensziel zu finden ist eine Herausforderung für sie, die sie annehmen sollten. Damit lernen sie auch, Verantwortung für sich zu tragen und ihr Leben selbst in die Hand zu nehmen.
***Physisch:*** Die *optimale Ernährung* ist wichtig: Eine vitalstoffreiche Nahrung mit reichlich Vitaminen und Mineralstoffen muß zugeführt werden, um die großen Mangelerscheinungen zu beheben. Auch an guten Fetten wie Olivenöl und an Kohlenhydraten darf nicht gespart werden, damit der Körper wieder zu Kräften kommt. So kann dann auch die Menstruation (wieder) einsetzen. Diese mo-

natliche Ausscheidung gehört zu einem gesunden weiblichen Körper. Sie ist ein Vorteil, den die Männer nicht haben. Der Organismus kann auf diese Weise Gifte und Schlacken regelmäßig ausschleusen.

### *Gicht*

*Gicht ist eine Stoffwechselstörung, bei der es zu einem erhöhten Harnsäurespiegel im Blut kommt. In der Folge wird Harnsäure in Gelenken, Schleimbeuteln und Sehnenscheiden abgelagert. Im weiteren Verlauf werden die Gelenkknorpel durch die eingelagerte Harnsäure zerstört, was zu Gelenkverformungen und schließlich zu Gelenkversteifungen führt. Die Harnsäureablagerungen in Schleimbeuteln und Sehnenscheiden verunstalten die Gelenke äußerlich.*

Gicht galt früher als Krankheit der Könige, denn nur diese konnten es sich leisten, täglich Fleisch zu essen. Hier spielt also die Ernährung eine entscheidende Rolle. Das *konzentrierte tierische Eiweiß* aus Fleisch, in großen Mengen gegessen, kann nicht vollständig abgebaut werden. Das Zwischenprodukt Harnsäure fällt vermehrt an und wird dann in den Gelenken gespeichert; die Gelenke werden steif.

An Gicht zu erkranken bedeutet, daß man in der Ernährung nicht flexibel genug ist. Sie sollte nämlich vielseitig sein, um den Körper mit allen wichtigen Nährstoffen in wertvoller Qualität und richtiger Menge zu versorgen. Dies wird am besten mit einer laktovegetabilen Kost erreicht.

Gicht hat zusammen mit rheumatischen Erkrankungen, Arthritis und Polyarthritis noch eine andere Ursache – nämlich die Tendenz zu einer *negativen Lebenssicht*.

Weitere Zusammenhänge (seelische Ursachen und Behandlungsmethode) finden Sie deshalb unter »Rheumatische Erkrankungen, Arthritis und Polyarthritis« im Kapitel »Muskeln und Knochen« beschrieben.

## 9.6. Magen

*Der Magen ist eine sackartige Erweiterung des Verdauungskanals. Die aufgenommene Nahrung gelangt hier in den Magen, wo sie durch den Magensaft für den Darm vorbereitet wird.*
*Die Magensäure denaturiert Eiweiß, tötet Bakterien ab und regt nach dem Übertritt in den Darm die Bauchspeicheldrüse zur Sekretion an. Sie stellt auch den optimalen Säuregrad her für die enzymatische Wirkung des Pepsins auf Eiweiß. Der Magenschleim hat die Aufgabe, vor mechanischer, enzymatischer und thermischer Schädigung zu schützen. Vor allem bindet er die Salzsäure als wichtigen Schutz gegen »Selbstverdauung«.*
*Die Kohlenhydratverdauung setzt schon im Mund durch ein im Speichel vorhandenes Enzym ein, und dieses wirkt weiter, bis es zur Durchmischung mit der Salzsäure kommt. Das Fett durchwandert den Magen unverdaut.*

### *Magenschleimhautentzündung (Gastritis)*

*Die akute Form entsteht infolge einer Reizung der Schleimhaut u. a. durch Überlastung, unzureichendes Kauen, hochkonzentrierten Alkohol oder Medikamente. Dadurch wird die Magenbewegung gestört, es kommt zu Völlegefühl, Appetitlosigkeit, Übelkeit, Aufstoßen und Erbrechen.*
*Die chronische Gastritis kann nach wiederholtem Auftreten der akuten Form entstehen; Reizungen und Entzündungen treten aber auch durch falsche Ernährung ohne akute Vorläufer und ohne Beschwerden ein. Zum Teil findet sich eine gewisse Schleimhautwucherung, wobei dann auch meist eine Übersäuerung des Mageninhaltes besteht. Eine sichere Diagnose kann nur durch eine feingewebliche Untersuchung der Magenschleimhaut gestellt werden, da kein einheitliches Krankheitsbild vorliegt.*

### *Magengeschwür · Zwölffingerdarmgeschwür*

*Ein Geschwür entsteht meist im Zusammenhang mit einer chronischen Gastritis.*
*Geschwüre in diesem Bereich kommen durch die Einwirkung von Magensalzsäure und Pepsin, einem eiweißspaltenden Verdauungsenzym, zustande. Es handelt sich also um eine Art Selbstverdauung der Magen- und Darmwand. Das Gleichgewicht zwischen den*

*schleimhautangreifenden und den schleimhautschützenden Faktoren (Schleimproduktion des Magens, Prostaglandine und eine ausreichende Durchblutung der Magenwand) ist gestört.*

Die seelische Ursache beruht auf einer Schwäche der zweiten Charaktereigenschaft – diesen Patienten *mangelt es an Mut*. Das kann alle Lebensbereiche und Situationen betreffen.
Gravierende *Fehler in der Ernährung* verschärfen die Situation. Vor allem ist Kaffee hier besonders schädlich. Er reizt immer die Magenschleimhaut. Selbst bei einem gesunden Magen entsteht eine Dauerreizung. Außerdem tötet Kaffee die wichtigen nützlichen Bakterien in Magen und Darm und vergiftet systematisch das Gehirn. Die Giftstoffe werden dann im Nervensystem abgelagert. Man wird nervös und aufgeputscht. Genauso schädlich für den Magen ist das Rauchen.

*Fallbeispiel*
Um darzulegen, wie sich Magen- und Zwölffingerdarmgeschwüre in diesem Bereich entwickeln und wie man wieder gesund wird, möchte Frau Dr. Müller-Kainz von ihrer persönlichen Erfahrung berichten. Im folgenden ihre Worte: Erst nach achtjähriger Ehe meiner Eltern kam ich als sehr schwächliches Baby auf die Welt. Meine Mutter hatte ständig Angst, daß ich sterben könnte. Diese Angst spiegelte sich in mir wider, indem ich von klein auf Probleme mit Magen und Darm hatte. Ich erbrach mich sehr häufig und konnte Auto- und Busfahrten nicht vertragen.
Menschen, die mich heute kennen, können sich gar nicht vorstellen, daß ich jemals Mutprobleme hatte. Als junges Mädchen hatte ich den Kosenamen »Gucki«, und man nannte mich oft »Gucki, der Angsthase«. Wenn mich jemand ansprach, wurde ich rot. Ich traute mich nicht, in Gesellschaft den Mund aufzumachen oder meine Meinung zu sagen. Ich fürchtete mich im Dunkeln oder in den alten Wiener Aufzügen, die vergittert waren und wie ein Käfig aussahen. Ebenso erging es mir mit Seilbahnen und Skiliften. Ich hatte oft Magenbeschwerden und schließlich eine Gastritis.
Mit 20 Jahren verlobte ich mich. Aber auch hier traute ich mich nicht, ich selbst zu sein. So begann mein Verlobter mit anderen Mädchen auszugehen. Damals wußte ich noch nichts von den Naturgesetzen und erkannte deshalb auch die Warnsignale nicht, die ich bekam. Schließlich wurde die Verlobung doch gelöst. Das war

der auslösende Moment – aus meiner Gastritis wurde ein Zwölffingerdarmgeschwür. Ich hatte starke Schmerzen und vertrug Salate und bestimmte Obstarten nicht mehr. Leider rauchte ich damals und trank auch Kaffee. Eine vernünftige Ärztin sagte mir, daß ich mit beidem sofort aufhören müsse, was ich dann auch tat.
Man brachte mich in die Klinik meines Großonkels, der damals in Wien eine Berühmtheit war. Dort mußte ich eine »Rollkur« machen, um die entzündete Magenschleimhaut zu beruhigen. Man trinkt bestimmte Flüssigkeiten und legt sich dann auf den Rücken, auf die Seite usw., um die Flüssigkeit sozusagen an den Magenwänden zu verteilen. Das war natürlich nur eine Symptombehandlung, die mir auch nicht half.
Ich bekam Beruhigungstabletten verabreicht, die die Schleimhaut reizten und mich vor allem noch mutloser machten. Nach dem Krankenhausaufenthalt setzte ich diese Medikamente sofort ab. Das führte zu Entzugserscheinungen, denn Medikamente sollte man langsam absetzen. Obwohl ich Schlafstörungen hatte, nahm ich trotzdem keine Beruhigungsmittel mehr. Damit bewies ich bereits etwas Mut, und ich hatte den ersten Schritt gemacht.
Da mir kein Arzt helfen konnte und ich mir sozusagen selbst eine Mutprobe geliefert hatte, war ich weniger ängstlich und nahm mir vor, genau das zu tun, wovor ich immer Angst hatte – nach dem Motto: »Jetzt erst recht!« Ich hörte auf, Problemen aus dem Weg zu gehen, und konnte sie immer besser lösen.
Mit 26 Jahren flog ich alleine nach Amerika, um eine Freundin zu besuchen. Aus dem Besuch wurde ein Aufenthalt von 14 Jahren. In den USA konnte ich erst recht meine Mutprobleme bearbeiten, denn meine Freundin kehrte bald nach Österreich zurück. Ich war ganz auf mich selbst gestellt. Ich suchte mir eine Arbeitsstelle und dann eine eigene Wohnung. Ich arbeitete damals bei einer Botschaft in Washington. So lernte ich mich durchzusetzen. Auch das Gesellschaftsleben in Amerika mit den vielen Parties zwang mich, aus mir herauszugehen.
Mein geheiltes Zwölffingerdarmgeschwür ist für mich der beste Beweis, daß eine Heilung nur möglich ist, wenn man die seelischen Ursachen einer Krankheit bearbeitet.

***Behandlungsmethode:***
***Seelisch:*** *Bearbeiten der Mutprobleme*: »Ja« sagen zu einer Herausforderung und »nein« sagen, wenn nein richtig ist.

Nicht immer sind Mutprobleme so vordergründig, daß sie leicht erkennbar wären. Man muß also zuerst herausfinden, in welchen Situationen man keinen Mut zeigt. Besonders bei Frauen liegt das Problem oft im zwischenmenschlichen Bereich. Sie opfern sich für andere auf, lassen sich fremdsteuern und verlieren dadurch ihre Persönlichkeit.

Dann gilt es, den ersten Schritt zu machen. Es ist nicht notwendig, gleich die schwierigste oder gravierendste aller Situationen auszuwählen. Aber eine einfache Situation, die sich oft wiederholt, ist eine gute Mutprobe, auch wenn sie zunächst unbedeutend erscheint. Schritt für Schritt gewinnt man mehr Selbstsicherheit. *Der Weg zu Selbstsicherheit und Unabhängigkeit führt über Mut.*

***Physisch:*** Die *Ernährung* muß optimal sein.

Spezielle Maßnahmen: Beginnen Sie mit einer *Neydhartinger Moortrinkkur*, und zwar mehrere Flaschen hintereinander. Die Moortrinkkur hat eine stark entzündungshemmende Wirkung und enthält viele Mineralien, die den Magen- und Darmtrakt günstig beeinflussen.

Anschließend führen Sie den *Frühstücksplan* durch. Die Mikroorganismen, die dabei zugeführt werden, sind eine große Hilfe bei der Eindämmung der Entzündung. Vor dem Frühstück trinken Sie den Saft einer halben Zitrone mit einem Glas Mineralwasser, um das Milieu im Magen-Darm-Trakt möglichst gut für das anschließende Frühstück vorzubereiten. Die Säure des Zitronensaftes schadet nicht, da sie im Körper nicht als Säure wirkt. Eventuell können Sie anfangs auch weniger Zitrone nehmen, wenn die Verhältnisse im Magen-Darm-Trakt noch ungünstig sind, da Sie die Moortrinkkur und den Frühstücksplan noch nicht lange durchgeführt haben.

## 9.7. Darm

*Der Darm reicht vom Magenpförtner bis zum After und ist somit der längste Teil des Verdauungstraktes.*

*Portionsweise wird die Nahrung vom Magen an den Darm weitergegeben.*

*Die Bauchspeicheldrüse neutralisiert den sauren Speisebrei und liefert alle zur Verdauung notwendigen Enzyme. Die Galle gibt Gallensäure ab, um bei der Fettverdauung behilflich zu sein.*

*Durch die Darmzotten wird die Oberfläche des Dünndarms ver-*

*größert, und hier werden auch die verdauten Nahrungsstoffe resorbiert, d. h. in die Blutbahn aufgenommen.*
*Im Dickdarm kommt es vor allem zu Wasserentzug, und unverdauliche und nicht verdaute Reste der Nahrung werden im Mastdarm bis zur nächsten Darmentleerung gespeichert.*

Viele Darmprobleme beginnen mit einem leichten Warnsignal wie z. B. Stuhlverstopfung und Durchfall. Seelisch gesehen handelt es sich bei den Darmerkrankungen um eine Mischung aus einigen Charakterschwächen. Und zwar treffen *Mutprobleme, Sturheit, Sich-Sorgen-Machen* und *Nicht-loslassen-Können* zusammen.

### *Blähungen (Flatulenz)*

*Bei Blähungen kommt es zu einer übermäßigen Gasansammlung im Magen-Darm-Kanal. Der Betroffene hat das Gefühl von Völle und Druck und versucht es durch den vermehrten Abgang von Winden zu beseitigen.*
*Drücken Magen und Darm nach oben, können sogar Herzbeschwerden auftreten.*
*Wenn ungenügend verdaute Speisen in tiefere Darmabschnitte gelangen, regen sie dort Fäulnis und Gärung an.*
*Häufig treten Blähungen im Zusammenhang mit Verstopfung auf.*

Der Darm ist ein hochkompliziertes und komplexes Organ, dessen Funktion weit über die Nahrungsverarbeitung hinausgeht. Zu Recht wird das Mikroökosystem Darm als Steuerzentrale des Wohlbefindens bezeichnet, denn die Bakterienflora spielt eine für unsere Gesundheit wesentliche Rolle. Die Darmflora ist ein wichtiger Teil des körpereigenen Abwehrsystems und ist für eine sehr große Stoffwechselleistung verantwortlich.
Blähungen können eine bakterielle Fehlbesiedlung anzeigen. Sie können auch verstärkt bei Umstellung auf eine vollwertige Kost auftreten. Denn bei falscher Ernährung sind viele Fäulnisbakterien im Darm. Diese treten dann mit den Ballaststoffen und positiven Bakterien der vollwertigen Nahrung in Konflikt.
Bei Blähungen sollten aber auch vor allem die seelischen Aspekte in Betracht gezogen werden. Im Vordergrund steht die Sturheit, das Festhalten an z. B . falschen Gewohnheiten, Schwächen, Menschen oder »Mühlsteinen«, d. h. das »Nicht-loslassen-Können«.

***Behandlungsmethode:***
***Seelisch:*** siehe Ende des Kapitels »Darm« und Anhang »Bearbeitung von Sturheit«.
***Physisch:*** siehe auch Ende des Kapitels »Darm«.
Um die Nahrungsauswertung zu fördern, kann das Enzympräparat Enzyvit (Bezugsquelle: allVita, Kempten) zu den Mahlzeiten empfohlen werden. Unterstützende Gewürze sind auch Kümmel, Anis und Fenchel. Bei Hülsenfrüchten sollte immer Essig beigefügt werden, damit sie besser ausgewertet werden können. Gründliches und bewußtes Kauen und gutes Einspeicheln sind ebenfalls eine große Hilfe. Bitte achten Sie auch auf die Zusammenstellung der Mahlzeiten (siehe Buch »Vital und jung bleiben«).

## *Durchfall (Diarrhöe)*

*Im Verlauf der Dickdarmpassage entsteht durch Wasserentzug der geformte Stuhl, der sich aus unverdaulichen Nahrungsresten wie z. B. Zellulose, aus Bakterien und abgeschilferten Darmschleimhautresten zusammensetzt. Dieser Prozeß der Stuhleindickung kann auf verschiedene Weise gestört sein, so daß es zu einem dünnen, meist auch vermehrten Stuhl kommt. Die Folgen sind Störungen im Wasser- und Salzhaushalt.*
*Da die Darmbewegungen nervös gesteuert werden, kann es z. B. sein, daß Angst, Spannung und Schreck entsprechenden Einfluß darauf nehmen – viele kennen kurz andauernde Durchfälle bei Prüfungsangst. Durchfälle können aber auch ernste Erkrankungen anzeigen.*

Durchfall scheint auf den ersten Blick das Gegenteil von Stuhlverstopfung zu sein, hat aber ähnliche seelische Ursachen. Da man meist mehrmals zur Toilette gehen muß, ist man sozusagen an sie »gebunden«. Das spiegelt wider, daß man auch anderweitig an etwas gebunden ist, was man nicht loslassen kann. Durchfall veranlaßt den Betreffenden, auf der Toilette »hängenzubleiben«, als Zeichen dafür, daß er an etwas hängt, an dem er nicht hängen sollte. Der Durchfall zeigt, daß er *loslassen* muß.
Durchfall ist oft aber auch das Resultat von anderen Darmerkrankungen wie Colitis oder Morbus Crohn. In diesen Fällen ist Durchfall ein Symptom.
Tritt Durchfall bei einer Magen- und Darmgrippe auf, so handelt es sich um eine Maßnahme, die der Organismus ergreift, um Gifte und

Schlacken möglichst schnell und gründlich loszuwerden. Die Viren, die dabei im Spiel sind, dienen als Auslöser. Diese Reinigungsprozesse sind unangenehm, aber notwendig und von großem Nutzen.

### *Stuhlverstopfung (Obstipation)*

*Als Stuhlverstopfung (Obstipation) bezeichnet man eine verzögerte oder erschwerte Darmentleerung. In der Regel kommt es zu einer Darmentleerung pro Tag. Die Ernährung spielt hier eine wesentliche Rolle. Ballaststoffreiche Nahrungsmittel fördern die Peristaltik (Darmbewegung), indem sie die vorwärtstreibende Muskulatur reizen.*
*Stuhlverstopfung kann Begleit- oder Folgeerscheinung von Veränderungen im Magen-Darm-Trakt oder anderer Erkrankungen sein.*

### *Darmverengung · Darmverschluß*

*Das Darmrohr kann u. a. durch entzündliche Verklebungen, Darmgeschwülste, Gallensteine oder Brucheinklemmungen verlegt werden. Das Erscheinungsbild kann verschieden sein, je nachdem, wo das Hindernis sitzt, ob es sich nur um eine Verengung oder um einen vollständigen Verschluß handelt. Es spielt auch eine Rolle, ob nur der Durchgang für Kot gesperrt ist oder ob die Darmdurchblutung gestört ist.*

Die Verstopfung hat Symbolcharakter. Man hält an etwas fest, was man nicht loslassen möchte. Man ist in gewisser Weise *stur.*
Oftmals stecken auch Ängste und Hemmungen dahinter, die gewisse *Mutprobleme* aufzeigen. Man macht sich Sorgen und fürchtet, daß etwas Unangenehmes oder Schlimmes passieren könnte. Tritt eine Verstopfung nur tageweise auf, ist relativ leicht herauszufinden, worum es sich handelt. Bei länger anhaltender Verstopfung sollte man gründlich nachdenken, ob man vielleicht stur an einer schlechten Gewohnheit, an einer Person oder an einer Lebenssituation, die geändert werden sollte, festhält oder ob eine Abhängigkeit besteht. Auf keinen Fall sollte man die Sache auf sich beruhen lassen, denn es besteht immerhin die Gefahr des Darmverschlusses. Bei einem Darmverschluß handelt es sich bereits um extreme Sturheit.

***Behandlungsmethode:*** siehe Ende des Kapitels »Darm«

**_Enteritis regionalis Crohn (früher: Morbus Crohn) · Colitis_**

*Enteritis regionalis Crohn nennt man eine unspezifische Entzündung, die alle Abschnitte des Magentraktes von der Speiseröhre bis zum After befallen kann, meist jedoch eher im unteren Darmbereich vorkommt. Es treten krampfartige Bauchschmerzen, Durchfall, Gewichtsverlust und Fieberschübe auf.*
*Colitis ist speziell die Entzündung des Dickdarms.*

Bis jetzt kamen nur männliche Morbus-Crohn-Patienten in die Praxis. Bei ihnen kann man immer ein gewisses Quantum an *Sturheit* feststellen, manchmal auch die Tendenz, aggressiv zu sein. Sie wollen stur etwas nicht loslassen. Es ist also die dritte Charaktereigenschaft betroffen.

*Fallbeispiel*
Bei einem jungen Patienten waren es gleich mehrere Dinge, die er loslassen mußte, um gesund zu werden. Vor allem seine Arbeitsstelle war für ihn nicht richtig. Er mußte als zusätzliche Belastung täglich zirka 160 Kilometer für die Hin- und Rückfahrt zurücklegen. Auch seine Ehe behinderte seine Persönlichkeitsentfaltung. Doch er war ein sehr intelligenter und begabter Mann und lernte, das Falsche loszulassen, um nicht stehenzubleiben und sich weiterentwickeln zu können.

**_Behandlungsmethode:_** siehe Ende des Kapitels »Darm«

**_»Blinddarmentzündung« (Appendizitis)_**

*Bei der sogenannten Blinddarmentzündung ist nicht der Blinddarm, sondern der Wurmfortsatz erkrankt. Der Wurmfortsatz ist ein kleines Anhängsel des Blinddarms rechts unten im Bauchraum. Er ist ein weitgehend rückgebildetes Organ, das keine nennenswerte Funktion mehr erfüllt. Kommt es zur Entzündung (meist im Kindes- und Jugendalter), treten krampfartige Bauchschmerzen, Übelkeit, Erbrechen und Fieber auf.*

Für gewöhnlich wird eine Operation vorgenommen, denn man kann einen Durchbruch nicht riskieren. Sie gehört zu den wenigen Operationen, die von den Naturgesetzen »genehmigt« ist. Der Wurmfortsatz hat nämlich keine besondere Funktion und wird daher nicht unbedingt benötigt. Trotzdem ist eine »Blinddarment-

zündung« als Warnung anzusehen. Denn auch hier liegt eine Art von *Sturheit* vor.
Sind die Kinder jünger als zwölf Jahre, hängt die Ursache mit den Eltern zusammen – sie sind auf irgendeinem Gebiet inflexibel bzw. halten an etwas fest.
Betrifft die »Blinddarmentzündung« Jugendliche von über zwölf Jahren, so will ihnen diese Entzündung etwas sagen: Der Blinddarm mit dem Wurmfortsatz liegt im Unterleib. Somit wird ein Hinweis, eine Vorwarnung gegeben, nicht zu früh körperliche Beziehungen einzugehen, sondern sich mehr auf seelisch-geistige Freundschaften zu konzentrieren.
Eine »Blinddarmentzündung« kann aber auch auf schlechte Ernährungsgewohnheiten deuten. Es ist für Kinder und Jugendliche sehr wichtig, den Körper *gut zu ernähren* und mit allen wichtigen Nährstoffen zu versorgen, da in diesem Alter noch viele Wachstums- und Aufbauprozesse stattfinden.

***Behandlungsmethode:*** siehe Ende des Kapitels »Darm«

### *Pilzkrankheiten (Candida-Mykosen)*

*Candida albicans ist ein Hefepilz, der überall vorkommt und zunächst harmlos ist. Ist z. B. das Immunsystem geschwächt – beispielsweise nach Einnahme von Medikamenten (Antibiotika, Cortison o.a.) oder aufgrund einer Grunderkrankung (Diabetes, Krebs o.a.) – kann er stark vermehrt auftreten und Beschwerden verursachen. Er wächst nur unter bestimmten Bedingungen, nämlich dann, wenn vor allem schnell verfügbarer Zucker (Haushalts-, Fruchtzucker, Honig oder andere Süßmittel) vorhanden ist.*

Tritt der Candida-Pilz im Darm auf, ist dies ein Zeichen von *extremer Sturheit*. Einfache Pilzerkrankungen, z. B. auf der Haut, deuten schon darauf hin. Die Lokalisation im Darm verstärkt den Hinweis. Es ist also höchste Zeit, sich Gedanken darüber zu machen, in welchem Bereich man stur ist. Bleibt man beim falschen Beruf, in der falschen Ehe/Partnerschaft oder an einer falschen Freizeitbeschäftigung hängen, von der man nicht loslassen möchte?

*Fallbeispiel*
Ein Patient war sozusagen ein »Hansdampf in allen Gassen«. Er besuchte viele Vorträge und Seminare über die verschiedensten The-

men und Richtungen. Schließlich hörte er auch die Vorträge und Seminare von Frau Dr. Müller-Kainz. Er war von den Naturgesetzen überzeugt und konnte die Zusammenhänge sehr gut verstehen und umsetzen. Doch er hielt stur an seiner alten Gewohnheit fest, viele »Hokuspokus«-Veranstaltungen zu besuchen. Daraufhin bekam er eine Candida-Pilz-Erkrankung im Darm.

Wenn man die Zusammenhänge der Naturgesetze kennt, sollte man mit ihnen arbeiten. Dann noch weiterhin nach Hilfe »von außen« zu suchen ist Zeitverschwendung. Nur der Blick »nach innen« – sich selbst erkennen und verbessern – kann einen wirklich weiterbringen. Die Hefepilze sind recht hartnäckig zu bekämpfen, da die Sturheit auch sehr fest verankert ist. Die Pilze sind stur, weil der Mensch stur ist.

***Spezifische physische Maßnahmen:*** Die allgemeinen ärztlichen Diätempfehlungen bei Candida-Erkrankungen sollten natürlich befolgt werden. Zucker und alle zuckerhaltigen Nahrungsmittel sind dabei zu meiden. Weiterhin sollte man auf möglichst viele Ballaststoffe achten.
Hefeprodukte haben nichts mit dem Hefepilz zu tun. Das Wachstum der Hefepilze wird nicht durch Hefe, sondern durch Kohlenhydrate (vor allem aus Süßigkeiten und Weißmehlerzeugnissen) gefördert. Die empfohlene flüssige Bierhefe kann also ohne weiteres getrunken werden.

***Behandlungsmethode*** *bei Blähungen, Durchfall, Stuhlverstopfung, Darmverengung/Darmverschluß, Enteritis regionalis Colitis, »Blinddarmentzündung« und Pilzkrankheiten:*
**Seelisch:** Hier ist vor allem Arbeit an den Charakterschwächen *Mutlosigkeit, Sturheit, Nicht-loslassen-Können* und *Sich-Sorgen-Machen* notwendig. Sturheit ist gekennzeichnet durch Angst vor neuen Situationen (beruflicher oder privater Natur). Man hat nicht den Mut zu Veränderungen und möchte Altes nicht loslassen. Macht man sich zu viele Sorgen, kann man das Richtige nicht erkennen. In Zukunft sollten Redewendungen wie »Das habe ich schon immer so gemacht« oder »Das habe ich noch nie gemacht« nicht mehr fallen. Vor allem Sätze, die mit »aber« beginnen, sind ein Zeichen von Sturheit. Es wäre besser, nicht gleich zu widersprechen, sondern es sich erst durch den Kopf gehen zu lassen, was der andere vorschlägt.
Falsche Partnerschaften oder Freundschaften sollte man loslassen,

denn sie behindern die eigene Weiterentwicklung. Es kostet vielleicht etwas Mut, diese schlechten Verbindungen zu lösen, aber man kann nur dabei gewinnen.
Die Bearbeitung von Sturheit lesen Sie bitte unter »Vergeben«, Kapitel »Die Seele des Menschen« und im Anhang nach.
***Physisch:*** Mehrere Wochen lang sollten Sie die *Neydhartinger Moortrinkkur*, anschließend den *Frühstücksplan* (mit erhöhter Menge an Bakterienpräparaten) durchführen, um genügend wichtige Bakterien zuzuführen, die für die Arbeit der Verdauungsorgane unerläßlich sind. Außerdem bauen Sie Ihr Immunsystem dabei auf.
Generell ist auf eine möglichst *optimale Ernährung* zu achten. Vor allem Vitamine und Ballaststoffe in Form von Obst, Gemüse und Getreide sollte man zu sich nehmen, um die Darmtätigkeit so rasch wie möglich wieder anzuregen. Entscheidend ist, daß der Darm schnell wieder in Ordnung kommt, da er eines der wichtigsten Organe darstellt.
Bei entzündlichen Erkrankungen ist zusätzlich ein Stoß mit *Bactisubtil®*, *Wobenzym®* und *Vitamin C* aus natürlichen Quellen angezeigt.

## 9.8. Bauchspeicheldrüse

*Sie liegt im oberen Bauchraum quer hinter dem Magen und mündet zusammen mit dem Gallengang in den Zwölffingerdarm. Einerseits bildet sie die Hormone Insulin und Glukagon, andererseits produziert sie einen bis eineinhalb Liter Verdauungssaft. Beide Funktionen stehen in engem Zusammenhang.*
*Insulin wird von den sogenannten Langerhans-Inseln (Zellgruppe innerhalb des Drüsengewebes) hergestellt und beeinflußt den Energieumsatz. Glukagon hat Einfluß auf den Energieverbrauch.*
*Der Verdauungssaft enthält Enzyme für die Fett-, Eiweiß- und Kohlenhydratverdauung.*

Die seelische Ursache bei Erkrankungen der Bauchspeicheldrüse ist die *Geltungssucht*. Diese Patienten wollen immer *gelobt und anerkannt* werden. Sie zeigen ein etwas kindliches Verhalten, eine Art von »Verwöhnt-werden-Wollen«.
Die Art der Geltungssucht ist jedoch sehr individuell und muß in jedem einzelnen Fall genau abgeklärt werden (siehe Anhang).

***Behandlungsmethode:*** siehe Ende des Kapitels »Bauchspeicheldrüse«

## *Diabetes mellitus*

*Diabetes mellitus ist die sogenannte Zuckerkrankheit. Der Krankheitsbegriff steht für verschiedene Formen der Glukose-Stoffwechselstörung mit unterschiedlicher Symptomatik. Das gemeinsame Merkmal: ein absoluter oder relativer Mangel an Insulin, wodurch Blutzucker- und Harnzuckerspiegel steigen. Dies zeigt an, daß die Kohlenhydratverwertung ungenügend ist, aber auch der Fett- und Eiweißstoffwechsel sind betroffen.*
*Insulin senkt den Blutzuckerspiegel, so daß ein Blutzuckergehalt von etwa 3,9–6,4 mmol/l garantiert ist.*

Wenn der Zuckerhaushalt gestört ist, wird üblicherweise Insulin injiziert. Das hat zur Folge, daß die Bauchspeicheldrüse ihre Tätigkeit bald ganz einstellt. Sie hört auf zu arbeiten, denn sie wird nicht gebraucht. Man sollte aber im Gegensatz dazu versuchen, sie wieder zu regenerieren. Ist die Bauchspeicheldrüse durch die Insulin-Spritzen erst einmal erlahmt, so ist es sehr schwierig und kaum möglich, diesen Prozeß rückgängig zu machen.

*Fallbeispiel*
Das Ehepaar hat schon erwachsene Kinder, und doch bekommen sie im Alter von 42 (die Frau) bzw. 52 (der Mann) noch Nachwuchs. Es ist nicht mehr das richtige Alter, Kinder zu bekommen, die Eltern haben nicht mehr die Nerven und die Energie, ihnen die richtige Erziehung zu geben – sie könnten ja die Großeltern sein. Im Alter von sechs Jahren erkrankt das Kind schwer an Diabetes. Die Mutter ist nämlich den ganzen Tag beruflich in ihrem Laden beschäftigt. Am Abend hat sie Schuldgefühle, weil sie nicht genügend Zeit für das Kind hat, und verwöhnt es dann sehr. Der Vater möchte diesem Verwöhnen entgegenwirken und ist sehr streng mit dem Kind und schreit es an. Die ganze Situation ist nicht sehr günstig, was sich in der Krankheit des Kindes zeigt.
Das Kind hat Diabetes bekommen, um **beiden** Elternteilen ihre *Geltungssucht* vor Augen zu halten. Die Mutter zeigt eine eher »weibliche« Art, indem sie das Kind verwöhnt, um von ihm geliebt und anerkannt zu werden. Der Vater hingegen stellt die »männlichere« Seite der Geltungssucht dar: Er mischt sich in vieles ungefragt ein und möchte das Kind extrem autoritär erziehen.
Das Kind lebt also in einem ständigen Spannungsverhältnis: Es wird

einerseits von der Mutter sehr verwöhnt und andererseits von dem Vater sehr streng behandelt.
Als Folge von Diabetes werden auch andere Organe angegriffen, besonders die Augen. Die Patienten sehen immer schlechter, sie sehen sozusagen den richtigen Weg nicht – nämlich den Hinweis, daß Diabetes nur ein Anstoß ist, eine bestimmte Charakterschwäche – die Geltungssucht – abzubauen.

***Behandlungsmethode:***
***Seelisch:*** Bei Diabetes mellitus (und allen anderen Erkrankungen der Bauchspeicheldrüse) muß unbedingt die *individuelle Form der Geltungssucht* abgeklärt werden.
Auf alle Fälle sollte man aber lernen, richtige Handlungen *um ihrer Richtigkeit willen* zu tun und weil sie der eigenen Persönlichkeit zugute kommen und nicht, um von anderen anerkannt zu werden. Das Ziel ist, richtig zu handeln, eine Sache gut zu machen, *ohne* daß man das Ergebnis zur Schau stellt und *ohne* Lob zu erwarten. Die ausschlaggebende Frage lautet: Warum entscheide ich mich so, aus welcher Motivation heraus geschieht dies? Nur mit Ehrlichkeit zu sich selbst kann man sich selbst erkennen und verändern.
***Physisch:*** Achten Sie bei der Ernährung darauf, daß Sie nicht zu viele Kohlenhydrate zu sich nehmen, vor allem aber keine falschen Arten von Kohlenhydraten. Auch Honig ist nicht empfehlenswert, ausgenommen *Tupelohonig* (Bezugsquelle: allVita, Kempten). Tupelohonig ist ein tropischer Blütenhonig, der leichtverdauliche Zuckerarten enthält und in kleinen Mengen auch von Diabetikern gegessen werden kann.
Natürliches Inulin, das die Bildung von Insulin begünstigt, kann durch *Topinambur* täglich zugeführt werden. Topinambur ist eine bis über zwei Meter hohe Staude und trägt unterirdisch spindelförmige, kartoffelgroße Knollen. Sie ist eine stark wuchernde Pflanze und wächst auch in unseren Breiten sehr gut. Inzwischen gibt es auch Topinamburpulver und -flocken (Bezugsquelle: allVita, Kempten), das genommen werden kann, wenn keine frischen Topinambur zur Verfügung stehen. Bei Kindern und im frühen Stadium von Diabetes kann Inulin die Bauchspeicheldrüse wieder so weit anregen, daß die Insulin-Spritzen mit der Zeit abgesetzt werden können. Aber natürlich nur unter der Bedingung, daß man die Geltungssucht abgebaut hat!
Bei einer entzündlichen Erkrankung der Bauchspeicheldrüse emp-

fehlen sich hohe Dosen *Wobenzym*®, *Bactisubtil*® und *Vitamin C* aus natürlichen Quellen als besonders entzündungshemmende Kombination.

## 9.9. Leber

*Die Leber ist die größte Drüse unseres Körpers. Sie nimmt eine zentrale Stellung im Stoffwechsel ein, u. a. ist sie auch am Blutabbau beteiligt. Sie hat enge Beziehungen zum Fett- und Eiweißstoffwechsel, speichert Kohlenhydrate und stellt diese bereit.*
*Der Blutfarbstoff wird hier in Gallenfarbstoff umgewandelt und als solcher zusammen mit den Gallensäuren in der Lebergalle ausgeschieden. Schließlich spielt die Leber bei der Entgiftung des Organismus eine entscheidende Rolle.*

Die Leber ist ein Entgiftungsorgan. Wenn sie nicht funktioniert, ist man nicht mehr lebensfähig. Gifte und Schlacken, die durch den Stoffwechsel entstehen, müssen bearbeitet, bereinigt und ausgeschieden werden. Bei *schlechter Ernährung* fallen entsprechend mehr Gifte an, wodurch die Leber leicht überlastet werden kann.
Die seelische Ursache von Lebererkrankungen ist bei den Schwächen in der Charaktereigenschaft *Vergeben* zu suchen. Es handelt sich also um Menschen, die nicht vergeben können, leicht zornig werden, sich aufregen oder ärgern, neidisch oder eifersüchtig sind. Die Kenntnis dieser Zusammenhänge spiegelt sich im Volkswissen wider. Man sagt »Es ist mir eine Laus über die Leber gelaufen«, »Ich ärgere mich grün und gelb« oder »Da wird sie gelb vor Neid«.
Schlechte Leberwerte sind also ein Alarmsignal, daß man dringend sein Verhalten ändern soll. Wer sich innerlich mit negativen Gefühlen – Ärger, Wut – überlastet und somit auf Dauer vergiftet, bekommt dies auf körperlicher Ebene widergespiegelt. Die Leber wird mit diesen Giften – von außen durch schlechte Ernährung und von innen durch das Nicht-vergeben-Können – nicht mehr fertig.

*Fallbeispiele*
- Eine Patientin konnte ihrem Bruder wegen Familienangelegenheiten nicht vergeben und schleppte dies jahrzehntelang mit sich herum – die Leber war dann eines Tages der Belastung nicht mehr gewachsen.
- Ein Patient war wie ein »Vulkan«, der bei jeder Kleinigkeit »aus-

brach« – er regte sich über alles gleich auf. Diese ständigen »Eruptionen« konnte die Leber nicht verkraften und erkrankte schließlich.

***Behandlungsmethode:*** siehe Ende des Kapitels »Leber«

### *Gelbsucht (Ikterus)*

*Die Gelbsucht ist keine eigenständige Erkrankung. Sie ist ein Krankheitszeichen als Folge verschiedener Erkrankungen der Leber und Gallenwege.*
*Die wichtigsten Ausscheidungsprodukte der Lebergalle sind die Abbaustufen des roten Blutfarbstoffes, die Gallenfarbstoffe. Es kommt zur Gelbsucht, wenn der Ausscheidungsmechanismus versagt. Die Gallenfarbstoffe sammeln sich dann im Blut und in den Geweben an, so daß es zur Gelbfärbung der Haut und der Schleimhäute kommt.*

### *Leberentzündung (Hepatitis)*

*Die meisten Formen entstehen durch eine Virusinfektion. Man unterscheidet verschiedene Hepatitisvirustypen, die unterschiedliche Hepatitisformen auslösen. Das Hepatitisvirus B z. B. wird vor allem bei Injektionen oder Infusionen durch Blutbestandteile oder durch Sexualkontakte übertragen.*
*Es kommt zum Versiegen des Gallenflusses, da die Leberzellen versagen und die Gallengänge im geschwollenen Organ gedrosselt sind. Der Patient empfindet dadurch einen dumpfen Druck im Bereich des rechten Oberbauchs. Durch die nachlassende Galleproduktion stauen sich Stoffwechselschlacken, vor allem die Gallenfarbstoffe, zurück, und es kommt zur charakteristischen, meist am Weiß des Auges zuerst auffallenden Gelbsucht.*
*Weitere Zeichen sind: Appetitlosigkeit, Übelkeit, Abgeschlagenheit, Muskel- und Gelenkschmerzen. Auch Fieber kann auftreten.*

Auch wenn ein Virus der »Auslöser« der Krankheit ist, liegt die Ursache dafür im seelischen Bereich. Hier wird symbolhaft gezeigt, was geschieht, wenn man *sich ärgert, grollt, eifersüchtig ist* usw. Es liegt vor allem eine Schwäche in der Charaktereigenschaft *Vergeben* vor. Die Funktionen der Leber sind dann erheblich gestört, die Gifte werden nicht mehr ausgeschieden, sondern zeigen sich nach außen hin.

***Behandlungsmethode:*** siehe Ende des Kapitels »Leber«

***Leberschrumpfung (Leberzirrhose)***

*Aufgrund verschiedener chronischer Lebererkrankungen kann es zur Leberzirrhose kommen. Das Leberstützgewebe vermehrt sich auf Kosten der Leberzellen, wodurch die Leberfunktion eingeschränkt ist. Auch die Organdurchblutung leidet, und Stauungen erscheinen im Bereich der Pfortader.*
*Krankheitszeichen sind Oberbauchbeschwerden, Blähungen, Gewichtsabnahme, Schwäche, Übelkeit und Unverträglichkeit fetter Speisen.*

Außer der Schwäche im *Vergeben* im seelischen Bereich kommt bei einer Leberzirrhose meist noch *übermäßiger Alkoholgenuß* hinzu. Dieses zusätzliche Angebot an Gift kann die Leber nicht verarbeiten. Sie wird so schwer geschädigt, daß sie im Zerfall begriffen ist.

***Behandlungsmethode*** *bei Leberentzündung und -schrumpfung:*
***Seelisch:*** Die individuelle Schwäche im Bereich der dritten Charaktereigenschaft *Vergeben* muß herausgefunden werden, um sie gezielt bearbeiten zu können. Man sollte bedenken, daß wir bei einer bestimmten Schwäche immer mit entsprechenden Prüfungen konfrontiert werden. Denn durch diese Prüfungen haben wir die Möglichkeit, diese Schwäche zu erkennen, zu bearbeiten und zu vermindern. Deshalb haben viele Patienten den Eindruck, daß »alle Welt hinter ihnen her« ist, um sie zu ärgern. Sie sollten versuchen, dahinterzukommen, was ihnen gespiegelt wird. Mit welcher persönlichen Schwäche hat es zu tun? Haben Sie beispielsweise eine sture Tochter, die immer genau das Gegenteil von dem macht, was Sie sagen? Auf diese Weise werden Sie auf Ihre eigene Sturheit aufmerksam gemacht. Sie sollten nun für sich überlegen, wo Sie flexibler werden können.
Auf alle Fälle aber sollte man versuchen, niemandem etwas nachzutragen. Lang anhaltendes »Grollen« ist eine ständige Belastung und führt auf Dauer zu Überlastung. Vergeben heißt also auch vergessen.
***Physisch:*** Die Leber muß rasch entlastet werden. Deshalb sollte man sofort beginnen, den Körper zu *entgiften* und zu *entschlacken.* Das geschieht mit Birken- oder Borretschsaft bzw. dem Saft einer Zitrone in einem Glas Mineralwasser jeden Morgen vor dem Frühstück.
Natürlich dürfen keine Gifte mehr zugeführt werden, weshalb eine *laktovegetabile Ernährung* streng durchgeführt werden sollte. Außerdem gilt ein *absolutes Alkoholverbot*! Auch kleine Mengen sind nicht erlaubt.

Bei Hepatitis empfiehlt sich zusätzlich, mehrere Tage *Wobenzym®*, *Bactisubtil®* und *Vitamin C* aus natürlichen Quellen zu nehmen, die entzündungshemmend wirken.
Es können auch *Umschläge mit Heilerde* gemacht werden. Dazu wird die Heilerde in kaltem Wasser aufgelöst. Die Umschläge müssen kalt sein, weil man Entzündungen nur kalt behandeln darf.
Die Leber ist eines der regenerationsfähigsten Organe. *Flüssige Bierhefe* ist hier eine große Hilfe. Es ist sehr empfehlenswert, bis zu deren Einnahme den *Frühstücksplan* zwei bis drei Wochen durchgeführt zu haben, um die Auswertung durch das richtige Milieu in Magen und Darm zu unterstützen.

## 9.10. Galle

*Die Galle wird in der Leber gebildet und in eingedickter Form in der Gallenblase gespeichert. Durch sie werden Stoffwechselschlacken ausgeschieden. Sie führt aber auch dem Darm Stoffe zu, die für die Verdauung notwendig sind – z. B. Gallensäure, die die Spaltung und Resorption der Fette unterstützt. Durch einen Schließmuskel am Gallenausführungsgang wird der Gallenfluß geregelt. Die Galle mündet schließlich in den Zwölffingerdarm.*

Wie bei Lebererkrankungen ist die seelische Ursache bei Gallenerkrankungen in der Charaktereigenschaft *Vergeben* zu finden. Nur kommen meist noch *Schuldzuweisungen* hinzu. Man ärgert sich über andere Menschen und gibt diesen die Schuld an dem, was einem Ärgerliches widerfährt. Oft hegen diese Patienten jahrelangen Groll.
Der Ausspruch »Da kommt mir die Galle hoch« oder »Die Galle läuft mir über« zeigt deutlich, was Ärger im Körper bewirkt.

***Behandlungsmethode:*** siehe Ende des Kapitels »Galle«

### *Gallensteine*

*Die Steinbildung erfolgt durch Auskristallisation von Galleinhaltsstoffen bei der Galleeindickung. Einige bestehen aus dem Gallenfarbstoff, andere entstehen bei vermehrtem Cholesteringehalt von Blut und Galle. Je nach Lage des eingeklemmten Steines können die Begleiterscheinungen und die Folgen verschieden sein.*

*Eingeklemmte Steine reizen die Schleimhaut der Gallenwege immer wieder zu dem Versuch, die Steine »hinauszuschieben«, wodurch es zu Krämpfen der Gallenwegsmuskulatur kommt. Beim Zusammenziehen der Muskulatur zur Abgabe der Galle spielen auch seelische Erregungen und Ärger eine wesentliche Rolle. Auf nervösem Wege können Störungen auftreten, die einen Druckanstieg in den Gallenwegen mit Schmerzen und Gallenstauung zur Folge haben.*

Gallensteine sind Ablagerungen von *Giften* und *Schlacken* in der Gallenblase. Sie sind die Folge von *Groll, Haß* oder *Rachegefühlen*. Die Ablagerungen verhärten sich in dem Maße, in dem sich auch der betreffende Mensch in seinem Verhalten verhärtet und nicht mehr davon abläßt.

*Fallbeispiel*
Der Patient war etwa 40 Jahre alt, als er in die Praxis kam. Er hatte als Jugendlicher aus seinem Land flüchten müssen. Nach außen hin konnte er ruhig und sachlich über die Situation berichten. Es hatte den Anschein, als würde er über der Sache stehen. Aber innerlich hegte er all die Jahre Groll, vielleicht sogar etwas Haß gegen die Menschen, die ihn gezwungen hatten, seine Heimat zu verlassen. Aus seinem Groll wurden mit der Zeit Gallensteine.

***Behandlungsmethode:*** siehe Ende des Kapitels »Galle«

### *Gallenkoliken*

*Oft entstehen Gallenkoliken aufgrund von Gallensteinen. Man bezeichnet damit starke, krampfartige Schmerzanfälle, die von den äußeren Gallenwegen ausgehen. Häufig treten die Beschwerden nach schweren und fetten Mahlzeiten auf.*

### *Gallenblasenentzündung*

*Im Zusammenhang mit Gallensteinen kommt es häufig zu Entzündungen, wobei sowohl das eine wie auch das andere krankheitsauslösend wirken kann. Vor allem Fieber und Blutbildveränderungen zeigen an, daß es sich nicht nur um eine Steineinklemmung handelt.*

*Fettreiche Ernährung, Nahrungs- und Genußmittel, wie z. B. Kaffee, wirken gallengangsreizend und sollten vermieden werden.*

Gallenblasenentzündungen wie auch Gallenkoliken sind sehr schmerzhafte Mahnungen.
Man ärgert sich viel und kann sich und anderen *nicht vergeben.* Dazu kommt häufig, daß man diesen Ärger auch zum Ausdruck bringt, also stark *kritisiert.* Man »spritzt« sein »Gift« und seine »Galle« auf andere.

***Behandlungsmethode** bei Gallensteinen, Gallenkoliken und Gallenblasenentzündung:*
***Seelisch:*** Das *Vergeben* sollte verstärkt geübt werden. Vergeben heißt vor allem *vergessen.* Es bringt nichts, nachtragend und ständig in der Vergangenheit zu sein. Diese Last kann sich sonst in Form von Gallensteinen »materialisieren«. Man sollte die Vergangenheit *loslassen* und sich mit der Gegenwart beschäftigen – sich Ziele setzen und seelisch-geistige Fortschritte machen.
Wenn man sich ärgert, sollte man immer wieder daran denken, daß der andere einem nur einen Spiegel vorhält – was einen ärgert, deutet auf eine eigene Schwäche hin!
***Physisch:*** Gallengrieß oder kleine Gallensteine können bei entsprechender Veränderung des Verhaltens und mit einer *Ernährungsumstellung* ausgeschieden werden. Dazu ist Regenerationsenergie notwendig, die man sich durch seelische Arbeit und die disziplinierte Einhaltung aller Maßnahmen verdienen kann. Die Naturgesetze stellen diese Energie dann zur Verfügung. Bei größeren Steinen muß allerdings zu einer Operation geraten werden, denn für deren Auflösung wäre der Energieaufwand zu groß.
Man hört immer wieder, daß sich Gallensteine erneut bilden können, nachdem sie entfernt wurden. Eine Operation ist also nur eine Symptombehandlung. Das zeigt, daß eine Heilung nur durch die seelische Bearbeitung der Ursache, unterstützt durch die richtige Ernährung, erreicht werden kann.
Bei Entzündungen muß unbedingt eine Stoßtherapie mit *Bactisubtil®, Wobenzym®* und *Vitamin C* durchgeführt werden.
Bei Koliken ist extreme Vorsicht bei der Ernährung geboten. *Fette,* auch das sonst so wertvolle Olivenöl, sollten *vermieden* werden. Besonders ungünstig wirkt sich erhitztes Fett aus, denn es belastet Leber und Galle besonders.

## 9.11. Niere

*Die Nieren sind die wichtigsten Entgiftungsorgane und dienen der Ausscheidung von Stoffwechselschlacken und körperfremden Stoffen über den Harn. Außerdem sind sie an der Aufrechterhaltung des Säure-Basen-Gleichgewichts und an der Regulierung des Salz-Wasser-Haushalts beteiligt.*

Ohne Nieren können wir nicht leben. Unser organisches Alter, also die Funktionstüchtigkeit all unserer Organe, hängt vom Zustand der Nieren ab. Ein Großteil der Menschen stirbt an Nierenversagen. Die Nieren sind dann nicht mehr fähig zu arbeiten, weil sie durch die vielen Gifte, die man im Laufe des Lebens zu sich genommen hat, verbraucht sind. Dazu kommt noch das »Gift«, das durch Fehlverhalten gebildet wird.
Auch Wasseransammlungen im Körper sind ein Zeichen dafür, daß die Nierenfunktion nicht in Ordnung ist.
Die seelische Ursache ist in den Schwächen der dritten Charaktereigenschaft zu suchen, also »*Nicht-vergeben-Können*«, man ist nachtragend, ärgert sich usw. Dazu kommt noch eine extreme Form von *Sturheit*. Man klammert sich an negativen Gefühlen wie Groll, Haß oder Rache förmlich fest, man kann nicht loslassen. »Es geht einem an die Nieren!«
Allgemein kann eine mangelnde positive Lebenssicht vorhanden sein.
Die Nieren sind ein paariges Organ, so daß Nierenerkrankungen auch ein Hinweis auf fehlerhaftes Verhalten in einer Freundschaft oder Partnerschaft sein können.

***Behandlungsmethode:***
***Seelisch:*** Hier sind vor allem *Vergeben-Können* und das *Bemühen um eine positive Lebenssicht* besonders gefordert. Sturheit bezieht sich hier in erster Linie auf das Nicht-loslassen-Können von negativen Gefühlen, wie Wut, Groll, Haß oder Rache. Das »geht einem an die Nieren«! *Loslassen* ist der Gegenpol zu Sturheit. Wie Sie die Sturheit bearbeiten können, lesen Sie bitte unter »Vergeben«, Kapitel »Die Seele des Menschen«, und im Anhang nach.
Eine vorhandene Partnerschaft oder Ehe sollte genau beleuchtet werden, um hier Probleme aufzudecken und harmonisch zu lösen.
***Physisch:*** Wenn Probleme mit den Nieren vorliegen, sollte man darauf achten, daß man sehr viel trinkt. Günstige Wirkungen haben

z. B. Bärentraubenblätter-, Birkenblätter- oder Heidelbeerblättertee. Außerdem sollte ein besonderes Augenmerk auf die Entgiftung und Entschlackung gelegt werden. Birken- oder Borretschsaft und Mineralwasser mit einer Messerspitze Heilerde sind hier eine wichtige Unterstützung. Der »Frühstücksplan« sollte über eine längere Zeit durchgeführt werden, und man sollte allgemein auf eine optimale laktovegetabile Kost achten. Siehe »Entgiftung und Entschlackung« im Kapitel »Aufbau des Immunsystems und Ernährung«.

### *Nierenentzündung · Nierenbeckenentzündung*

*Die Nierenentzündung stellt akute oder chronische entzündliche Veränderungen am Nierengewebe dar.*
*Bei der Nierenbeckenentzündung kommt es zur akuten oder chronischen Entzündung der Nierenbeckenschleimhaut. Aus dem Nierenbecken tritt der Harn schließlich in den Harnleiter über, wo er dann in die Harnblase abfließt. Die Entzündung wird meist von Bakterien verursacht, die durch eine aufsteigende Entzündung von Blase oder Harnleiter oder über den Blut- oder Lymphweg bei anderen entzündlichen Prozessen eingewandert sind.*

Diese Entzündungen sind Vorwarnungen, bevor es zu einem Nierenversagen kommt. Nierenerkrankungen sind ein Hinweis auf *Groll* und *Ärger* oder *nachtragende Gefühle*. Die Nieren sind ein paariges Organ, und so ist eine Erkrankung häufig ein Gedankenanstoß, daß die negativen Gefühle in der Partnerschaft zu finden sind.

***Behandlungsmethode:***
***Seelisch:*** Im Zusammensein mit dem Partner sollte man einmal beobachten, welche Situation, welche Aussagen des anderen einen »auf die Palme« bringen. Was ärgert einen und warum ist man so wütend darüber? Das *Spiegelbildgesetz* kann eine große Hilfe sein, eine Schwachstelle bei sich zu entdecken, um sie bearbeiten und beseitigen zu können. Danach läßt man sich nicht mehr so leicht aus der Ruhe bringen.
***Physisch:*** Entzündungen werden mit einem Stoß *Wobenzym®*, *Bactisubtil®* und *Vitamin C* aus natürlichen Quellen in Schach gehalten. Es können auch feuchte, kalte *Umschläge* angewendet werden. Die *Entgiftung* und *Entschlackung* sollte mit Birkensaft auf jeden Fall über eine längere Zeit erfolgen.

### *Nierensteine*

*Nierensteine bestehen aus Mineralsalzen und organischen Stoffen, die normalerweise im Urin gelöst vorhanden sind. Ihre Bildung wird gefördert durch einen erhöhten Gehalt an Harnsäure, Calcium und Oxalsäure, durch den Säuregrad des Urins, durch Abflußhindernisse oder durch die Eindickung der Urinbestandteile bei allzu geringer Wasserausscheidung.*
*Wandert der Stein und verklemmt sich im Nierenbecken oder im Harnleiter, kann es zu einer Nierenkolik kommen. Der Urin wird dadurch aufgestaut, und die Schleimhaut wird gereizt. Es treten dann heftige, krampfartige Schmerzen in der Lendengegend auf.*

Nierensteine sind die Folge von nagendem *Groll* und *Ärger*. Der Patient hält stur an etwas fest, er will sich nicht flexibler verhalten. Die Steine zeigen, wie verhärtet seine Haltung ist.

***Behandlungsmethode:***
***Seelisch:*** Es gilt vor allem, *flexibler* zu werden. Um herauszufinden, wann man sich stur verhält und woran man unter allen Umständen festhält, ist konsequente Selbstbeobachtung notwendig. Wenn man stur ist, bemerken das allerdings andere Menschen viel eher als man selbst. Man kann also ruhig auch einmal eine vertraute Person fragen, was sie beobachtet hat, vor allem im Zusammenhang mit *Nicht-vergeben-Können*.
***Physisch:*** Die Nieren müssen rasch entlastet werden. Am Morgen nach dem Zähneputzen soll man mindestens zwei Gläser Mineralwasser mit dem Saft einer Zitrone trinken. Vitamin C gibt den Nieren Gelegenheit, Gifte zu binden und abzutransportieren. Außerdem empfiehlt sich die regelmäßige Einnahme von *Birken-* und *Borretschsaft*. Das sind zugleich Vorbeugungsmaßnahmen, die man auch bei gesunden Nieren treffen sollte.
Nierensteine von extremer Größe müssen operativ entfernt werden. Eine »Heilung« erfolgt aber dadurch nicht. Eine Operation bedeutet sogar einen großen Energieaufwand. Deshalb sollten Sie danach intensiv seelisch arbeiten, um sich wieder aufzubauen.

### *Nierenversagen*

*Nierenerkrankungen, die zu einer gewissen Zerstörung des Nierengewebes führen, haben letztendlich zur Folge, daß die Nieren*

*versagen (chronisch). Es kann aber auch plötzlich zu einem Ausfall der Ausscheidungsfunktion kommen (akut).*
*Die Urinbildung ist die wichtigste Leistung der Nieren. Dadurch werden Schlackenstoffe, Salze und Säuren aus dem Körper ausgeschieden. Können die Nieren ihre Arbeit nicht verrichten, sammeln sich die Ausscheidungsprodukte an. Letztlich führt dieses durch Bluthamvergiftung zum Tode.*
*Die Dialyse ist eine Behandlungsmethode, um harnpflichtige Substanzen, andere Stoffwechselprodukte und Wasser aus dem Organismus herauszubringen. Dabei werden bestimmte Blutreinigungsverfahren angewendet.*

Zum Nierenversagen kommt es, wenn eine extreme Form von *Sturheit* oder *Nicht-vergeben-Können* – anderen, aber auch sich selbst gegenüber – vorhanden ist und diese Schwäche nicht konsequent und vor allem rechtzeitig bearbeitet wird.

*Fallbeispiel*
Ein Mann mittleren Alters gab seine gesicherte Arbeitsstelle auf, da er die Neustrukturierung und -organisation in seiner Firma nicht annehmen wollte. Er war also in diesem Fall inflexibel und auch stur. Sturheit zieht meist falsche Entscheidungen nach sich: Er kündigte, ohne eine neue Stelle zu haben.
Durch die jahrelange Arbeitslosigkeit erkannte er seine Fehler. Es ist ein Naturgesetz, daß man seine Stelle nicht kündigen darf, bevor man eine andere gefunden hat. Er haderte mit sich selbst, konnte sich überhaupt nicht vergeben, was fast bis zur »Selbstvergiftung« und »Selbstauflösung« führte – es kam zur Schrumpfung der Nieren, die ihrer Tätigkeit nicht mehr nachkommen konnten. Er mußte dann regelmäßig zur Dialyse.

## 9.12. Harnblase

*Den in der Niere gebildeten Urin nimmt die Harnblase auf und sammelt ihn bis zur nächsten Entleerung. Mit zunehmender Füllung kommt es zu einem Druckanstieg, und der Harndrang wird immer stärker. Die Blasenentleerung ist an sich ein unwillkürlicher Vorgang. Ein Schließmuskel kann allerdings willkürlich beeinflußt werden, so daß dem Harndrang nicht stattgegeben werden muß.*

### *Blasenentzündung*

*Es kann durch Abflußhindernisse (z. B. Blasensteine oder narbige Verengung der Harnröhre) zu Störungen der Blasenentleerung kommen. Der Urin wird gestaut, und es entsteht einerseits eine Wasserniere. Andererseits wird die Keimansiedlung begünstigt, und Erreger können von außen durch den Aufstieg in die Harnblase eine Entzündung hervorrufen. Fieber, Schüttelfrost, starker und häufiger Harndrang und schmerzhaftes Brennen beim Wasserlassen setzen dann charakteristischerweise ein.*

Die Blasenentzündung ist eine Warnung, die eine sehr unangenehme Symptomatik hat. Die Patienten müssen sehr häufig zur Toilette gehen. Es gibt auch extreme Fälle, bei denen es notwendig ist, ständig eine Windel zu tragen, um sich überhaupt aus dem Haus wagen zu können.

Die seelische Ursache ist in *Ehe-* oder *Partnerschaftsproblemen* zu suchen. Die Harnblase liegt in der Nähe der Geschlechtsorgane, so daß Blasenentzündungen auch Probleme in diesen Beziehungen signalisieren. Es müssen also partnerschaftliche Beziehungen durchleuchtet werden, um die genaue Ursache feststellen zu können.

Es spielen aber auch andere Schwächen eine Rolle. Um das deutlich zu machen, möchten wir einen Fall schildern, der vielleicht extrem, aber recht anschaulich ist.

*Fallbeispiel*

Die Patientin hatte eine so starke Blasenentzündung, daß sie das Wasser kaum eine Viertelstunde halten konnte. Sie trug deshalb Windeln. Die Ursache: Ihr Mann forderte täglich vier- bis fünfmal Geschlechtsverkehr von ihr, dem sie nur sehr unwillig zustimmte. Sie hatte dabei große Schmerzen. Der Mann kam sogar mittags extra deshalb nach Hause, obwohl er es sich von der Arbeit her eigentlich nicht leisten konnte. Das Ehepaar hatte zudem schon drei Kinder, ein weiteres Kind wollte es nicht mehr.

Die Frau hatte ein *Mutproblem*, denn sie traute sich nicht, sich zu wehren und »nein« zu sagen. Der Mann hatte Probleme mit der *Zeitnutzung*. Er verschwendete auf einigen Gebieten seine Zeit, z. B. interessierte er sich für extreme Sportarten. Aber er vergeudete auch die Zeit seiner Frau und ihre Energie und Gesundheit.

Bei dieser Krankheit spielt auch oft *Sturheit* eine Rolle, z. B. wenn jemand eine nicht richtig funktionierende oder falsche Partnerschaft nicht loslassen will. Die Verbindung ist falsch, wenn einer oder beide darunter leiden und sich vor allem seelisch nicht richtig entfalten können oder einer dem anderen Energie entzieht. Eine Partnerschaft sollte jedem volle Entwicklungsmöglichkeiten bieten, und das Zusammensein sollte bereichernd sein.

***Behandlungsmethode:***
***Seelisch:*** Die Probleme sind in diesem Fall sehr individuell, wie das Fallbeispiel zeigt, und betreffen meist beide Partner. Beide werden also in die Therapie einbezogen und die Beziehung wird durchleuchtet, um die auslösende Ursache zu finden und zu bearbeiten. Die Ehe sollte die *Entwicklung beider fördern.*
Die Partnerschaft kann grundsätzlich falsch sein, weil die Entwicklung der Partner in verschiedene Richtungen geht. Möglich ist auch eine falsche Einstellung zur Sexualität bzw. ein falscher Umgang damit.
Um mit den Naturgesetzen in Einklang zu leben, sollte der »körperliche« Aspekt – vor allem wenn kein Kinderwunsch mehr besteht – in den Hintergrund treten. Das Wichtigste in einer Partnerschaft sind seelisch-geistige Freundschaft und Liebe.
Dabei ist es auch wesentlich, daß beide Partner *seelisch-geistige, gleichgeschlechtliche Freundschaften* pflegen. Man darf sich nicht ausschließlich auf den Partner fixieren.
Zum Fallbeispiel: Der Mann hätte nicht dieses extreme sexuelle Bedürfnis gehabt, wenn er einen guten Freund als Gesprächspartner (ohne körperliche Beziehung) gehabt hätte.
***Physisch:*** Der Heilungsprozeß wird durch hohe Dosen *Bactisubtil®*, *Wobenzym®* und *Vitamin C* aus natürlichen Quellen unterstützt.

## 9.13. Geschlechtsorgane

*Die Geschlechtsorgane dienen der geschlechtlichen Fortpflanzung – Bildung, Aufbewahrung und Weiterleitung der Keimzellen und Fruchtpflege bis zur Geburt.*
*Die inneren weiblichen Geschlechtsorgane sind Eierstöcke, Eileiter, Gebärmutter und Scheide. Außen befindet sich die Scham mit großen und kleinen Schamlippen und dem Kitzler.*

*Zu den inneren männlichen Geschlechtsorganen zählen Hoden, Nebenhoden, Samenleiter und Ausspritzungsgang sowie Bläschendrüse und Cowper-Drüse. Unpaarig sind Vorsteherdrüse (Prostata) und Harn-Samen-Röhre. Hodensack und männliches Glied (Penis) bilden die äußeren männlichen Genitalien.*

Bevor die einzelnen Krankheiten besprochen werden, sollten wir etwas weiter ausholen, um die Problematik besser verständlich machen zu können. Eines der am häufigsten mißverstandenen, aber schönsten Gefühle der Menschen ist die Liebe. Unter Liebe versteht man tiefe und schöne geistig-seelische Gefühle. Liebe soll unabhängig von Körperlichkeit für einen Menschen existieren. Wir erhalten sie als Belohnung oder als Geschenk. Es sind viel intensivere und schönere Empfindungen als bei der körperlichen »Liebe«.
Wenn wir uns das Gesetz von Ursache und Wirkung vor Augen halten, so ist die Ursache die richtige Verhaltensweise, und die Liebe ist die daraus resultierende Wirkung. Wir verdienen Liebe durch richtige Verhaltensweise, und zwar die richtige Art von Liebe – die geistig-seelische Liebe. Diese ist langfristig und unabhängig von Geschlecht und Alter. Sicherlich gehört auch die Mutterliebe bis zu einem gewissen Grad dazu.
Es gibt auch die freundschaftliche Liebe, die nichts mit Körperlichkeit zu tun hat. Gemeint ist eine tiefe, liebevolle Zuneigung von Frauen zu Frauen und von Männern zu Männern ohne einen geschlechtlichen Aspekt, denn das wäre gegen die Naturgesetze. Durch die gleichgeschlechtliche Freundschaft kann man viel voneinander lernen und sich dadurch gegenseitig wesentlich in der persönlichen Weiterentwicklung unterstützen. Die daraus resultierende Belohnung ist die Liebe. Das Ziel, echte Liebe zu erfahren, ist eines der größten und erstrebenswertesten Ziele für ein Menschenleben.
Die körperliche »Liebe« oder die Sexualität bzw. der Geschlechtsakt ist eigentlich ursprünglich nur zur Zeugung von Kindern gedacht. In einer harmonischen Ehe, in der die geistig-seelische Liebe die Grundlage ist, kann sich auch die körperliche Liebe richtig entfalten.
Die Gründe, warum so viele Leute von »Körper zu Körper« gehen, um die Liebe zu suchen, sind vielfältig. Heutzutage wird die Liebe gesucht, aber meist an der falschen Stelle, und zwar auf der körperlichen Ebene. Die Menschen haben oftmals kein Vorbild einer wahren Liebe gesehen, oder sie haben echte Freundschaft noch nicht erlebt. Oftmals sind auch die Einflüsse durch Medien und die Ge-

sellschaft, denen junge Leute heute ausgesetzt sind, so stark, daß sie gar keine Zeit und innere Ruhe finden, sich mit diesem Problem auseinanderzusetzen. Sie folgen dann einfach dem Gruppendruck, wenn ihnen vorgemacht wird, daß diese Art von Partnersuche »normal« sei. Die Seele kommt dabei allerdings meist zu kurz.

Die freizügigen Ansichten über heterogene (ungleichgeschlechtliche) Beziehungen, die sich in den letzten Jahrzehnten herausgebildet haben, sind keine Veränderung zum Besseren. Freilich war die Tabuisierung, die der Liberalisierung vorausgegangen war, auch keine richtige Einstellung, denn sie erzeugte unnötige Spannungen. Beide Extreme lassen keine natürliche Einstellung zu.

Man sollte bedenken, daß Liebe wachsen muß. Das kann sie nur, wenn man den Partner achtet und schätzt. Dazu sollte man seine charakterlichen Eigenschaften kennenlernen, bevor man eine körperliche Beziehung eingeht. Man muß sich klar darüber werden, ob man seelisch-geistig auf der gleichen Stufe steht. Kann man mit dem anderen alles besprechen und offen seine Gefühle darlegen? Kann man mit ihm gemeinsam lernen und seelische Fortschritte machen? Hat man die Freiheit, sich persönlich zu entfalten? Die körperliche Hingabe bekommt dadurch einen ganz anderen Stellenwert. Sie wird dann Ausdruck eines wertvollen Gefühls.

Eine harmonische Partnerschaft oder Ehe ist auch für eine gute und richtige Kindererziehung von großer Bedeutung. Jeder sollte sich der Verantwortung bewußt werden, die er übernimmt, wenn er Kinder in die Welt setzt. Die äußeren Verhältnisse und die Lebensumstände wie berufliche Situationen beider Partner, Wohnung, finanzielle Aspekte usw. sollten genau überprüft werden, bevor man mit der Familienplanung beginnt. Hat man auch wirklich genügend Zeit, sich dem Kind zu widmen und ihm eine gute Erziehung zukommen zu lassen?

Aus übereilten und unüberlegten Partnerschaften und Ehen entstehen oft Probleme, die den Menschen zeigen sollen, daß die eingegangene Verbindung falsch ist. Sogenannte »Mußehen« stehen nicht unter dem Schutz der Naturgesetze, denn die richtige Reihenfolge wurde nicht beachtet. Eine Ehe sollte erst einmal ihren Bestand sichern, bevor Überlegungen über Kinder ins Spiel kommen. Ist eine Schwangerschaft vorher vorhanden, treten später meist für alle Beteiligten Probleme, häufig im gesundheitlichen Bereich, auf. 90 % aller Ehen, die Probleme haben und deshalb eine Beratung suchen, sind »Mußehen«.

Auch alleinerziehende Elternteile können dem Kind nicht so gut Vorbild sein und Sicherheit bieten wie ein harmonisches Ehepaar.

### Ausfluß

*Ausfluß ist ein Symptom, dem viele Ursachen zugrunde liegen können.*
*Über Scheide, Gebärmutter und Eileiter steht die Bauchhöhle mit der Außenwelt in Verbindung. Als Barriere dient die Scheidenflüssigkeit, die durch ihren Milchsäuregehalt sauer und somit keimabtötend wirkt.*
*Aus den verschiedensten Gründen kann diese Flüssigkeit verändert oder vermehrt sein. Dabei kommt es dann zu einem meist unblutigen Ausfluß aus dem Bereich der äußeren weiblichen Geschlechtsteile. Kommt ein Juckreiz, ein Brennen oder ein übler Geruch hinzu, sollte der Grund dafür medizinisch abgeklärt werden.*

### Entzündung der weiblichen Geschlechtsorgane

*Aufsteigende Krankheitserreger können zu Entzündungen der äußeren und inneren Geschlechtsorgane führen. Zum Schutz dienen die am Scheideneingang liegenden Schamlippen und eventuell das Jungfernhäutchen. Vor allem die saure Scheidenflüssigkeit kann Krankheitserreger abwehren.*

Frauen werden in diesen Fällen auf ihre *Mutprobleme* aufmerksam gemacht – sie sollten mehr ihre »Frau« stehen. Es ist wichtig, daß sie auf ihre Gefühle achten, und das besonders in der Partnerschaft. Man sollte sich trauen, über seine Gefühle zu reden, und auch einmal »nein« sagen, wenn nein empfunden wird. Das Gespräch mit dem Partner trägt wesentlich zur Weiterentwicklung beider Personen bei.
Die Erkrankung gibt einen Hinweis darauf, daß die Partnerschaft oder Ehe »unter die Lupe« genommen werden sollte: Ist man wirklich auf einer ähnlichen geistig-seelischen Entwicklungsstufe? Sind die Interessen gleich, können entsprechende wichtige Gespräche geführt werden? Steht die körperliche Beziehung zu sehr im Vordergrund, oder ist sie gar das einzige, was beide verbindet?
Die gesundheitlichen Probleme können auch schon eine Warnung sein, daß der Kinderwunsch noch einmal gut bedacht sein soll.

Wird das Kind die optimalen Bedingungen und Verhältnisse vorfinden, die es zu einer guten Entwicklung braucht? Es wäre falsch zu meinen, daß ein Kind eine Ehe »retten« könnte!

***Behandlungsmethode:***
***Seelisch:*** Wenn diese Vorwarnungen nicht beachtet werden, können oft schwerwiegende Erkrankungen wie Polypen, Zysten oder sogar Krebs die Folge sein. Deshalb sollte das Verhältnis zum Partner ehrlich überprüft werden. Ebenso sollten *Mutprobleme* gelöst werden.
***Physisch:*** Wie bei allen Entzündungen sollen auch hier *Wobenzym®* und *Bactisubtil®* und viel *Vitamin C* aus natürlichen Quellen täglich eingenommen werden.
Bei Ausfluß kann man auch Sitzbäder mit Kamillentee machen.

### Menstruationsstörungen

*Während des Menstruationszyklus (Dauer etwa 28 Tage) kommt es regelmäßig zu komplizierten Vorgängen an den inneren Geschlechtsorganen. Die Eierstöcke produzieren Hormone, die u. a. dafür sorgen, daß die Gebärmutter zyklisch für eine befruchtete Eizelle aufnahmebereit ist. Ist es nicht zur Befruchtung gekommen, wird die Gebärmutterschleimhaut abgestoßen, es kommt zur Blutung.*
*Es kann zu Störungen im Menstruationszyklus kommen, die sich in Stärke, Dauer und Regelmäßigkeit der Regelblutung ausdrücken. Dabei kann die Periode ganz ausbleiben, selten (Zyklus von mehr als 35 Tagen) oder auch häufig (weniger als 24 Tage) auftreten. Schwache Blutungen sind eher harmlos, allzu starke dagegen können auf eine Entzündung der Gebärmutterschleimhaut, ein Myom oder Polypen deuten. Weiterhin kann es zu Vor- oder Nachblutungen und überlangen Regelblutungen kommen.*
*Die Regel kann als Unwohlsein bis hin zu starken Schmerzen erlebt werden. Es können körperliche Veränderungen oder psychische Ursachen vorliegen.*

Die Menstruation ist eine wichtige weibliche Funktion der Geschlechtsreife. Außerdem stellt sie eine monatliche Reinigung dar. Hiermit haben die Frauen einen großen Vorteil gegenüber den Männern, denn es findet eine regelmäßige und natürliche Ent-

giftung und Entschlackung statt, sofern die Menstruation normal abläuft.
Sehr häufig treten Menstruationsstörungen schon bei jungen Mädchen auf. Durchschnittlich fangen sie zwischen elf und 15 zu menstruieren an. Sind Störungen vorhanden, so hat das seelische Ursachen, es hat eine tiefere Bedeutung. Bei Magersucht z. B. bleibt die Periode meist aus. Durch die große Gewichtsabnahme hat der Körper nicht genügend Energie, diesen monatlichen Zyklus zu durchlaufen.
Menstruationsstörungen im Alter zwischen 15 und 20 Jahren sind meist ein Hinweis, daß man sich *über Ehe und Kinder mehr Gedanken* machen sollte. Ist es richtig, zu heiraten und Kinder zu bekommen? Hat man auch den richtigen Partner dazu? Oder hat man vielleicht eine andere Lebensaufgabe? Ignoriert man den Hinweis, so ist es oft sehr schwierig, schwanger zu werden. Es können auch Komplikationen bei der Schwangerschaft auftreten, oder es gibt später Probleme mit dem Kind.
Auch zu wenige oder zu viele Ausscheidungen sind als Menstruationsstörungen zu betrachten. Ein sogenannter »**Blutsturz**« ist ein Hinweis, daß man die Partnerbeziehung in irgendeiner Weise verändern sollte. Oft tritt dieses Problem in höherem Alter auf, in dem es besser wäre, den Geschlechtsverkehr einzuschränken oder zu unterlassen. Die Zeugungs- und Kindererziehungszeit ist vorbei, und die Ehe sollte sich nur noch auf *geistig-seelischer Basis* weiterentwickeln. Wir konnten oft beobachten, wie die beiden Partner dann zu einem tieferen gegenseitigen Verständnis fanden, wie Probleme, Streitigkeiten und Diskussionen immer weniger wurden und sich ein schöner Lebensabschnitt entwickelte.
Es kostet den Körper viel Energie, diese komplizierten Vorgänge des Menstruationszyklus zu durchlaufen. Die Frauen sollten aber dankbar dafür sein und auch die regelmäßige Entgiftung und Entschlackung positiv sehen. Heutzutage wird die Periode oft als etwas Belastendes oder sogar Störendes empfunden, was sich in Schmerzen und im **prämenstruellen Syndrom** (»die Tage vor den Tagen«) widerspiegeln kann. Diese Frauen sollten ihre Weiblichkeit annehmen und auf ihre Gefühle hören. Es ist auch einmal wichtig, »nein« zu sagen, wenn das Gefühl dies rät. Durch die Doppelbelastung Beruf und Haushalt oder Überforderungen im Beruf geht dies verloren, und man vernachlässigt sich selbst. Auch bei großer körperlicher Anstrengung (z. B. Leistungssport) oder großer seelischer

Belastung kann es zum Ausbleiben der Monatsblutung kommen. Man »verzettelt« sich und hat keine Zeit mehr für sich selbst.
Ganz falsch wäre es, Menstruationsstörungen durch die Einnahme der Antibaby-Pille regeln zu wollen. Welche Gefahren damit verbunden sind, wurde bei der »Venenthrombose«, Kapitel »Blutgefäße«, besprochen. Zur Geburtenkontrolle empfehlen wir Kondome.

***Behandlungsmethode:***
***Seelisch:*** Die *Einstellungen zu Partnerschaft und Sexualität* sollten überprüft werden. Steht das Seelisch-Geistige im Vordergrund, kann man sich gemeinsam weiterentwickeln. Eine würdevolle Partnerschaft anzustreben, bringt viel größeren Gewinn. Zusätzlich sollte man wählerisch beim Aussuchen der Freunde sein und nach ihren inneren Werten schauen.
Es sollte die *richtige Mutart* angestrebt werden, d. h., »nein« sagen, wenn man nein empfindet und nicht aus Mitleid und falschem Pflichtgefühl handeln.
***Physisch:*** Regelmäßige *Schlickbäder* sind sehr zu empfehlen, auch zur Vorbeugung. Diese Bäder tragen wesentlich zur Normalisierung des Hormonhaushalts bei. Im Schlick sind Östrogen-Vorstufen enthalten, die der weibliche Körper leicht zu Östrogenen umwandeln kann. Das Bad soll mindestens einmal im Monat durchgeführt werden. Nach dem Bad sollte man am besten 30 Minuten ruhen.
Während der Menstruation verliert die Frau viel Blut, wodurch es leicht zu Eisenmangel kommen kann. Die besten Eisenquellen, um den Körper wieder ausreichend mit Eisen zu versorgen, findet man in einem *»grünen Kräutergetränk«* (oder *Pflanzenpreßsaft) aus Brennessel* oder in *Moorbädern.* Auch die *Insel Elba* bietet durch die Bodenbeschaffenheit, das Meer und den Mineralsee »Terra Nera« eine sehr gute Eisenquelle.

## *Zeugungsunfähigkeit*

*Man spricht von einer unfruchtbaren Ehe, wenn trotz Kinderwunsch bei normalem Geschlechtsverkehr innerhalb von ein bis zwei Jahren keine Schwangerschaft eintritt. Die Unfruchtbarkeit kann beim Mann oder bei der Frau liegen.*
*»Ursachen« bei der Frau können anatomische oder funktionelle*

*Normabweichungen der Geschlechtsorgane sein, aber auch Allgemeinerkrankungen oder psychische Faktoren können eine Rolle spielen.*
*Die Unfähigkeit des Mannes, eine weibliche Eizelle zu befruchten, kann an der Impotenz (Unvermögen, den Beischlaf auszuführen) liegen. Häufiger beruht sie allerdings auf Störungen bei der Samenbildung, des Samenergusses oder im Bereich der ableitenden Samenwege. Auch psychische Faktoren haben Einfluß.*

Es ist oft eine harte Prüfung in *Demut,* wenn ein Paar seinen Kinderwunsch nicht erfüllt bekommt. Es ist aber falsch, stur zu sein und mit dem Kopf durch die Wand rennen zu wollen.
Man sollte sich auch einmal ehrlich fragen, warum man Kinder bekommen möchte: zur Selbstbestätigung, wenn man keine erfüllende Aufgabe hat? Möchte man nur nicht alleine sein? Weil es die Gesellschaft »verlangt«? Soll das Kind die Ehe »retten«? Die Kinder sollten keine »Lückenbüßer« sein!
Bei Zeugungsunfähigkeit wollen die Naturgesetze den Hinweis geben, daß es besser wäre, wenn keine Kinder in diese Ehe kämen, da die Bedingungen nicht so günstig sind. Werden Kinder dennoch erzwungen, was heute durch Hormongaben oder andere Methoden zu erreichen ist, so entstehen meist Probleme. Sehr häufig kommt es zu Mehrlingsgeburten. Das bedeutet für die Mutter eine außergewöhnliche Belastung, denn es ist nicht einfach, mehrere Kinder gleichzeitig zu betreuen. Manchmal überleben auch nicht alle.
Auch Zwillinge stellen eine Warnung dar, daß keine weiteren Kinder mehr kommen sollten. Ist es nicht »erlaubt«, Kinder zu bekommen, wird man gleich doppelt belastet.
Was sind nun die Gründe, warum manche Ehepaare keine Kinder haben sollen? Möglicherweise ist es mit der *beruflichen Situation* der Ehepartner nicht zu vereinbaren, daß ausreichend Zeit den Kindern gewidmet werden kann. Einer der Ehepartner hat vielleicht eine ganz andere wichtige Aufgabe zu erfüllen, die durch die Erziehung der Kinder verzögert würde oder aufgegeben werden müßte. Oder die Kinder müßten anderen Leuten überlassen werden, wenn die Eltern ihrem Beruf nachgehen wollen.
Ein anderer Grund könnte sein, daß Ehepartner aus charakterlichen Gründen nicht geeignet sind, Kinder gut zu erziehen, weil sie sie zu sehr verwöhnen würden. Sie haben die Schwächen der *Bequemlichkeit* und der *Geltungssucht* zu sehr ausgeprägt. Einerseits

sind sie zu bequem, das Richtige bei den Kindern durchzusetzen und ihnen dafür Erklärungen zu geben. Andererseits möchten sie sich bei ihnen beliebt machen und gewähren ihnen alles. Wie werden dann die Kinder? Um die Entwicklung der Kinder zu fördern, ist eine gewisse Disziplin und Konsequenz mit liebevollen Erklärungen wichtig. In die Praxis kamen einige junge Leute, Anfang oder Mitte 20, die aufgrund einer solchen falschen Erziehung eine schwere Krankheit bekommen hatten. In einem Fall handelte es sich sogar um multiple Sklerose. Die Kinder hatten schon als Anlage, bequem zu sein und sich verwöhnen zu lassen, was durch die falsche Erziehung noch verstärkt wurde. Die richtige Erziehung hätte dieser Anlage entgegengewirkt, so daß die Schwäche mit der Zeit verringert worden wäre. Eltern haben bei der Erziehung eine große Verantwortung und sollten gewissenhaft die Persönlichkeitsentwicklung des Kindes fördern.

In anderen Fällen zeigt Zeugungsunfähigkeit an, daß die Verbindung dieser beiden Menschen genau beleuchtet werden sollte: Ist die Ehe harmonisch? Haben die Partner gleiche Interessen, und haben sie eine ähnliche seelisch-geistige Entwicklung? Ist die Situation gut genug für eine optimale Erziehung des Kindes?

Die Naturgesetze können sehr gut beurteilen, ob und auch wie viele Kinder jemand verkraften kann, um den Kindern eine optimale Erziehung und Atmosphäre zu gewähren. Sie stellen also eine große Hilfe dar, wenn sie den Ehepartnern den Hinweis der Zeugungsunfähigkeit geben.

Es sollte ebenso berücksichtigt werden, daß die Aufgaben einiger Frauen heute auch auf anderen Gebieten liegen können – die Menschheit wird deshalb trotzdem nicht aussterben.

### *Fehlgeburt (Abort)*

*Es kommt zur vorzeitigen Beendigung der Schwangerschaft. Die Leibesfrucht wird ausgestoßen, sie hat meist ein Gewicht unter 1000 g, und alle Zeichen für ein Leben fehlen.*

*Auch der zeitliche Faktor kann angesetzt werden: Wenn die Schwangerschaft vor der 28. Woche unterbrochen wird, spricht man von einer Fehlgeburt.*

*Kommt das Kind zwischen der 29. und der 38. Woche auf die Welt, bezeichnet man es als Frühgeburt. Auch das Gewicht wird zur Beurteilung der Lebenserwartung herangezogen: Bei einem*

*Geburtsgewicht unter 2500 g spricht man von untergewichtigen Neugeborenen.*

Fehlgeburten sind ohne Ausnahme *Warnsignale*: Aus dieser Partnerschaft sollten entweder überhaupt keine Kinder hervorgehen, oder es sind bereits genug Kinder vorhanden. Auch der Zeitpunkt könnte falsch gewählt sein.
Fehlgeburten bald nach der Hochzeit sind fast immer ein Zeichen, daß dieser Ehe nicht die Harmonie und die Dauer beschieden sein werden, die Voraussetzung für eine gute Erziehung von Kindern wären.
Manchmal ist der Zeitpunkt der Schwangerschaft falsch gewählt, wenn die Frau z. B. noch berufliche Pflichten hat, die sie nicht sofort aufgeben kann. So war es bei einer Patientin, die ein Engagement als Opernsängerin hatte. Der dadurch bedingte ungünstige Lebensrhythmus war für die Schwangerschaft nicht vorteilhaft. Für die Frau alleine hatte er keine negativen Auswirkungen, da er eine berufliche Notwendigkeit war. Durch ihre Kunstdarbietungen hat sie anderen Freude und kulturelle Bereicherung geboten, was ihr den entsprechenden Energieausgleich gegeben hat.
Es gibt auch Fälle, in denen Frauen die Hinweise nicht annehmen wollten und nach einer oder mehreren Fehlgeburten immer noch versuchten, Kinder zur Welt zu bringen. In einem Fall war das Kind mongoloid, in einem anderen Fall, in dem der Mann Alkoholiker war, kam ein körperbehindertes Kind zur Welt.

***Behandlungsmethode:***
***Seelisch:*** Fehlgeburten sind ernste Denkanstöße, daß man sich den Naturgesetzen mehr unterordnen sollte. Sie sind jedoch als *Hilfe* zu sehen und nicht als »Strafe«! Man sollte versuchen, die Situation anzunehmen. »Hört« man auf die Naturgesetze, kann man sich viele Schwierigkeiten ersparen, und die Belohnungen sind groß. Auf jeden Fall ist es wichtig, sich nach einer Fehlgeburt eine *Aufgabe zu suchen*, die einen erfüllt. Trauern Sie nicht dem unerfüllten Wunsch nach.

### *Wechseljahre (Klimakterium)*

*Die Übergangsphase bis zum vollständigen Erlahmen der Tätigkeit der Eierstöcke nennt man Wechseljahre. Zwischen dem 48.*

*und dem 52. Lebensjahr tritt dann die Menopause (letzte Menstruation) ein. In dieser Zeit kommt es zu Blutungsanomalien, eventuell mit vegetativen und psychischen Beschwerden.*
*Aufgrund der Anpassung des Körpers an die hormonelle Änderung können klimakterische Ausfallerscheinungen auftreten, die zum klimakterischen Syndrom oder Menopausensyndrom gehören. Die drei typischen Symptome sind: Hitzewallungen, Schwindel und Schweißausbrüche. Weiterhin können sich Reizbarkeit, Lustlosigkeit und Schlafstörungen einstellen.*

Die Vorurteile vieler Frauen lassen sie befürchten, daß sie Schwierigkeiten bekommen wie Müdigkeit, Hitzewallungen oder Depressionen. Die Lebensumstände mancher Frauen bringen es mit sich, daß sie in diesem Alter oft zuwenig und vor allem *keine sinnvolle Beschäftigung* haben. Die Kinder sind erwachsen, der Mann ist noch berufstätig, das Haus ist leer. Diese Unausgefülltheit führt dann häufig zu Depressionen. Die Frauen machen sich viele negative Gedanken über die Wechseljahre und ziehen dadurch die Probleme an.
Frauen, die rechtzeitig dafür sorgen, daß sie in diesem Alter wieder ins Berufsleben einsteigen oder einer anderen sinnvollen Beschäftigung nachgehen können, haben diese Probleme nicht. Für sie stellt das Aufhören der Menstruation eher eine Erleichterung dar. Es zeigt den Beginn eines neuen Lebensabschnitts. Da sich die durchschnittliche Lebensdauer heute verlängert hat, kann man damit rechnen, daß man noch 20 bis 30 Jahre dieser Lebensphase vor sich hat. Die Kinder sind außer Haus, und man hat jetzt mehr Zeit, auf eigene Bedürfnisse einzugehen und sich schönen Seiten des Lebens zu widmen. Man kann Freundschaften pflegen, sich gemeinsam mit einer Freundin mit Kunst und Kultur beschäftigen, reisen und Sprachen lernen und vieles mehr. Die Frauen, die mit beiden Beinen fest im Leben stehen, die also einer sinnvollen Arbeit nachgehen, haben auch meist keine Probleme mit den Wechseljahren.
Ganz abzulehnen ist die Zufuhr von Hormonen. Bringt man die Naturgesetze auf diese Weise aus dem Gleichgewicht, so hat man bald andere Probleme zu erwarten. Viele Patientinnen, die aus diesem Grund schwere gesundheitliche Störungen hatten, kamen in die Praxis.
Osteoporose wird als eine Folge von Hormonmangel angesehen, hat aber mit Hormonen nichts zu tun. Sie ist vielmehr eine Folge von

jahrelang nicht bearbeiteten *Mutproblemen,* die jetzt endlich »angepackt« werden sollten. Man hat nicht die Standfestigkeit, zu seiner Meinung zu stehen und »nein« zu sagen, wenn es richtig wäre.

***Behandlungsmethode:***
***Seelisch:*** Jede Frau sollte sich ihren *Mutprüfungen* stellen und sie zu bestehen versuchen. Es gibt am Tag viele kleine Prüfungen, bei denen man anfangen kann, und nach und nach gewinnt man mehr Selbstvertrauen, um auch die großen Prüfungen zu bestehen.
Wichtig ist es, einer sinnvollen Beschäftigung nachzugehen und eine *Aufgabe im Leben* zu haben. Sich Ziele zu setzen ist für die Weiterentwicklung von großer Bedeutung.
***Physisch:*** Führen Sie wegen des Wegfalls des natürlichen Reinigungsprozesses regelmäßig eine intensive *Entschlackung* und *Entgiftung* mit Birkensaft durch.
Außerdem sollten Sie zwei- bis dreimal wöchentlich etwa ein dreiviertel Glas *Sauerkrautsaft* entweder am Morgen oder vor dem Mittagessen trinken. Sauerkrautsaft ist die beste Calciumquelle und stärkt die Knochen – er stellt eine gute Vorbeugung gegen Osteoporose dar. Er ist außerdem eine gute »Nervennahrung«, denn er enthält Acetylcholin. Auch als Verdauungshilfe wirkt Sauerkraut ausgezeichnet.

### *Polypen*

*Polypen sind meist gutartige Schleimhautwucherungen. Sie treten am häufigsten in Bereich der Geschlechtsorgane am Gebärmutterhalskanal oder in der Gebärmutterhöhle auf.*

### *Zysten*

*Eine Zyste stellt eine durch eine Kapsel abgeschlossene sackartige Geschwulst mit dünn- oder dickflüssigem Inhalt dar.*
Frau Dr. Müller-Kainz behandelt Polypen und Zysten so, als ob die Patientin Krebs hätte, denn sie sind sehr oft eine Vorstufe. Es muß nicht unbedingt Krebs entstehen, aber es besteht immerhin die Gefahr, und deshalb sollte ähnlich gearbeitet werden.
Die seelischen Ursachen sind auch hier sehr oft *Mutprobleme,* aber auch falsche Partnerschaften. Beides sollte überprüft werden. Auch die *Geltungssucht* spielt eine Rolle.

Einige Patientinnen hatten Polypen oder Zysten, ohne verheiratet zu sein und ohne eine körperliche Beziehung zu jemandem zu haben. In diesen Fällen hatten die Frauen im täglichen Leben nicht den Mut, zu sagen und zu tun, was sie als richtig erkannt hatten, sei es im Beruf oder auf dem Gebiet der Ernährung oder im privaten Bereich.

*Fallbeispiel*
Eine Patientin war nicht verheiratet und berufstätig. Sie hatte nie den Mut, bei ihrer Arbeit ihre Meinung zu sagen, und ordnete sich den anderen immer unter. Auch wenn sie der Meinung anderer innerlich nicht beipflichten konnte, gab sie klein bei. Dabei hätten alle von ihren Ideen und Vorstellungen profitieren können, die Zusammenarbeit hätte effektiver sein können, und einiges wäre besser gelaufen.
Aufgrund der Empfehlungen von Frau Dr. Müller-Kainz arbeitete sie schrittweise an ihrem Mut, sagte immer öfter ihre Meinung und konnte so ihr Selbstvertrauen immer mehr aufbauen.

***Behandlungsmethode:*** siehe Behandlungsmethode »Gebärmuttermyome, Gebärmutterkrebs und Brustkrebs«, Kapitel »Geschwülste · gutartige Tumoren und bösartige Tumoren · Krebs«

### *Prostataerkrankungen*

*Als Prostatitis bezeichnet man die akute oder chronische Entzündung der Prostata.*
*Bei 80 % aller 60jährigen Männer tritt ein Prostata-Adenom auf. Bestimmte Drüsen im Bereich der hinteren Harnröhre wuchern und flachen das eigentliche Prostatagewebe ab. Nur im ersten Stadium besteht häufiger Harndrang, der Harnstrahl ist schwach, und manchmal wird eine kleine Harnmenge abgesetzt. Im zweiten Stadium entstehen Entleerungsstörungen der Harnblase. Bei quälendem Harndrang kommt es nicht zur vollen Erleichterung. Unbehandelt folgt eine Harnstauungsniere und schließlich Nierenversagen.*

Viele Männer werden mit Problemen mit der Prostata konfrontiert. Interessanterweise treten die Prostataerkrankungen im Alter von 50 oder 60 Jahren auf. Entweder brauchen die Männer sehr lange, bis sie Wasser lassen können, oder sie können das Wasser nicht halten.

Männer mit Prostataerkrankungen legen *zu großen Wert auf körperliche Beziehungen*, was die Patienten immer wieder bestätigten. Sie betreiben Sexualität zu lange und zu intensiv, was als Männlichkeit mißverstanden wird. Es herrscht zwar auch die falsche psychologische Meinung, daß es gesund sei, bis ins hohe Alter sexuell aktiv zu sein, doch die hohe Quote an Prostataerkrankungen bezeugt eigentlich das Gegenteil. Das Alter der Zeugungsfähigkeit ist vorbei, und die Beziehung zur Ehefrau sollte hauptsächlich auf seelisch-geistiger Ebene ablaufen. Meistens haben die Männer auch keine Freunde, mit denen sie gute Gespräche führen können.

***Behandlungsmethode:***
***Seelisch:*** Männer sollten lernen, die *Werte auf seelisch-geistiger Basis* zu suchen. Es wäre vor allem wichtig, daß sie *Männerfreundschaften* pflegen – natürlich ohne körperliche Beziehung! Gespräche und gemeinsame Unternehmungen laden sie auf und können sie auf eine ganz andere Weise erfüllen.
***Physisch:*** Bei Prostataerkrankungen sind *Moorbäder* empfehlenswert.
Bei Entzündungen der Prostata sind *Wobenzym®*, *Bactisubtil®* und *Vitamin C* aus natürlichen Quellen angezeigt.

## *Gonorrhöe (Tripper)*

*Gonorrhöe ist eine häufige, meldepflichtige Geschlechtskrankheit, die meist durch Geschlechtsverkehr übertragen wird.*
*Bei Männern treten anfangs Symptome einer Harnröhrenentzündung auf, bei der es bei der Harnentleerung zu Brennen und Jucken, später auch zu eitrigem Ausfluß kommt. Insgesamt ist der Verlauf bei Frauen meist symptomärmer. Es kommt zum gelblichen Ausfluß. Am häufigsten ist der Gebärmutterhals betroffen. Komplikationen treten auf, wenn die Infektion auf die Geschlechtsorgane übergreift.*

## *Syphilis (Lues)*

*Syphilis ist ebenfalls eine meldepflichtige Geschlechtskrankheit. Die Übertragung findet in der Regel beim Geschlechtsverkehr statt. Schon bei kleinsten Verletzungen dringen die Erreger in das Gewebe ein.*

*Die Krankheit hat einen charakteristischen Verlauf, den man in drei Stadien einteilt.*

Diese schweren Geschlechtskrankheiten gibt es schon seit sehr, sehr langer Zeit. Sie sind eine ernste Mahnung an die Menschen, zu bedenken, welche Aufgabe und welchen Sinn Sexualität hat und daß damit eine große Verantwortung verbunden ist.
Syphilis war eine gefährliche Geißel des 19. Jahrhunderts mit tödlichem Ausgang. Das letzte Stadium ist gekennzeichnet durch völlige geistige Umnachtung, denn es tritt eine Gehirnerweichung (Paralyse) ein.
Die Ansteckungsgefahr besteht besonders dort, wo Menschen ihren momentanen Begierden nachgehen, ohne auch nur die geringste zwischenmenschliche Beziehung zueinander zu haben. Das Problem betrifft besonders Männer, wenn sie sich in fragwürdige Häuser begeben.
Heute im 20. Jahrhundert werden Prostituierte regelmäßig untersucht, und die Krankheit wird mit Antibiotika bekämpft. Eine Ansteckung ist allerdings trotzdem noch möglich.
Wenn *Sexualität mißbraucht* wird, indem man sich jeder Verantwortung entzieht und nicht erkennen will, daß der Geschlechtsverkehr dazu dient, in einem neuen Menschenleben einer Seele die Gelegenheit zur Weiterentwicklung zu geben, muß man mit der Reaktion der Naturgesetze rechnen.
Wenn Menschen glauben, die Naturgesetze »überlisten« zu können, indem sie z. B. die Syphilis besiegen, ohne aber den seelischen Hintergrund zu berücksichtigen, dann entstehen neue Erkrankungen wie z. B. AIDS. Die Naturgesetze fordern nämlich den würdevollen Umgang mit der Sexualität, wie wir bereits dargelegt haben.

## 9.14. Haut

*Die Haut umhüllt den ganzen Körper. Sie schützt ihn gegen die Umwelt – gegen mechanische Beanspruchung und Krankheitserreger. Gleichzeitig stellt sie aber auch eine Verbindung zu ihr her. Viele Sinnesrezeptoren ermöglichen es, vielfältige Wahrnehmungen aufzunehmen.*
*Weiterhin ist die Haut durch die Absonderung von Schweiß an der Regulation des Wasserhaushalts und der Körpertemperatur beteiligt.*

Die Haut ist eines der größten Organe des menschlichen Körpers. Sie hat eine doppelte Funktion: Sie ist ein Organ, das sowohl Nahrung aufnehmen kann als auch Schlacken ausscheidet. Es ist deshalb sehr wichtig, darauf zu achten, daß die Haut nicht verletzt wird.

Für viele Leser ist es gewiß ein neuer Aspekt, daß die Haut *Nahrung aufnehmen* kann. Menschen, die in guter, sauberer Luft leben, können ihren Nahrungsbedarf bis zu 60 % über die Haut decken. Viele Menschen haben auch schon beobachtet, daß sie weniger essen, wenn sie sich über längere Zeit in guter Luft aufhalten. Hingegen haben Menschen, die in Großstädten wohnen, etwa in New York oder Mexico City, das Bedürfnis, besonders grobe und harte Eßwaren zu sich zu nehmen, um ein Gefühl der Sättigung zu erreichen. Leider ist das meist die falsche Art der Kompensation.

Die Haut nimmt vor allem die wichtigen Mikroorganismen und Spurenelemente auf, die in guter Luft reichlich zu finden sind. Es ist daher empfehlenswert, so viel Zeit wie möglich in sauberer Luft zu verbringen. Menschen, die in Städten wohnen, sollten das bedenken.

Die zweite Funktion der Haut, das *Ausscheiden von Schlacken und Giften,* ist von größerer Bedeutung. Hautkrankheiten bieten ohne Ausnahme dem Organismus eine Möglichkeit, Gifte und Schlacken abzugeben, wobei die wichtigen Ausscheidungsorgane, wie Leber und Niere, geschont werden können. Hautkrankheiten mit Medikamenten zu bekämpfen ist also eine aussichtslose Sache. Sie hindern zwar den Organismus für einige Zeit, Gifte auszuscheiden, und die Haut sieht vorübergehend besser aus. Wie aber die Erfahrung zeigt, verschlechtern sich Hautkrankheiten sofort, wenn man die Medikamente absetzt. Denn jetzt müssen zusätzlich jene Gifte, die durch die Medikamente in den Körper gelangt sind, ausgeschieden werden. Es entsteht also ein Teufelskreis.

Man sollte Hautkrankheiten als positives Signal werten, denn der Körper versucht, einen Reinigungsprozeß durchzuführen. Sie können ein Warnsignal dafür sein, daß man *zu viele Gifte und Schlacken* zu sich nimmt, also z. B. die Ernährung nicht ideal ist.

***Allgemeine Behandlungsmethode für die Haut:***

Die richtige Behandlung von Hautkrankheiten besteht in der Unterstützung der *Entgiftungs- und Entschlackungsvorgänge* in unserem Körper. Das erreicht man durch Birken- und Borretschsaft und viel Vitamin C aus natürlichen Quellen.

Außerdem ist es notwendig, den *Frühstücksplan* wochenlang durchzuführen und so das Immunsystem konsequent aufzubauen.
Frischer *Gurkensaft* (am leichtesten mit einer Saftzentrifuge hergestellt) versorgt den Körper mit Kieselsäure, die für Haut, Nägel und Haare wesentlich ist.
Ebenso sollte auf eine *gesunde Ernährung* geachtet werden, um den Körper von vorneherein mit möglichst wenig Giften und Schlacken zu belasten.
Auch *Moorbäder* sind eine große Hilfe für die Haut. Entgiftung und Entschlackung werden sehr gefördert, und zusätzlich können wertvolle Mineralien und Spurenelemente aufgenommen werden.

### *Akne*

*Man versteht darunter eine entzündliche Erkrankung der Talgdrüsenhaarbälge der Haut. Sie betrifft hauptsächlich die Gesichtshaut, aber auch die Haut eines V-förmigen Brust- und Rückenausschnitts.*

Diese Hautkrankheit tritt hauptsächlich bei Jugendlichen auf und ist ohne Ausnahme auf *Mutprobleme* zurückzuführen. Man könnte sagen, diese jungen Menschen können nicht richtig »aus der Schale« kommen, sie können nicht aus sich heraus und das sagen, was sie denken. Wie weit das gehen kann, möchten wir an einem Fall deutlich machen.

*Fallbeispiel*
Ein junger Mann kam wegen seiner extremen Akne. Er war so unsicher, daß er sich kaum auszudrücken vermochte und ständig rot wurde. Er wohnte auf dem Lande, und zwar am Ende eines Dorfes. Seine Arbeitsstelle befand sich aber am anderen Ende des Dorfes. Um nicht das ganze Dorf durchqueren zu müssen, wo ihn jeder kannte und wo er allen Leuten, denen er begegnete, »Guten Morgen« oder »Guten Abend« hätte wünschen müssen, was er sich nicht traute, machte er täglich einen Umweg von fünf Kilometern zur Arbeit und wieder nach Hause. Er ging also seinen Mutproblemen aus dem Weg.

Die Ängste, die durch diese Mutprobleme entstehen, bilden Gifte und Schlacken, die die Haut ausscheiden muß. Die inneren negativen Gefühle spiegeln sich also nach außen.

***Behandlungsmethode:***
***Seelisch:*** Die Patienten müssen lernen, ihre Ängste zu überwinden, anstatt allen Situationen auszuweichen, die ihnen unangenehm sind. Sie sollten üben, freundlich und höflich auf Menschen zuzugehen. Es ist wichtig, sich seine eigene Meinung zu bilden und den *Mut* zu haben, diese zum Ausdruck zu bringen. Laut und deutlich zu sprechen spiegelt Selbstbewußtsein wider.
***Physisch:*** Zu der allgemeinen Behandlungsmethode für die Haut sollte man zusätzlich *Gesichtsmasken* machen. Es gibt fertige Präparate aus der Tube, oder man kann auch selbst eine Paste herstellen. Dazu vermischen Sie Luvos® Heilerde ultra mit Wasser – oder noch besser mit frischem Gurkensaft (die Gurke reiben und den Saft durch einen Nylonstrumpf drücken). Für eine geschmeidigere Konsistenz können Sie noch etwas Agar-Agar® (Meeresalgenprodukt) hinzufügen.
Weiterhin empfiehlt sich ein *Spezial-Reinigungsbad* mit Essig. Eventuell kann auch etwas Heilerde beigefügt werden, um die Entgiftung und Entschlackung zu fördern.

### *Neurodermitis*

*Die Neurodermitis tritt häufig schon im Kindesalter auf. Ihre Kennzeichen sind Rötung, Juckreiz, Schuppung und Krustenbildung der Haut. Die Haut ist durch eine Unterfunktion der Talg- und Schweißdrüsen glanzlos und trocken. Bevorzugte Bereiche sind die Gelenkbeugen, Gesicht, Hals, Nacken, Schultern und Brust.*

Diese Hauterkrankung tritt heute sehr oft auf, besonders Kinder und sogar Babys sind schon davon betroffen. Wenn Kinder an Neurodermitis erkranken, so kann man in den meisten Fällen feststellen, daß ein Elternteil oder sogar beide Eltern rauchen. Da *Rauchen* sowohl eine Zeitverschwendung als auch eine Körperverletzung anderer Menschen ist, bekommt man den Schaden, den man bei anderen anrichtet, nach dem Gesetz von Ursache und Wirkung doppelt zurück. Betrifft die Erkrankung die Kinder, fühlen sich die Eltern stärker dazu veranlaßt, das Rauchen aufzugeben.
Rauchen schädigt den Organismus des Rauchers. Durch das Nikotin werden sämtliche Entgiftungsorgane überlastet, aber auch das Gehirn und das Nervensystem werden geschädigt. Im Gehirn entsteht eine negative Elektrizität (negative Schwingung schädlicher

Substanzen), die bewirkt, daß man weniger oder keine Intuitionen bekommt. Somit sind dann Fehlentscheidungen vorprogrammiert, und es ist äußerst schwierig, sich positiv zu entfalten. Das Gehirn kann auch seiner Aufgabe als Schalt- und Steuerzentrale für den ganzen Organismus nicht richtig nachkommen, und die Körperprozesse können nicht gut aufeinander abgestimmt werden. Überdies ist das Immunsystem außer Funktion, weil die Mikroorganismen im Magen- und Darmtrakt durch das Nikotin abgetötet werden.
Neurodermitis kann auch ein Hinweis darauf sein, daß die *Ernährung nicht ideal* ist. Gerade für Kinder ist eine gesunde Ernährung wichtig, um ein gutes Fundament für ihr Leben zu legen. Die Umwelteinflüsse werden immer schädlicher, der Mensch wird aber auf der anderen Seite immer sensibler und feiner, so daß man sich heutzutage wesentlich mehr um seine Gesundheit bemühen muß. Legt man etwa nur Wert darauf, daß das Essen schnell fertig ist, oder strengt man sich an, dem Körper das zu geben, was er braucht?
In einigen Fällen sind *Mutprobleme* die Ursache von Neurodermitis. Man sollte »ja« zu Herausforderungen sagen und »nein«, wenn nein richtig ist. Dies kann sowohl auf den beruflichen als auch den privaten Bereich zutreffen.

***Behandlungsmethode:***
***Seelisch:*** Das *Rauchen* sollte man natürlich *unterlassen.*
Die *richtige Mutart* sollte angestrebt werden. Sie darf aber nicht in die falsche Mutart übergehen, wie z. B. Waghalsigkeit. Man darf auch nicht seinen Mut bei einer falschen Sache (wie z. B. beim Rauchen) beweisen.
***Physisch:*** Bemühen Sie sich generell um eine gesundheitsbewußtere Lebensweise. Eine vielseitige *laktovegetabile Kost* gibt dem Körper alles, was er braucht, um uns voll funktionstüchtig zur Verfügung zu stehen. Mit einem gesunden Körper haben Sie eine viel bessere seelische Weiterentwicklungsmöglichkeit.
Siehe auch unter »Akne«, Kapitel »Haut«

### *Schuppenflechte (Psoriasis)*

*Die Schuppenflechte ist meist eine harmlose, aber doch sehr hartnäckige Hauterkrankung. Vor allem Ellenbogen und Knie sind davon betroffen, obwohl sie sich auch über den ganzen Körper ausbreiten kann. Bezeichnend sind gerötete und schuppende Haut-*

*stellen, die sich deutlich von der gesunden Haut abgrenzen lassen. Auch die Nägel können befallen werden.*

Die seelische Ursache sind *Mutprobleme* und/oder *Zeitverschwendung*. Je nachdem, in welchem Körperbereich die Schuppenflechte auftritt, wird durch die Naturgesetze eine bestimmte seelische Fehlhaltung signalisiert:
Tritt Schuppenflechte auf der Kopfhaut auf, bedeutet das, daß sich dieser Mensch zu viele Sorgen macht, grübelt oder sich mit negativen Gedanken beschäftigt, was eine Art von Zeitverschwendung darstellt. Tritt die Krankheit auf Armen und Händen auf, so muß irgend etwas losgelassen werden.

*Fallbeispiele*
- Eine Patientin sollte den Beruf wechseln. Sie konnte sich dort, wo sie war, nicht weiterentwickeln, denn die Firma stellte etwas her, was den Menschen schadet.
- Eine andere Frau sollte ihre Eheprobleme lösen. Sie verstand sich mit ihrem Mann nicht mehr so gut, versuchte aber immer wieder, seinen Erwartungen nachzukommen. Jetzt sollte sie lernen, mehr auf ihre Gefühle zu hören und das zu tun, was für sie richtig ist.

Nicht loslassen von falschen Berufen oder Beziehungen hat mit Zeitverschwendung zu tun, da man viel Zeit mit einer falschen Sache vergeudet, die einen nicht weiterbringt. Letztendlich verliert man viel Energie, die für das Richtige dann fehlt. Es gehört auch meist Mut dazu, aus der ungünstigen Situation herauszukommen.

***Behandlungsmethode:***
***Seelisch:*** Man sollte sich Gedanken darüber machen, was man mit seiner *Zeit* anfängt. Wird sie gut genutzt, indem man Wichtiges konzentriert erledigt, oder verschwendet man sie mit Sorgen, Grübeln und unnötigen, negativen Gedanken? Es ist wichtig, die Hinweise, die eine zuerst negativ erscheinende Situation bietet, zu erkennen und sie ins Positive umzuwandeln.
*Loslassen lernen* vom Falschen ist meist recht schwierig. Das Gewohnte gibt eine gewisse Sicherheit, die niemand so leicht aufgeben möchte. Der Mut, Gewohntes dennoch loszulassen, bringt großen Gewinn mit sich. Man wird dann mit einer viel größeren Sicherheit – vor allem Selbstsicherheit – belohnt.
***Physisch:*** siehe unter »Akne«, Kapitel »Haut«

## *Pilzerkrankungen*

*Pilze sind nicht zur Synthese von Chlorophyll befähigt und gehören somit zu den niederen Pflanzen. Es gibt zirka 50 Pilzarten, die zu Krankheiten führen, die Hautpilzerkrankungen sind dabei relativ harmlos.*

Ein Hautproblem, das fast eine »Modekrankheit« geworden ist, sind Pilze wie z. B. der Candidapilz. Sehr häufig treten Pilze auch im Darmtrakt auf – siehe dazu »Candida-Mykosen«, Kapitel »Darm«. Hautpilze sind ohne Ausnahme die Folge von *Sturheit,* meist im Zusammenhang mit *negativer Lebenssicht.* Die betroffenen Menschen sind inflexibel und überprüfen nicht immer wieder, ob die Situation oder die Umwelt, in der sie leben, richtig für sie ist, ob sie einer richtigen Aufgabe nachgehen, ob sie richtige Freundschaften pflegen, ob sie richtige Freizeitbeschäftigungen haben oder ob sie vielleicht doch in irgendeiner Weise Zeit verschwenden. Man verharrt in schlechten Gewohnheiten.

*Fallbeispiel*
Ein Patient hatte sich eine Zeitlang richtig ernährt. Er war aber stur darauf fixiert, sich über alles Sorgen zu machen. Z. B. grübelte er ständig, welche Wirkung dieses oder jenes Ereignis in der Umwelt auf ihn haben könnte. Er machte sich Gedanken über Elektrosmog, Umweltkatastrophen, Atombombenversuche und ihre Wirkung auf ihn etc. Das waren viele negative Gedanken, an denen er stur festhielt. Er betonte alles Negative und bemühte sich nicht, das Positive in den verschiedenen Ereignissen zu erkennen.

Man kann sich heutzutage nicht allen negativen Einflüssen aus der Umwelt entziehen. Deshalb ist es um so wichtiger, daß man von sich aus bemüht ist, nur das Positive aufzunehmen und sich über das Negative keine Gedanken zu machen. Denn nur die negativen *Gedanken* machen uns krank, nicht die negative Umwelt.

***Behandlungsmethode:***
***Seelisch:*** Pilze sind deshalb so mühsam zu beseitigen, weil *Sturheit* eine schwierig zu bearbeitende Charakterschwäche ist. Es ist wichtig, herauszufinden, auf welchem Gebiet man sich unbeweglich verhält, woran man sich klammert. Ist es im Beruf, in der Partnerschaft, auf dem Gebiet der Ernährung oder hat es z. B. mit einer

Freizeitbeschäftigung zu tun? Hat der Patient seine Fehlhaltung erst einmal wahrgenommen, ist es seine Arbeit oder Therapie, sich zu bemühen, das Falsche loszulassen, um verstärkt dann das Richtige zu tun.
Zur Bearbeitung der Sturheit siehe »Vergeben«, Kapitel »Die Seele des Menschen«, und Anhang.
***Physisch:*** Die *richtige Ernährung* und der Aufbau des Immunsystems spielen hier eine entscheidende Rolle. Durch den *Frühstücksplan* werden vermehrt gute Bakterien wie Bifidus- und Acidophilus-Bakterien (Eugalan BAP®) und Bacillus subtilis (Bactisubtil®) zu sich genommen.
Auch *Knoblauch* wirkt positiv gegen Pilze.

### *Haarausfall*

*Täglich kommt es zu einer Erneuerung einiger Haare, so daß ein gewisser Haarausfall die Regel ist. Alte Haare werden durch neue ersetzt. Wachsen keine Haare nach, spricht man von Haarausfall. Die Haarwurzel kann auch nur vorübergehend ihre Tätigkeit einstellen. Beim bleibenden Haarausfall kommt es allerdings zum endgültigen Schwund der Haarwurzel, und haarlose Stellen werden sichtbar.*

Haarausfall ist eine Art *übertriebene Entgiftung und Entschlakkung*. Im Haarschaft sammeln sich Schlacken an. Das Haar hat dann nicht mehr genügend Freiraum und fällt aus.
Man sagt: »Das ist zum Haareausraufen« und meint damit, daß man sich ärgert oder zornig ist oder sich etwas *nicht vergeben* kann. Gesellt sich zu diesen negativen Gedanken auch noch Sturheit, so kann man von Dickköpfigkeit sprechen. Diese bringt den Haarausfall rasch in Gang.

*Fallbeispiel*
Ein junger Mann im Alter von 28 Jahren war bereits vollkommen glatzköpfig. Sein Problem war, daß er sich sehr intensiv nur mit einer Freizeittätigkeit beschäftigt hat, und zwar mit Fußball. Er hatte keine anderen Interessen in seinem Leben. Das war eine Einseitigkeit ersten Ranges. Er hatte nicht einmal Zeit, sich eine Freundin zu suchen oder sich mit anderen Menschen zu unterhalten, außer im Zusammenhang mit Fußball. Für ihn gab es Tag und

Nacht und an den Wochenenden nichts anderes. Das ist eine Art Sturheit in Kombination mit Zeitverschwendung. Noch dazu ist Fußball nicht gerade eine der besten Sportarten, weil es doch oft zu Körperverletzungen und seit einigen Jahren sogar zu Todesfällen bei den großen Fußballmatches kommt. Man kann daran erkennen, daß dort sehr viel Aggressivität angestaut ist. Das betrifft wieder die dritte Charaktereigenschaft – das Vergeben. Man wird angriffslustig und zornig, wenn das eigene Team nicht gewinnt, und es kommt dann zu aggressiven Handlungsweisen.
Sie sehen, wie *Zorn, Wut, Sturheit* und *Zeitverschwendung* miteinander verknüpft sind. Bei einem solchen Verhalten ist keine Weiterentwicklung mehr möglich.

***Behandlungsmethode:***
***Seelisch:*** Hier muß an mehreren Charaktereigenschaften – *Vergeben* und *Zeitnutzung* – zugleich gearbeitet werden, wenn man die Weiterentwicklung wieder in Gang bringen will.
Es ist günstig, seine Verhaltensweisen und Gewohnheiten immer wieder zu überprüfen. Dienen sie meinem persönlichen Weiterkommen, oder halten sie mich davon ab? Hänge ich zu sehr an einer Sache, die vielleicht gar nicht richtig ist?
***Physisch:*** Intensive *Entgiftung* und *Entschlackung* sollte betrieben werden.
*Essigspülungen* nach dem Haarewaschen wirken günstig auf den Säureschutzmantel der Haut. Essig trägt ebenfalls dazu bei, Schlacken aus der Kopfhaut zu beseitigen.

## *Allergien*

*Der Organismus hat die Möglichkeit, zwischen körpereigenen und körperfremden Stoffen zu unterscheiden und entsprechend zu reagieren. Das Immunsystem kann beim Eindringen von körperfremden Substanzen (Antigene, Allergene) Reaktionen in Gang setzen, um diese unschädlich zu machen.*
*Bei einer Allergie kommt es zu einer von der Norm abweichenden, gesteigerten Antwort des Immunsystems. Nach erneutem Allergenkontakt treten bestimmte Krankheitserscheinungen auf, wobei man verschiedene allergische Reaktionstypen unterscheiden kann.*

Hier müssen wir etwas weiter ausholen, um diese immer häufiger auftretende Krankheit besser erklären zu können. Bedenken Sie vor allem: Der Stoff, der anscheinend die Allergie hervorruft, hat absolut nichts mit der Ursache der Allergie zu tun. Es scheint eine Art Irreführung durch die Naturgesetze zu sein, daß Menschen, die längere Zeit hindurch nicht wahrhaben wollten, daß sie eine Schwäche bearbeiten müßten, noch mehr in die falsche Richtung geleitet werden. Man erkennt, daß das Hauptproblem wieder die *Sturheit* ist: Lieber nimmt man irgendein meist sehr harmloses Nahrungsmittel nicht mehr zu sich, weil man glaubt, daß es eine Allergie hervorruft, als an sich zu arbeiten.

Wie bei allen Krankheiten ist die Ursache jedoch zu 90 % in der Seele zu suchen. Hier treffen häufig mehrere Schwächen zusammen. Dadurch ist es oft sehr schwierig, eine Allergie wieder loszuwerden. Allerdings stellt eine Allergie auch eine Art Ausscheidung dar und signalisiert, daß negative Eigenschaften »ausgeschieden«, d. h. bearbeitet werden sollten.

Neben der Sturheit ist bei Allergien der *Mangel an Ehrlichkeit zu sich selbst* im Spiel. Die Patienten sind oft Menschen, die die Ursache für ihre Probleme stets bei anderen suchen und nicht bereit sind, über sich selbst nachzudenken. Sie wollen sich nicht eingestehen, daß bei ihnen nicht alles perfekt bzw. etwas verbesserungsbedürftig ist. Also liefern ihnen die Naturgesetze scheinbar einleuchtende Gründe für ihre Krankheit. Nun sind sie zufrieden und glauben, die Lösung ihres Problems gefunden zu haben. Denken wir aber darüber nach, welche Dinge als angebliche Ursachen angesehen werden – z. B. Milch, Eiweiß, Hefeprodukte, Erdbeeren oder Blütenpollen –, so kann man darin eigentlich keinen Sinn finden. Warum sollten Lebensmittel, die für Millionen von Menschen richtig sind, bei einigen wenigen Menschen Krankheiten hervorrufen? Oder warum sollten Blütenpollen von bestimmten Pflanzen einige Menschen krank machen, andere aber nicht? Die Natur würde sich selbst widersprechen. Und es würde bedeuten, daß man in die Schöpfung kein Vertrauen mehr haben könnte.

Die meisten Patienten denken lange darüber nach, welche Lebensmittel sie nicht essen dürfen oder welche Pollen gerade fliegen, und *verschwenden* so obendrein noch *Zeit*. Sie erkennen nicht, daß es mit einer Schwäche von ihnen zu tun hat, daß sie z. B. *Mutprobleme* oder die Neigung zu *negativer Kritik* oder negativer Lebenssicht haben oder daß sie sich leicht *ärgern*. Deshalb ist es auch schwierig, Allergien in den Griff zu bekommen. Hier ist häufig die Hilfe eines Therapeuten, der die Naturgesetze kennt, notwendig.

Der Körper symbolisiert nach außen, was sich im Inneren abspielt. Somit erzeugen alle Schwächen Gifte, die ausgeschieden werden müssen. Die von der Allergie betroffenen Körperteile geben einen weiteren Hinweis auf die Charakterschwäche:
Tritt die Krankheit an den Händen auf, so ist das ein Zeichen, daß man etwas *loslassen* sollte. Das kann z. B. eine berufliche Sache, eine Freizeitbeschäftigung oder eine Person sein. Auf alle Fälle bringt das, woran man festhält, keine Energie und behindert die persönliche Weiterentwicklung.
Bei Heuschnupfen oder Rinnen der Nase handelt es sich um *negatives Denken*, negative Kritik oder darum, daß man im Begriff ist, die Nase in fremde Angelegenheiten zu stecken. Gerade die letztgenannte Eigenschaft führt dazu, immer blinder gegen die eigenen Fehler zu werden, denn man beschäftigt sich hauptsächlich mit den Fehlern anderer Leute. Man erkennt sie nicht mehr als Spiegelbilder.
Periodisch wiederkehrende Allergien wie Heuschnupfen sollen einen Patienten daran erinnern, daß er immer wieder dieselben Fehler macht.

***Behandlungsmethode:***
***Seelisch:*** Hier steht zu Beginn einer Verbesserung unerläßlich *das Bemühen um Selbsterkenntnis*. Man sollte ehrlich zu sich selbst sein und sich Unzulänglichkeiten eingestehen. Diese zu erkennen und dann zu vermindern, bringt die größten Fortschritte in der persönlichen Weiterentwicklung. Außerdem muß man sich bewußt sein, daß Gedanken Mächte sind. Deshalb darf man nicht glauben, was uns manche in bezug auf Lebensmittel oder Pollen einreden möchten. Die Gedanken und die Denkweise sollten statt dessen in die richtige Bahn geleitet werden. Auf die wirkliche Ursache von Allergien zu kommen, ist oberstes Ziel. Welche Schwäche will mir diese Krankheit aufzeigen?
Die *Bearbeitung von Sturheit* ist von größter Bedeutung – siehe »Vergeben«, Kapitel »Die Seele des Menschen«.
***Physisch:*** Wie bei allen Hautkrankheiten ist auch hier besonders auf *Entgiftung* und *Entschlackung* zu achten. Man braucht also viel Borretschsaft und Birkensaft und hohe Gaben von natürlichem Vitamin C. Außerdem sollte man längere Zeit den *Frühstücksplan* durchführen, um das Immunsystem aufzubauen.

## 9.15. Muskeln und Knochen

*Muskeln im menschlichen Körper haben drei wichtige Aufgaben: Zum einen dienen sie der Fortbewegung und halten die gewünschte Körperlage aufrecht. Zum anderen sind Muskeln in den dünnwandigen Hohlorganen zu finden, z. B. im Darm, wobei es zu rhythmischen Kontraktionen kommt, um den Inhalt vorwärts zu bewegen. Drittens dienen sie dem Bluttransport im Kreislaufsystem. Man unterscheidet die quergestreifte und die glatte Muskulatur.*
*Knochen bestehen in der Hauptsache aus Mineralien und organischer Substanz (Eiweißkörper und kollagene Fasern). Am Skelett unterscheidet man Kopf, Rumpf mit Wirbelsäule und die beiden Gliedmaßenpaare. Der Bewegungsapparat besteht aus durch Gelenke verbundenen Knochen des Skeletts, einschließlich der sie bewegenden Muskeln und Sehnen.*

### *Arm- und Beinverletzungen*

*Ein Spontanbruch kann auftreten, wenn der Knochen durch Kalkverarmung oder Geschwülste geschädigt ist. Meist ist aber eine beträchtliche Gewalteinwirkung die Ursache.*
*Prellung, Verstauchung und Verrenkung sind durch Gewalteinwirkung bedingte Verletzungen der Gelenke. Außerdem kann es zur Ruptur (Zerreißung) des Kapsel-Band-Apparates kommen. Die Gelenkstabilität geht verloren, Schwellung, Blut- und Gelenkerguß sowie Druck- und Bewegungsschmerzen treten auf.*

### *Sehnenscheidenentzündung*

*Eine Sehne bildet das Endstück (Ursprung und Ansatz am Knochen) des Muskels und überträgt dort die Zugwirkung des Muskels. Die Sehnenscheiden sind aus derbem Bindegewebe und dienen den Sehnen als Gleitröhren, als seitliche Fixierung.*
*Eine akute Sehnenscheidenentzündung tritt häufig mit einer Sehnenentzündung auf und ist sehr schmerzhaft. Sie kann durch eine bakterielle Infektion entstehen, wobei es zur Eiterbildung kommt. Ist sie nur Folge einer Überanstrengung oder Sehnenzerrung, ist die Schwellung gering, und Druck oder Bewegung lösen ein schmerzhaftes Gefühl aus.*

*Eine chronische Sehnenscheidenentzündung kann u. a. im Rahmen von Rheumatismus, Tuberkulose oder Syphilis entstehen.*

Je nachdem, ob die Arme oder die Beine betroffen sind, soll uns damit etwas Bestimmtes signalisiert werden. Die Verletzungen oder Entzündungen stellen auf jeden Fall eine Warnung dar. Wir sollten uns Gedanken machen, was wir im Moment tun bzw. vorhaben.
Knochenbrüche sagen deutlich, daß etwas abgebrochen werden sollte, was der Weiterentwicklung schadet. Sie stellen eine massive Warnung dar und treten meist dann auf, wenn alle anderen Signale vorher ignoriert wurden.
Probleme mit Gelenken zeigen an, daß man in irgendeiner Beziehung nicht flexibel bzw. gelenkig genug ist. Man hält an etwas fest, das einen nicht weiterbringt. Es ist also eine Art von *Sturheit* vorhanden.
Sind die Beine betroffen, z. B. durch einen Beinbruch, Probleme an den Knien oder an der Hüfte, werden wir darauf hingewiesen, daß wir *seelisch stehenbleiben* – das heißt, daß wir eine Charakterschwäche nicht bearbeiten. Es kann aber auch sein, daß wir in einer Situation stehen, die eine Weiterentwicklung verhindert. Die Bewegungseinschränkung, das Nicht-gehen-Können spiegelt den seelischen Stillstand wider. Dabei kann es sich z. B. um eine Arbeitsstelle oder eine Beziehung zu einem Menschen handeln.

*Fallbeispiel*
Ein junges Paar hatte sich entschlossen zu heiraten. Noch vor der Hochzeit kam es zur Konsultation. Die Entwicklung der beiden Partner war sehr unterschiedlich, so daß es fraglich war, ob die Ehe auf Dauer harmonisch sein würde.
Ein paar Tage vor der Hochzeit brach sich die Frau dann das Bein. Das war die »Bestätigung«, daß sie dabei war, einen falschen Schritt zu machen und in ihrem seelischen Fortschritt behindert werden würde.

Sind die Arme betroffen, so heißt das, daß wir etwas *loslassen* müssen. Es ist dann abzuklären, worum es sich handelt. Das können Abhängigkeiten, Süchte oder schlechte Gewohnheiten sein, an die man sich klammert, aber ebenso Menschen – die sogenannten »Mühlsteine« – mit denen man sich nicht weiter beschäftigen soll.

*Fallbeispiel*
In einem Unternehmen wurde der falsche Mitarbeiter eingestellt. Gleich am Anfang hatte dieser Mitarbeiter mit dem Firmenwagen einen Autounfall. Es folgten noch einige andere Sabotagen und Schwierigkeiten, aber der Chef sprach keine Kündigung aus. Schließlich brach sich der Chef das Handgelenk. Nun war ihm klar, daß er diesen neuen Mitarbeiter loslassen, gehen lassen sollte.

Ein Tennisarm zeigt z. B., daß man mit diesem Sport aufhören oder ihn einschränken sollte. Es gibt aber auch Patienten mit einem »Tennisarm«, die gar nicht Tennis spielten. Es wurde also nur gezeigt, daß sich diese Patienten mit etwas überforderten und damit aufhören sollten.

***Behandlungsmethode:***
***Seelisch:*** Bei all diesen Erkrankungen bzw. Unfällen an Armen oder Beinen ist es notwendig, die Lebensgeschichte der Patienten genau aufzunehmen und im Detail durchzuarbeiten, um feststellen zu können, aus welchem Grund es zu einem Stillstand in der Entwicklung gekommen ist. Das ist oft gar nicht so vordergründig zu sehen. Erst nach der Offenlegung kann eine gezielte Bearbeitung beginnen.
***Physisch:*** Bei Verletzungen ist eine medizinische Versorgung notwendig. Sehnenscheidenentzündungen werden mit größeren Mengen von *Wobenzym®*, *Bactisubtil®* und *viel Vitamin C* aus natürlichen Quellen behandelt. Auch Heilerde-Umschläge stellen eine Hilfe dar.
Zur Stärkung des Knochens ist es empfehlenswert, viel *Sauerkrautsaft* zu trinken, um vermehrt Calcium zu erhalten.

## *Rheumatische Erkrankungen*

*»Rheumatische Erkrankungen« ist ein Oberbegriff für eine Vielzahl von verschiedenen Erkrankungen mit einem gemeinsamen Merkmal: Die Krankheit ist am Stütz- und Bindegewebe des Bewegungsapparats erkennbar, wobei auch das Bindegewebe innerer Organe beteiligt sein kann. Die Symptomatik ist sehr vielfältig und wenig spezifisch: u. a. Schmerzen, Funktionsbehinderung, Steifigkeit und Deformierung.*
*Rheumatische Erkrankungen umfassen generalisierte Bindege-*

*webserkrankungen (»Kollagenosen«) und äußern sich durch Entzündungen an den Gelenken und an der Wirbelsäule (z. B. chronische Polyarthritis).*

### *Arthritis*

*Hier handelt es sich um eine entzündliche Gelenkerkrankung. Typische Symptome: Schmerzen, Schwellung, Überwärmung, Bewegungseinschränkung und Rötung.*
*Bei chronischem Verlauf steht der Funktionsverlust im Vordergrund mit Destruktionen, Fehlstellungen und Ankylosen (Gelenkversteifung).*

### *Polyarthritis*

*Polyarthritis ist die gleichzeitige Entzündung von fünf oder mehr Gelenken.*

### *Gicht*

*Siehe auch Kapitel »Stoffwechsel«*

Rheumatische Erkrankungen, Arthritis, Polyarthritis und Gicht haben fast die gleiche Ursache, daher werden sie hier gemeinsam beschrieben:
Die seelische Ursache ist *mangelnde positive Lebenssicht*, die mit Sorgen und negativen Gedanken einhergeht sowie mit der *Tendenz zu kritisieren.* Die Patienten neigen dazu, bei Ereignissen und an anderen Menschen hauptsächlich das Negative zu sehen und auch zu betonen. Man erkennt so leicht den »Splitter« im Auge des anderen, aber den »Balken« im eigenen nicht. Manche möchten aber auch gar nicht ihre Unzulänglichkeiten sehen oder an diesen arbeiten. Hier kann auch eine Verbindung zu Ehrlichkeit zu sich selbst und dem Talent Fleiß bestehen, die beide verbessert werden sollten.
Den Naturgesetzen gemäß muß derjenige, der zu anderen »giftig« ist, in seinem Körper Gifte und Schlacken ansammeln. Diese werden an Stellen abgelagert, wo sie Schmerzen verursachen, wie z. B. in Gelenken. Auf diese Weise wird man auf das Fehlverhalten aufmerksam gemacht. Man bekommt das wieder, was man anderen antut bzw. was man von sich gibt.

Es kommt bei allen drei Krankheiten zu einer Art Funktionseinschränkung oder Unbeweglichkeit oder sogar zu einer Deformation. Manche Patienten haben verkrümmte Hände und Füße. Da ist es dann schon sehr schwierig, das Leben zu meistern. Bei vielen drückt sich die falsche seelische Haltung auch im Gesicht aus – sie können kaum lachen, sie nehmen das Leben viel zu ernst, vor allem das Negative.

*Fallbeispiel*
Eine Rheumapatientin, eine sehr hübsche und talentierte Frau, konnte zu Beginn der Behandlung nur negative Eigenschaften ihrer Freunde nennen und nur negative Geschichten erzählen. Sie bekam dann die Aufgabe, bei der nächsten Konsultation nur positive Eigenschaften ihrer Freunde aufzuzählen. Das klappte eine Weile recht gut, aber dann kam plötzlich wieder ein Wortschwall mit negativen Dingen.
Zusätzlich war auch eine gewisse Sturheit bei ihr vorhanden, da sie nicht einsehen wollte, daß bei dieser Erkrankung eine gesunde Ernährung von entscheidender Bedeutung ist.
Nach längerer Behandlung und Umstellung der Ernährung traten keine neuen Schübe auf, und auch insgesamt verbesserte sich ihr Zustand.

Es ist also gar nicht so leicht, sich umzustellen, und es bedarf einiger Übung. Wenn man die Tendenz hat, das Negative zu sehen, sind die anderen »gezwungen«, zwei linke Hände zu haben und alles falsch zu machen. Es muß also zur »sich selbst erfüllenden Prophezeiung« kommen. Man sollte bedenken, daß die anderen Menschen als Spiegelbilder fungieren, wodurch einem etwas »gesagt« wird.
In einigen Fällen kann Polyarthritis auftreten, wenn man sich im höchsten Maße selbst vernachlässigt. Wenn man »Tag und Nacht« arbeitet und sich für andere einsetzt, darf man sich nicht wundern, wenn der Körper nach Jahrzehnten nicht mehr so richtig »funktioniert«. Meist wird auch die Ernährung entsprechend vernachlässigt, so daß sich im Laufe der Zeit viele Schlacken angesammelt haben, die in den Gelenken gespeichert sind.

*Fallbeispiel*
Eine Patientin mit Polyarthritis hatte sich ihr Leben lang für den Handwerksbetrieb ihres Mannes aufgeopfert. Von früh bis spät

setzte sie sich ein. »Nebenbei« erzog sie noch die Kinder und führte den Haushalt. Dadurch kam es zur völligen Überlastung des Nervensystems. Sie nahm sich keine Zeit für sich und kümmerte sich sehr wenig um eine gesunde Ernährung.

Interessant ist auch folgender Zusammenhang: Ist das Nervensystem stark überlastet, hat man es schwer, das Positive im Negativen zu sehen. Das Negative und die Schwächen anderer fallen viel mehr auf und stören. Man gewinnt eine negative Lebenssicht und hat die Tendenz zu kritisieren. Hier schließt sich der Teufelskreis – die Störung und das Negative belasten wiederum das Nervensystem.

***Behandlungsmethode*** *für rheumatische Erkrankungen, Arthritis, Polyarthritis und Gicht:*
***Seelisch:*** Streben Sie eine *positive Lebenssicht* an, versuchen Sie, in allen Ereignissen Positives zu erkennen, und suchen Sie bewußt bei anderen Menschen gute Eigenschaften. Denn es ist **alles positiv** und hat seinen Sinn! Es ist alles als Hilfe gedacht und nicht als leidvolle Plage. »Gedankenhygiene« ist hier von großer Bedeutung, d. h., negative Gedanken sollten gleich »neutralisiert« werden, indem man versucht, sein Spiegelbild – seine eigene Schwäche – zu erkennen und dadurch das Ganze ins Positive umzuwandeln. Hierbei handelt es sich also nicht um eine Verdrängung, sondern um die richtige Bearbeitung der Gedanken.
Auch sollte man negative Gedanken, die als Versuchung auftreten, nicht aufgreifen und sich dadurch in einem Teufelskreis verfangen. Besser ist es, durch Konzentration auf eine Tätigkeit diese Gedanken beiseite zu schieben.
Die positive Lebenssicht ist erlernbar, wobei folgender Leitspruch eine Hilfe sein kann: »Ein Optimist sieht in jedem Problem eine Chance, ein Pessimist sieht in jeder Chance ein Problem.«
Sich für seine Arbeit einzusetzen ist richtig, aber es darf nicht bis zur Selbstaufopferung gehen. Man sollte zusehen, daß man sich zwischendurch entsprechende *Entspannungsphasen* gönnt und etwas Gutes für seinen Körper tut – auf eine gute Ernährung achtet und sich regelmäßig entgiftet und entschlackt.
***Physisch:*** Man darf absolut *kein Fleisch* und *keine Eier* essen, denn damit werden die meisten Stoffwechselgifte in den Körper gebracht, und es entstehen viele Ablagerungen von Schlacken. Eine vielseitige *laktovegetabile Kost* mit viel Obst, Gemüse und Getreide ist absolut notwendig.

*Entgiftung* und *Entschlackung* sind unerläßlich. Im Gegensatz zu anderen Krankheiten muß über Monate oder sogar über Jahre entschlackt werden, denn die Gifte, die sich im Laufe von Jahrzehnten angesammelt haben, sind sehr hartnäckig, und es dauert oft lange, bis sie wieder aufgelöst und ausgeschieden sind. Oft werden dann die Gelenke wieder beweglicher, die Patienten haben weniger Schmerzen, und es treten keine neuen Schübe mehr auf. Hierbei ist Birkensaft die größte Hilfe.
Bei allen drei genannten Krankheiten sind *Moorbäder* besonders wichtig. Jeden zweiten Tag sollte ein Moorbad genommen werden, weil man dadurch die Nieren, die Leber und alle Entgiftungsorgane unterstützt. Sie werden angeregt, die Gifte schneller und besser zu verarbeiten. So kann man den Entgiftungs- und Entschlackungsprozeß beschleunigen. Nach einem Moorbad sollte man eine halbe Stunde ruhen.
Auch Einfahrten in den *Heilstollen in Badgastein* (im Salzburger Land) sind besonders wirksam.
Wie bei allen Entzündungsprozessen sind auch hier *Bactisubtil®*, *Wobenzym®* und natürliches *Vitamin C* in größeren Mengen unerläßlich.

### *Morbus Bechterew*

*Diese Krankheit tritt bevorzugt im dritten Lebensjahrzehnt auf, und bei Männern zehnmal häufiger als bei Frauen. Die Krankheit betrifft vor allen Dingen die Wirbelgelenke bzw. die wirbelsäulennahen Gelenke; es kommt zu einer weitgehenden Versteifung bis starken Verkrümmung der Wirbelsäule. Die Haltung der Morbus-Bechterew-Kranken mit stark nach vorne gekrümmtem Rücken ist typisch. Manche können schließlich den Kopf nicht mehr senken, und der Finger-Boden-Abstand beim Bücken ist extrem groß, sie kommen manchmal überhaupt nicht mehr bis zum Boden. Es entstehen starke Schmerzen, da sehr oft die Rückenmarknerven durch die Knochenwucherungen eingeklemmt werden. Die Schmerzen ähneln häufig dem Ischiasschmerz.*

Die seelische Ursache sind auch hier wieder *negatives Denken*, Sorgen und die Tendenz zu negativen Bemerkungen. Die Hauptursache ist aber *Sturheit* und Inflexibilität. Die Wirbelsäule wird steif und zeigt somit symbolhaft die seelische Schwäche, daß diese Menschen sich nicht so gerne verändern.

*Fallbeispiel*
Der Patient war etwa 26 Jahre alt. Er war in vielerlei Beziehung inflexibel und stur und machte sich allerlei Sorgen. Dazu kam in seinem Fall auch noch ein Mutproblem. Er arbeitete im Sägewerk seines Schwiegervaters als Hilfsarbeiter, obwohl er einen guten Handwerksberuf erlernt hatte. Er traute sich nicht zu sagen, daß ihm diese Arbeit nicht entsprach. Er konnte sich mit dieser Arbeit nicht entfalten. So verharrte er also lieber in dieser Stellung, was sich dann durch die Krankheit ausdrückte.
Während der Behandlung schaffte er es schließlich, die Arbeit zu wechseln. Auch sonst versuchte er, sich flexibler zu verhalten, sich keine Sorgen mehr zu machen und das Positive in allem zu suchen. Er achtete mehr auf die Mutprüfungen, die er immer besser bestehen wollte und auch bestand. Heute hat er keine Schmerzen mehr und erfreut sich wieder einer größeren Beweglichkeit.

***Behandlungsmethode:***
***Seelisch:*** Bei einer so schwerwiegenden Krankheit ist eine eingehende Beschäftigung mit der eigenen Person und ihrer Weiterentwicklung geboten. Da es sich hier um eine Kombination von schwierigen Schwächen handelt, die sich gegenseitig aufschaukeln, sind gründliche Kenntnisse über die Naturgesetze dringend erforderlich, um Erfolge zu erzielen.
Mit Durchhaltevermögen und Fleiß wird die Situation des Patienten überprüft und nach und nach verbessert. *Flexibilität, Mut,* das Richtige zu tun und auch einmal etwas zu verändern, und die Fähigkeit, *in allem das Positive zu erkennen*, werden schrittweise geübt.
***Physisch:*** *Moorbäder* sind sehr hilfreich.
Besonders fördernd sind die *Heilstollen in Badgastein.* Die Heilstollen stellen durch ihre reinigende Wirkung auf Gehirn und Nervensystem nicht nur eine Hilfe für Morbus-Bechterew-Kranke dar, sondern sind allgemein ein gutes Mittel zur Vorbeugung auch für gesunde Menschen.

### ***Arthrose***

*Arthrose ist vor allem eine Abnutzungskrankheit der Gelenke und tritt im höheren Alter bei fast allen Menschen zumindest in leichter Form auf. Die Entstehung ist teilweise auf eine Schädigung oder Abnutzung des Gelenkknorpels im beweglichen Gelenk zu-*

*rückzuführen. Es kommt zu Belastungs- und Bewegungsschmerzen, wobei ein knarrendes Geräusch zu hören ist.*

Eine gewisse und leichte Arthrose kann z. B. durch *sportliche Überbeanspruchung* entstehen. Wenn man trotz verschiedener Warnsignale (z. B. Verletzungen, Schmerzen oder andere gesundheitliche Beschwerden) über seine körperlichen Kräfte hinaus extremen Sport – beispielsweise Wettkämpfe und Turniere – betreibt, können im höheren Alter Arthrosen auftreten. Beachten Sie stets: Es ist ein Talent, seinen Körper zu pflegen und gesund zu erhalten und nicht übermäßig herauszufordern. Dieses Talent sollte für jeden erstrebenswert sein, da es Gesundheit und Beweglichkeit auch im Alter ermöglicht.
Auf der anderen Seite gibt es natürlich auch eine tiefere seelische Ursache, und auch hier spielt die *negative Lebenssicht* eine entscheidende Rolle. Es gibt Abschnitte im Leben, in denen man verstärkt in Versuchung geraten kann, sich Sorgen zu machen – man hat zu »knabbern«. Dies wirkt sich, wenn man öfter und vor allem über längere Zeit »anbeißt«, auf die Gelenke aus – sie nutzen sich ab.

*Fallbeispiel*
Mit Mitte 50 machte sich ein Patient noch selbständig. Er war natürlich nicht mehr der Jüngste mit der entsprechenden Energie, aber von seiner richtigen Entscheidung überzeugt. Ließ er sich durch das anfängliche finanzielle Defizit, was ja normal ist, fangen, und zweifelte er sein ganzes Unternehmen an? »Biß« er bei entsprechenden Sorgen an: »Wie schaffe ich es überhaupt, wie geht es weiter …?« Oder bemühte er sich mit entsprechendem Einsatz und vor allem Vertrauen, das Ganze aufzubauen? Nun, er tat letzteres und besiegte gleichzeitig seine Arthrose.

***Behandlungsmethode:***
***Seelisch:*** Es ist wichtig, eine *positive Lebenssicht* zu haben. Auch im Leben vielleicht immer wieder auftretenden »Tiefs« sollten Sie positiv entgegensehen und gestärkt wieder aus ihnen hervorgehen und nicht in ihnen »versumpfen«. Große Vorhaben oder entscheidende Entschlüsse sollten gut überprüft werden und dann gezielt und mit Vertrauen durchgeführt werden. Dabei ist es wichtig, sich keine Sorgen zu machen.

Bei Problemen ist ausschlaggebend, zwischen Hürden und Warnungen zu unterscheiden. Hürden lassen sich nehmen, und mit der Zeit werden sie immer weniger. Warnungen hingegen werden immer schlimmer, und man sollte über Veränderungen nachdenken. Auftretende Probleme als Chance und vor allem als Hilfe zu sehen und entsprechend umzusetzen, bringt am meisten Fortschritte.
***Physisch:*** Bemühen Sie sich um eine *gesunde Lebensweise*, und überfordern Sie Ihren Körper nicht. Kein übermäßiger und extremer Sport, gesunde Ernährung und frühzeitiges Ins-Bett-Gehen sind dabei entscheidende Punkte. Im übrigen stärkt *Sauerkrautsaft* durch seinen Calcium-Gehalt die Knochen. *Flüssige Bierhefe* enthält viel Vitamin B und ist für das Nervensystem eine große Hilfe.

### *Osteoporose*

*Bei Osteoporose liegt eine Störung im Gleichgewicht zwischen Knochenabbau und -neubildung in den lebenslangen Umbauprozessen vor. Das Knochengewebe vermindert sich bei erhaltener Knochenstruktur, so daß es unter anderem leicht zu Knochenbrüchen kommen kann.*

Osteoporose kommt vor allem bei Frauen vor, die »nicht genügend Rückgrat haben«, also *nicht genug Mut*. Wir können der Meinung, daß Osteoporose auf die hormonelle Umstellung der Wechseljahre zurückzuführen ist, nicht zustimmen. Ein Hormonmangel spiegelt nur den Mangel an Mut wider. Die Frauen trauen sich nicht, nach ihren eigenen Gefühlen und Bedürfnissen zu handeln, und kümmern sich zuviel um andere. Sie sollten den Mut entwickeln, »ja« zu einer Herausforderung zu sagen und eine sinnvolle Beschäftigung oder Aufgabe zu suchen, die sie erfüllt.
Der Hormonhaushalt ist so sensibel, daß niemand die Zufuhr von Hormonen so genau abwägen und dosieren kann, daß sie dem jeweiligen Körper ganz genau entspricht. Die Regelung der Hormone obliegt den Naturgesetzen – man sollte sich in dieses Geschehen nicht einmischen. Deshalb schadet die Einnahme von Hormonen den Organen, am meisten aber dem Nervensystem, das sich dann mit Depressionen dagegen »wehrt«. Viele Patientinnen haben sich aufgrund von Hormongaben andere Krankheiten eingehandelt.

***Behandlungsmethode:***
***Seelisch:*** Die Harmonie des Hormonhaushalts kann durch *Bearbeitung der Mutprobleme* wiederhergestellt werden.
Mit den täglichen kleinen Mutprüfungen kann man schrittweise seinen Mut verbessern. Es ist wichtig, Herausforderungen, die richtig sind, anzunehmen. Sich dabei Ziele zu setzen, ist eine entscheidende Voraussetzung. Sind Sie bereits in den Wechseljahren, sollten Sie sich unbedingt *sinnvolle Aufgaben* und Beschäftigungen suchen und ihnen nachgehen.
***Physisch:*** Trinken Sie regelmäßig *Sauerkrautsaft* morgens vor dem Frühstück. Sauerkrautsaft ist eine ausgezeichnete Calciumquelle zur Stärkung der Knochen.

### *Wirbelsäulenprobleme*

*Die Wirbelsäule ist als »Rückgrat«, Stütze und Lastträger des Rumpfes und als Wirbelkanalschutzhülle für das Rückenmark ausgebildet. Sie ist in der Seitenansicht doppelt S-förmig gekrümmt und besteht aus 24 freien und neun zu Kreuz- und Steißbein verschmolzenen Wirbeln. Die Beweglichkeit der Wirbelkörper wird u. a. durch die dazwischenliegenden Bandscheiben gewährleistet, die die volle Last tragen.*

Liegen die Probleme mehr im Schulter-Nacken-Bereich (Halswirbelsäule), sind Schwächen eher im Sturheitskomplex zu suchen. Man ist zu starr und unbeweglich oder reagiert oft aus Trotz.
Treten Beschwerden im unteren Rückenbereich auf, so liegen die Ursachen im mangelnden Mut
Es ist interessant, daß der Spruch »Er (oder sie) zeigt kein Rückgrat« schon darauf hinweist, daß Wirbelsäulenprobleme auf *mangelnden Mut* zurückzuführen sind. Man traut sich nicht, seine eigene Meinung oder die Wahrheit zu sagen. Vor allem Frauen sollten lernen, »nein« zu sagen, wenn nein richtig ist, da sie von anderen sonst zu stark beeinflußt und ausgenutzt werden, sich überarbeiten und aufopfern. Die schwere »Last« hält der Rücken auf Dauer nicht aus. Man will andere Leute nicht verletzen, und dadurch wird die eigene Wirbelsäule mit der Zeit verletzt.
Auch Wirbelsäulenverkrümmungen haben ihre Ursache in mangelndem Mut. Die geduckte Haltung symbolisiert auch, daß man sich alles aufladen läßt und sich nicht dagegen wehrt.

***Behandlungsmethode:*** siehe zusammenfassende Behandlungsmethode von Wirbelsäulenproblemen und Bandscheibenvorfall.

### *Bandscheibenvorfall*

*Allgemeine Symptome treten meist akut und nach mechanischer Belastung auf: schmerzbedingte Schonhaltung, Gefühlsstörungen oder Muskellähmungen im Ausbreitungsgebiet der entsprechenden Nerven, Bewegungseinschränkungen der Wirbelsäule u.ä. Durch Verlagerung bzw. Austritt von Gewebe der Bandscheibe kommt es zur Kompression der Rückenmarknerven. Je nach Lokalisation macht sich eine entsprechende Symptomatik bemerkbar.*

Auch der Bandscheibenvorfall hat, wie bei den Wirbelsäulenproblemen besprochen, mit mangelndem Mut zu tun.

*Fallbeispiele*

- Eine Patientin fuhr jedes Wochenende von München nach Hamburg, um ihren Freund zu besuchen. Der Mann machte sich nur selten die Mühe, nach München zu kommen. Es stellte sich bald heraus, daß er die Frau ziemlich oft betrog. Die Patientin hatte also zwar den Mut, sich auf eine Beziehung einzulassen, überprüfte aber nicht, ob der Partner für sie richtig war. Dabei kann eine große Entfernung schon eine Warnung darstellen, vor allem, wenn nur einer immer die lange Strecke zurücklegt. Die Patientin hatte letztlich die falsche Art Mut. Sie wendete viel Energie für etwas auf, das für sie nicht richtig und nicht gewinnbringend war. Schließlich kam es zu einem Bandscheibenvorfall.
- Bei einer anderen Patientin handelte es sich auch um eine falsche Partnerschaft. Ihr Partner hatte eine andere Entwicklung, besaß in vieler Hinsicht eine andere Einstellung, rauchte und kümmerte sich wenig um eine gesunde Ernährung. Die Patientin hatte nicht den Mut, die Partnerschaft zu beenden, obwohl sie noch weitere, gesundheitliche und berufliche Probleme (= Warnungen) hatte. Gleichzeitig hatte sie keine Freundschaften zu Frauen, so daß sie in keiner Hinsicht eine Aufladung und Anregung zum Richtigen erhielt.

Liegen die Interessen in einer Partnerschaft zu weit auseinander, hat es jeder schwer, seinen eigenen Zielen und Vorstellungen nachzugehen, da der Partner nicht »mitmacht«. Als Frau hat man noch dazu die Tendenz, sich nach dem Mann zu richten, anstatt die eigenen Interessen zu berücksichtigen.

***Behandlungsmethode*** *für Wirbelsäulenprobleme und Bandscheibenvorfall:*
***Seelisch:*** Die *richtige Mutart* sollte verbessert werden. Dabei ist es wichtig, sich in jeder Situation zu fragen, ob das, was man vorhat oder worum man gebeten wird, richtig ist oder nicht. Achten Sie dann auf Ihr Gefühl, und lassen Sie sich nicht durch Verstandesargumente, wie z. B. »Ach, das geht schon noch«, »Das eine Mal« usw., zum Falschen verleiten.
Für die eigene persönliche Entwicklung ist entscheidend, mit den richtigen Menschen die Zeit zu verbringen. Das Zusammensein sollte aufbauend und fördernd und nicht mit ständigen Kompromissen versehen sein. Gespräche mit gleichgeschlechtlichen Freunden sind sehr wichtig, da diese mehr Verständnis und Unterstützung geben können als der Partner. Haben Sie falsche Bindungen, sollten Sie den Mut haben, diese zu lösen, auch wenn sie schon seit längerem bestehen. Denn mit falschen zwischenmenschlichen Beziehungen kommt es nur zur Aufopferung, meist einer Person. Derjenige, der an sich arbeitet, verliert viel Zeit und Energie, und seine persönliche Weiterentwicklung ist stark in Mitleidenschaft gezogen.
Wie Sie Sturheit bearbeiten können, lesen Sie bitte unter »Vergeben«, Kapitel »Die Seele des Menschen«, und im Anhang nach.
***Physisch:*** In den Bandscheiben und in Sehnen und Bändern lagern sich Gifte und Schlacken ab. Deshalb sollte konsequent mit viel *Birken- und Borretschsaft* und viel Vitamin C aus natürlichen Quellen entgiftet werden. *Sauerkrautsaft* stärkt Bänder und Sehnen, Leinsamenschleim macht sie elastischer.
Bei allen Erkrankungen der Wirbelsäule und der Bandscheiben sowie bei Kreuzschmerzen sind *Moorbäder* besonders wichtig. Man sollte zwei- bis dreimal wöchentlich ein Moorbad nehmen, und zwar abwechselnd Hochmoor und Niedermoor. Die Moorbäder geben durch die vielen Mineralien und feinstofflichen Elemente, die sie enthalten, den Knochen, Sehnen und Bändern die Möglichkeit, sich zu regenerieren. Sie regen auch die Nierentätigkeit an und tragen so zur Entschlackung bei.
Eine optimale *laktovegetabile Ernährung* und der *Aufbau des Immunsystems* sind unerläßlich.

## 9.16. Zähne

*Der Zahnschmelz, die härteste Substanz im Körper, ummantelt die Zahnkrone. Darunter bildet das Dentin die Hauptmasse von Zahnkrone und -wurzel. Im Inneren befindet sich die Pulpa, die die Nerven und die Blutgefäße enthält. Die Wurzel wird von Zement umhüllt. Durch Fasern, die im Zement und am Knochen ansetzen, wird der Zahn mit einer gewissen Eigenbeweglichkeit in Stellung gehalten. Am Zahnhals setzt das Zahnfleisch an.*

### *Karies*

*Durch mangelhafte Mundhygiene und falsche Ernährung kann es zu Karies an den Zähnen kommen. Die im Zahnbelag verborgenen Bakterien wandeln die ihnen angebotenen Kohlenhydrate in Säuren um. Dadurch kommt es zur Demineralisierung des Schmelzes. Unbehandelt schreitet die Karies weiter vor ins Dentin, bis letztendlich auch die Pulpa erreicht wird. Der Prozeß kann sich weiter über den Wurzelkanal in Richtung Wurzelspitze ausbreiten, wobei der Nerv abstirbt. Im Bereich der Wurzelspitze kommt es zur Entzündung des Zahnbetts, bis schließlich auch das umliegende Zahnfach samt Knochen befallen ist (= Zahngranulom, apikale Parodontitis). Die chronische Form geht meist schmerzfrei vor sich, die akute Form hingegen ist sehr schmerzhaft. Der Zahn wird klopfempfindlich und wird als verlängert empfunden. Der Eiterherd muß durch die Eröffnung des Zahnes oder Kieferknochens entleert werden. Je nach Ausmaß des Prozesses und Anatomie des Zahnes kann er mit einer Wurzelbehandlung oder Wurzelspitzenresektion (operative Entfernung des entzündeten Gewebes an der Wurzelspitze) erhalten werden. Bleiben diese Maßnahmen erfolglos, muß der Zahn gezogen (extrahiert) werden.*

### *Parodontopathien*

*Erkrankungen des Zahnhalteapparats, die mit Entzündung und/oder Schwund des Zahnbetts einhergehen, nennt man Parodontopathien. Den nichtentzündlichen – in reiner Form nur sehr seltenen – Schwund bezeichnet man als Parodontose, die entzündliche Form als Parodontitis. Die vorherrschenden Entzündungszeichen beschränken sich anfangs auf das Zahnfleisch und die entstehen-*

*den Zahnfleischtaschen. Das Zahnfleisch wird hochrot, schwillt an, blutet leicht und ist sehr empfindlich. Beläge können mit der Zeit immer tiefer in die Taschen vordringen, es bildet sich ein idealer Nährboden für zahlreiche Krankheitskeime, die die Entzündung verstärken. Bei Fortschreiten der Erkrankung dehnt sich dieser Prozeß auch auf den Knochen aus. Der Knochen baut sich ab, mit der Zeit wird der Zahn locker, bis er schließlich ausfällt.*
*Ursachen für diese Prozesse sind u. a.: mangelhafte Mundhygiene, falsche Ernährung (Mangelerscheinungen), Knirschen (Aufeinanderpressen oder -reiben der Zähne) oder Überlastung einzelner Zähne.*

***Bruxismus***

*Bruxismus ist der Sammelbegriff für Zähneknirschen, Pressen u.ä.*

Voraussetzung für gesunde Zähne ist eine gute **Mundhygiene**. Eine Munddusche kann als zusätzliches Hilfsmittel die groben Speisereste entfernen. Die Zahnbürste sollte einen kleinen Bürstenkopf aus Naturborsten haben, wobei zu beachten ist, daß sie zwischendurch immer wieder austrocknet; auch sollte sie öfter gewechselt werden. Die Zahnpasta sollte die natürliche Mundflora fördern und kein Fluor enthalten. Bei einer laktovegetabilen Kost mit viel Obst, Gemüse, Getreide, Nüssen, Käse und Sauermilchprodukten wird der Fluorbedarf aus natürlichen Quellen gut abgedeckt.
Systematisch werden die Zähne an allen Seiten geputzt – außen, auf der Kaufläche und vor allem auch innen. Dabei wird die Zahnbürste schräg teils am Zahnfleisch, teils am Zahn angesetzt, eine leichte Rüttelbewegung durchgeführt und dann nach oben bzw. nach unten ausgewischt. Nicht der Druck ist das Wichtigste, sondern die Gründlichkeit! Für die Zahnzwischenräume benötigt man Zahnseide.
Um das Zahnfleisch zu entgiften und zu entschlacken, empfehlen sich einmal wöchentlich Heilerde-Spülungen. Dabei wird vor dem Schlafengehen der Mund mit Wasser und etwas Heilerde gespült. Die im Mund verbleibenden Reste können nachts Gifte und Schlacken aus dem Zahnfleisch herausholen. Am nächsten Morgen werden die Zähne dann wieder gründlich geputzt.
Die eigenen Zähne sind die besten. Tritt Karies auf, sollte sie möglichst bald versorgt werden. Nach Absprache mit dem Zahnarzt

sollten Füllungen am besten aus Kunststoff, Keramik oder Gold hergestellt werden; Amalgam ist wegen des giftigen Quecksilbergehaltes zu vermeiden.

Mit guter Zahnpflege und richtiger Ernährung kann man gute Voraussetzungen für die Gesundheit von Zähnen und Zahnfleisch schaffen, aber auch hier bestimmt das seelische Verhalten am meisten!

Ein Parodontose-Schub kann von der Lebenssituation abhängig sein, d. h., daß Zahnfleischprobleme verstärkt bei Nervenbelastung, verkürzter Nachtruhe, privaten oder beruflichen Problemen auftreten können.

Der »Streß« kann durch **Knirschen** oder Pressen (Bruxismus) der Zähne »abgebaut« werden – heutzutage bei den meisten Menschen zu sehen! Dies ist ein Vorgang, der *unbewußt* stattfindet, häufig in der Nacht, aber auch tagsüber. Bekannte Redewendungen wie »Man beißt sich schon irgendwie durch«, »Da muß man auf die Zähne beißen« oder »Man kaut auf einem Problem herum« verdeutlichen sehr gut, daß die Zähne bei seelischen Schwierigkeiten und Problemen eine Rolle spielen. Derartige Beißvorgänge können zu großem Schaden am Gebiß (z. B. verstärkte Abnutzung der Zähne, Rückgang des Zahnfleisches bis hin zu Lockerung der Zähne) führen.

Knirschen oder Pressen kann z. B. bei Leuten auftreten, die sehr ehrgeizig – zu verbissen – sind. Die Zeiteinteilung ist oft nicht optimal – man verzettelt sich mit viel Unwesentlichem. Oder man möchte zuviel in zu kurzer Zeit erreichen, man übernimmt sich. Es kann auch sein, daß die Ereignisse des Tages nicht richtig verarbeitet werden, man erkennt seine Tagesschule nicht. Man ist dadurch nicht ausgeglichen und baut den Streß und das Nichtbewältigte über die Zähne ab.

Anfangs sind nur Schliffacetten erkennbar, mit der Zeit können die Zähne jedoch regelrecht »abgewetzt« werden. Denn hier sind Kräfte aktiv, die jene beim Essen um ein Vielfaches übersteigen. Manchmal können auch starke Schmerzen auftreten, wenn die Zähne überlastet werden. *Im entspannten Zustand berühren sich die Zähne normalerweise überhaupt nicht!*

Man kann auch vieles symbolisch sehen: Geht das Zahnfleisch zurück, gehen unsere Vitalität und unser Durchsetzungsvermögen zurück (Mutprobleme). Blutet das Zahnfleisch leicht, sind wir empfindlich und leicht verletzlich (mangelndes Vergeben).

Bei den Zähnen spielt vor allem dic viertc Charaktereigenschaft eine überragende Rolle. Hat man eine *positive Lebenseinstellung*? Es ist wichtig, was wir in den Mund hineingeben (Ernährung), aber es ist auch bedeutend, was aus dem Mund »herauskommt« – und das ist unsere *Sprache*:

- Spricht man deutlich? Wie oft fragt ein anderer: »Wie bitte?«
- Achtet man auf eine gute Wortwahl?
- Wie ist der Klang der Stimme, z. B. weinerlich oder fröhlich?
- Sagt man Positives, oder ist man sehr kritisch? Wie oft hat man etwas Negatives entgegenzuhalten?
  Beispiel: Einer Freundin gefällt das Kleid, das Sie gerade tragen. »Du hast ja heute ein schönes Kleid an!« Man macht das Lob und die Freude des anderen zunichte, wenn man darauf erwidert: »Ach, das ist schon alt ...!«
- Mischt man sich in Angelegenheiten anderer ein, ohne gefragt zu werden? Gibt man zu allem seinen »Kommentar« ab?
- Verbreitet man Unwesentliches und Negatives?
- Sieht man das Positive in anderen Menschen?

Unsere Sprache ist Schwingung. Kritisiert man viel, dann werden die Zähne verstärkt mit dieser negativen Schwingung konfrontiert – sie kann dann mit der Zeit »Löcher« in die Zähne »bohren«. Natürlich leidet auch unser Zahnfleisch darunter.
Hat man eine negative Einstellung, die Tendenz zu kritisieren, sollte man berücksichtigen, daß dadurch tatsächlich ständig etwas geschieht, über das man negativ reden kann – man zieht das Negative förmlich an. Die Mitmenschen um einen herum haben zwei »linke« Hände. Das Spiegelbildgesetz kommt hier zum Tragen: Die negative Umgebung spiegelt Ihnen Ihre negativen Gedanken und Worte.

***Behandlungsmethode:***
***Seelisch:*** Im Leben ist alles positiv – man muß manchmal nur etwas danach suchen. Alles hat seinen Sinn. Sie sollten Ihre Gedankengänge auf positive Weichen stellen und versuchen, in allem *das Positive zu sehen* und das auch zu betonen. Beobachten Sie sich einmal einen ganzen Tag. Sagen Sie nur Positives, oder sprechen Sie auch über Negatives? Es gibt so viel Schönes und Freudiges, warum stürzt man sich auf das Negative? Die Tagesschule richtig zu erkennen und zu verarbeiten ist spannend und aufschlußreich. Wenn Sie offen sind, können Sie sehr viel lernen und Ihre Persönlichkeit zum Positiven entwickeln.

***Physisch:*** Achten Sie auf eine gute *Mundhygiene*. Nach dem Aufstehen werden die Zähne und das Zahnfleisch von den nächtlichen Schlacken durch Putzen befreit. Sie sollten auch nach jeder Mahlzeit gründlich gereinigt werden. *Heilerde-Spülungen* für das Zahnfleisch sind einmal wöchentlich zu empfehlen.
Eine gesunde Ernährung spielt eine wesentliche Rolle. Eine gute *laktovegetabile Kost* mit viel Obst, Gemüse und Getreide ist natürlich auch für die Zähne entscheidend. Weißer Zucker sollte unbedingt vermieden werden. Die direkte Schädigung der Zähne ist bekannt. Außerdem kommt es zum Entzug von Calcium, wodurch die Zahnsubstanz geschwächt wird.
Karies und Zahnlücken sollten, nach Absprache mit dem Zahnarzt, möglichst bald versorgt werden.
Nach Zahnsanierungen ist es empfehlenswert, mit *Birkensaft* (Pflanzenpreßsaft) über mehrere Wochen zu entgiften. Auch ein *Vitamin-C-Stoß* kann sehr hilfreich sein; man nimmt dabei verstärkt Vitamin C zu sich durch Zitronen, schwarzen Johannisbeersaft, Sanddorn und Hagebuttentee. Gab Ihnen der Zahnarzt eine Spritze, sollten Sie viel frisch ausgepreßten Grapefruitsaft trinken und viel Vitamin C zu sich nehmen, um sich möglichst schnell wieder zu entgiften und zu entschlacken.

## 9.17. Nervensystem

*Das Nervensystem hat zusammen mit dem Gehirn, das als Schalt- und Steuerzentrale wirkt, die Aufgabe, die Funktionen aller Teile des menschlichen Körpers aufeinander abzustimmen. Um dieser Koordinationsaufgabe gerecht zu werden, besitzt es bestimmte spezialisierte Empfangsapparate, die Rezeptoren. Sie nehmen Reize auf und formen die aufgenommenen Signale um. Zuführende (afferente) Nervenfasern leiten sie weiter. Die zentralen Sammelstellen sind das Gehirn und das Rückenmark, wo sie bearbeitet werden. Die Befehle dieser Schaltzentralen gelangen auf ableitenden (efferenten) Nervenfasern zu den Erfolgsorganen, z. B. zu den Muskeln, wo sie entsprechende Reaktionen auslösen.*
*Das animale Nervensystem dient den willkürlichen Funktionen des Körpers. Das motorische System steuert die Muskeltätigkeit, das sensorische System nimmt Signale der Sinnesorgane auf, leitet sie weiter und verarbeitet sie.*

*Das vegetative Nervensystem unterliegt nicht dem Einfluß des Bewußtseins und regelt hauptsächlich die Vitalfunktionen (z. B. Verdauung, Stoffwechsel u. a.) und das Zusammenwirken der einzelnen Organe. Sympathikus und Parasympathikus, zwei Gegenspieler, stimmen die Reaktionen des Körpers aufeinander ab.*

Störungen des Nervensystems und Gehirns werden durch alle Schwächen, die das Gehirn belasten, hervorgerufen. Entscheidend sind die negativen Gefühle, die durch unsere Schwächen ausgelöst werden. Gefühle kommen direkt von den Naturgesetzen und stehen in direktem Zusammenhang mit bestimmten Schwächen und Charaktereigenschaften.
Eine *pessimistische Lebenssicht* wirkt sich nachteilig aus, denn negative Gedanken stellen die größte Belastung für das Gehirn dar. Es fängt häufig schon am Morgen an, wenn man die sogenannte Positiv/Negativ-Prüfung nicht besteht. Diese Prüfungen sind vor allem Ereignisse, die momentan nicht positiv erscheinen. Zum Beispiel zerbricht Ihnen etwas, oder Sie ärgern sich über das Wetter oder machen sich sorgenvolle Gedanken. Die Prüfung besteht darin, ob Sie sich davon belasten lassen und in einen negativen Teufelskreis fallen oder ob Sie erkennen, daß es sich um eine Prüfung handelt. Sie sollten dann versuchen, diesen negativen Denkanstoß erst gar nicht aufzugreifen.
Ganz besonders störend für das Nervensystem sind *Ängste*, die sich bei mangelndem Mut einstellen. Nicht selten werden daraus Angstneurosen. Eine andere Gruppe von negativen Gefühlen sind *Schuldgefühle*, die entstehen, wenn man sich selbst nicht vergeben kann. Die Selbstvorwürfe sind eine enorme Belastung für das Nervensystem.
Als anfängliche Warnsignale treten oft Schlafstörungen auf. Bereits schärfere Warnungen stellen Depressionen dar. Diese können wiederum durch mangelnden Mut, durch Schuldgefühle oder durch Zeitverschwendung verursacht werden. Hierbei kann es sich um jede Art von *Zeitverschwendung* handeln.
Besonders erwähnenswert sind das *Rauchen, hochprozentiger Alkohol und Kaffee,* weil sie das Gehirn und das Nervensystem dauernd stören. Ebenso schädlich ist die Einnahme von *Medikamenten* und die Verabreichung von Injektionen, wodurch die Gehirnfunktionen und das Nervensystem Schaden nehmen.
Die eben beschriebenen Störungen führen dazu, daß sich im Ge-

hirn negative Elektrizität bildet. Diese negativen Schwingungen werden in andere Teile des Nervensystems und somit in andere Körperregionen weitergeleitet, so daß dann auch körperliche Symptome entstehen. In welchem Bereich diese Symptome auftreten, ist allerdings von ganz speziellen seelischen Schwächen abhängig. Unser *seelisches Verhalten* hat also Einfluß auf unser Nervensystem und somit auf alle Vitalfunktionen. Machen wir in einem Bereich Fehler, läßt dies eine Störung bei bestimmten Körperfunktionen und Beschwerden entstehen. Schon am Zustand unseres Nervensystems können wir unseren Gesundheitsgrad erkennen.

### *Nervenschmerzen (Neuralgien)*

*Neuralgien sind anfallsweise auftretende Schmerzen, die sich auf das Ausbreitungsgebiet eines Nervs beschränken.*

Neuralgien entstehen dadurch, daß das Gehirn zu sehr mit überflüssigen, unwahren und negativen Inhalten strapaziert wird. Man konzentriert sich zu sehr auf das Negative. Es fehlt einem also *die positive Lebenssicht.*

### *Trigeminusneuralgie*

*Diese Nervenschmerzen kommen sehr häufig vor. Es handelt sich um eine Gesichtsneuralgie, die von Ästen des dreigeteilten Hirnnervs (Trigeminus) ausgeht. Blitzartig schießen heftige Schmerzen in das Ausbreitungsgebiet (meist einseitig) des Nervs ein, dauern ein paar Sekunden und wiederholen sich mehrfach. Anfangs gibt es meist noch schmerzfreie Intervalle, mit der Zeit kann sich ein andauernder dumpfer Schmerz einstellen.*

Alle Nervenschmerzen im Gesicht oder im Bereich der Zähne (Trigeminusnerv) kommen von der Tendenz, sich entweder Sorgen zu machen, das *Leben negativ zu sehen* oder sich negativer Kritik hinzugeben. Man sieht an anderen Leuten zuwenig Positives und spricht über die vermeintlichen Schwächen der Mitmenschen. Dabei läßt man völlig außer acht, daß hier das »Spiegelbild-Gesetz« zum Tragen kommt: Was mich an anderen stört, zeigt mir meine Schwäche an. Es ist eine große Hilfe, sich selbst zu erkennen und so Ansatzpunkte für eine Weiterentwicklung zu finden.

***Behandlungsmethode:*** siehe unter »Ischias«

### *Ischias*

*Die zweite sehr häufige Neuralgie ist Ischias. Der Ischiasschmerz zieht sich mit dem Verlauf des Ischiasnervs von der Gesäßgegend über die Rückseite der Beine bis in die Fußgegend. In den meisten Fällen lag schon ein Bandscheibenvorfall vor. Ein ganz heftiger Schmerz kann durch Heben einer schweren Last oder eine ungeschickte Bewegung ausgelöst werden (Hexenschuß). Dieser Schmerz kann plötzlich entstehen oder auch erst im Verlauf von Stunden und Tagen einsetzen. Durch Bewegung wird der Schmerz gesteigert.*

Hier haben wir es vor allem mit zwei Schwächen zu tun. Die eine Schwäche ist *mangelnder Mut*, wie wir es schon im Zusammenhang mit der Wirbelsäule besprochen haben. Es fehlt der Mut, Entscheidungen zu treffen oder sich von etwas zu lösen, womit man sich nicht beschäftigen sollte.
Die andere seelische Schwäche, die meist dazukommt, ist eine Art *negative Kritik* oder *negative Sicht* der Dinge. Durch diese seelische Fehlhaltung fügt man anderen oder sich selbst Schmerzen zu, was sich in dieser schmerzhaften Krankheit widerspiegelt. Die zusätzliche Bewegungseinschränkung signalisiert, daß man mit der momentanen Einstellung nicht weiterkommt und man den Mut entwickeln sollte, Veränderungen vorzunehmen.

***Behandlungsmethode:***
***Seelisch:*** Man sollte versuchen, immer mehr das *Positive im Leben zu sehen* und zu erkennen. Alles Negative, was mir begegnet, hat einen Sinn und möchte mir Hinweise geben. Es bringt nichts, zu kritisieren. Besser ist es, die Symbolik zu erkennen und aus dem Negativen zu lernen. Auf welche Schwäche werde ich aufmerksam gemacht? Welche Hilfe wird mir gegeben, damit ich mich weiterentwickeln kann?
Auch der *Mut* sollte verbessert werden. Herausforderungen anzunehmen und einmal etwas zu wagen, ist eine wesentliche Voraussetzung, daß man sich weiterentwickeln kann. Mit Freude Entscheidungen treffen und den Mut zu Veränderungen haben!

### *Kopfschmerzen · Migräne*

*Besonders häufig zu beobachten sind Kopfschmerzen bzw. Migräne. Die gewöhnlichen Kopfschmerzen sind oft örtlich nicht begrenzt,*

*sie sind dumpf und unter Umständen pulsierend. Oft werden sie über die Stirn, die Schläfen oder den Scheitel besonders heftig empfunden und nehmen beim Pressen oder beim Bücken zu. Sie beginnen – anders als die Migräne – allmählich, steigern sich bis zu einem Höhepunkt und lassen dann im Laufe des Tages wieder nach. Im Gegensatz zur Migräne werden Begleiterscheinungen wie Erbrechen und Sehstörungen nicht beobachtet. Kopfschmerzen können auch als Begleitsymptom anderer Erkrankungen auftreten.*
*Als Migräne bezeichnet man anfallartige Kopfschmerzen, die wiederholt und meist nur halbseitig auftreten. Begleitet wird Migräne häufig von Erbrechen, Übelkeit und Sehstörungen. Der Schmerz ist oft pochend, tiefsitzend oder bohrend und wird durch äußere Reize wie Licht und Lärm verstärkt.*

Bei Kopfschmerzen und Migräne kommt vor allem der *Sturheitskomplex* zum Tragen. Je sturer man ist, desto schwerwiegender sind die Migräneanfälle oder desto häufiger und schmerzhafter treten sie auf. Folgende Schwächen gehören zu diesem Komplex: Geltungssucht, negative Kritik, Intoleranz, Recht-haben-Wollen, Besserwisserei, Eifersucht und falsches Mitleid und Pflichtgefühl.
Hat man die Tendenz, ein Besserwisser zu sein, dann möchte man immer wieder recht haben und siegen. Man wirkt wie eine »Nervensäge« auf andere Leute. Intoleranz und Kritiklust kommen häufig mit ins Spiel.
Macht man sich zu viele Sorgen, strapaziert man das Gehirn mit Negativem und meist Überflüssigem. Man hat dann nicht mehr genügend Zeit für das Wesentliche, z. B. sich um Konzentration zu bemühen.
Auch die Ernährung kann hier eine Rolle spielen – wird das Gehirn nicht ausreichend mit allem Nötigen versorgt, so machen sich diese Mangelerscheinungen als Schmerzen bemerkbar.
Häufig kann man eine Unehrlichkeit sich selbst gegenüber beobachten. Es werden nur vordergründige und äußere Umstände als Ursache für die Probleme angesehen. Man verfällt dem sogenannten »Sündenbocksyndrom«, indem man glaubt, daß z. B. ein Wetterumschwung oder der Föhn schuld an den Kopfschmerzen sei.
Sich dauernd unter Druck zu setzen und zuviel an einem Tag machen zu wollen, kann auch Kopfschmerzen verursachen. Hier ist eine gute Zeiteinteilung wichtig, die auch Entspannungspausen berücksichtigt. Delegieren Sie und kommen Sie zur Einsicht, daß

Sie nicht unbedingt alles selbst machen müssen. Auch Loslassen und »Abschalten« sind hier von wesentlicher Bedeutung. Das Gehirn darf nicht immer einer Dauerbelastung ausgesetzt sein.

***Behandlungsmethode:***
**Seelisch:** Überlegen Sie sich, was sich am Tag vor dem Migräneanfall oder den Kopfschmerzen ereignet hat und welches Verhalten Sie an den Tag gelegt haben. Vielleicht haben Sie sich geärgert oder wieder das letzte Wort gehabt? Haben Sie sich zu sehr mit Unwesentlichem und Negativem beschäftigt? Oder sind Sie dem »Sündenbocksyndrom« verfallen, indem Sie glauben, daß die Schmerzen durch jemand oder etwas anderes verursacht wurden?
Es ist wichtig, herauszufinden, wo man stur ist. Dann kann man versuchen, in diesem Bereich gelassener und toleranter zu werden. Die Konzentration auf die momentane Tätigkeit hilft, Sorgen zu beseitigen.
Siehe auch *Bearbeitung von Sturheit* unter »Vergeben«, Kapitel »Die Seele des Menschen« und im Anhang.
**Physisch:** Man muß durch richtige *Ernährung, Entschlackung* und *Aufbau des Immunsystems* eine Verbesserung der Gehirnfunktionen erreichen. Siehe auch das Kapitel »Das Gehirn – Bindeglied zwischen Seele und Körper«.
Durch konsequente Durchführung aller Maßnahmen, vor allem durch die seelische Arbeit, können auch hartnäckige und chronische Migräneanfälle überwunden werden.

### Multiple Sklerose

*Multiple Sklerose wird mit schubartigen Ausfällen unterschiedlicher Nervenleistungen beschrieben. Die Markscheiben der Nervenfasern gehen zugrunde, wodurch es zu Störungen der Erregungsleitungen kommt, die zunächst noch rückbildungsfähig sind. Später beginnt das Nervenstützgewebe zu wuchern, und es entstehen unregelmäßig über Gehirn und Rückenmark verteilte, stark begrenzte, graue Herde von derber Konsistenz (Sklerose).*
*Anfangs machen sich Sehstörungen bemerkbar in Form von Doppelbildern und Augenzittern, und die Sehschärfe nimmt ab. Gangunsicherheiten und Schwindel kommen häufig hinzu. Im weiteren Verlauf sind die Gliedmaßen krampfartig gelähmt, und Empfindungsstörungen treten auf. Der Kranke geht torkelnd und unsicher. Häufig gibt es auch Störungen der Blasentätigkeit.*

Hier hat Frau Dr. Müller-Kainz ganz besonders intensive Forschungen betrieben und festgestellt, daß multiple Sklerose sicherlich eine der am schwersten heilbaren Krankheiten ist. Aber auch diese Krankheit – das weiß sie aus Erfahrung – ist heilbar. Eine Patientin hat nach ihrer Behandlung, die fast ein Jahr lang dauerte, ihr eigenes Geschäft eröffnet und war vollkommen symptomfrei.
Das Problem dieser Krankheit liegt allerdings sehr tief, und es kommen meist mehrere Schwächen zusammen, die bearbeitet werden müssen. Es sind vor allem Schwächen, die sich gegenseitig aufschaukeln. Die Hauptursache ist *Geltungssucht, ein Im-Mittelpunkt-stehen-Wollen*. Der Schweregrad der Krankheit deutet jedoch nicht darauf hin, daß diese Patienten seelisch nicht weit entwickelt oder gar schlecht sind. Sie haben nur diese gravierenden Schwächen und sollen durch die Krankheit nachhaltig veranlaßt werden, sie zu vermindern.
Menschen mit multipler Sklerose tun nämlich nur etwas, um geschätzt, anerkannt, gelobt und bewundert zu werden. Sie möchten in den Augen der anderen als wichtig und tüchtig erscheinen. Für die Patienten selbst ist die Schwäche oft gar nicht erkennbar. Sie meinen das Richtige zu tun, aber die Motivation, die dahinter ist, ist absolut falsch.
Vielfach sind die Patienten ganz begeistert davon, verwöhnt und von »hinten und vorne« bedient zu werden. Bei den anfänglichen spastischen Lähmungen kann man genau erkennen, daß sie nicht über ihren Körper verfügen können. Das Äußere spiegelt wiederum, wie unselbständig und abhängig diese Menschen von anderen sind, aber auch sein möchten. Es ist wirklich interessant zu beobachten, daß viele MS-Patienten, wenn sie dann endgültig im Rollstuhl sitzen, unbewußt mit ihrem Zustand zufrieden sind, weil sie ja jetzt bedient und verwöhnt werden **müssen**. Sie würden das allerdings nie zugeben.
Das Hauptproblem ist, daß sie sich immer wieder gehenlassen und dann natürlich rückfällig werden. Frau Dr. Müller-Kainz hatte eine Patientin in Behandlung, die die ersten sechs Monate unwahrscheinlich gut mitgearbeitet hat. Sie war sogar schon aus dem Rollstuhl ausgestiegen und an der Hand einer Freundin in die Praxis gekommen. Dann kam wieder ein Rückschlag, denn die Patientin hatte angefangen, sich mit falschen Dingen zu beschäftigen. Sie wollte sich von ihrem Mann trennen. Das war aber die falsche Beschäftigung zur falschen Zeit. Denn auch hier ist eine Art von

Geltungssucht vorhanden: Sie wollte den anderen zeigen, wie schnell sie unabhängig und selbständig sein konnte. Sie hätte aber weiterhin an sich und ihrer Gesundheit arbeiten sollen und nicht ihre kostbare Energie für Dinge einsetzen, die wirklich im Augenblick nicht wesentlich waren.

Bei MS-Patienten besteht immer eine Tendenz, sich auf den eigenen »Lorbeeren« auszuruhen, vor allem, wenn es ihnen etwas besser geht. Es kommt dann dadurch zu einem Rückfall. Es kostet sehr viel Zeit und auch Geduld, von dieser Erkrankung loszukommen, woran viele letztlich scheitern.

Im Anhang dieses Buches ist eine Liste mit 70 Beispielen für Geltungssucht aufgeführt. Diese Liste gilt sowohl für multiple Sklerose als auch für sämtliche Krebskrankheiten.

*Fallbeispiele*

- Eine Patientin hatte sich von ihrem Mann jahrelang verwöhnen lassen. Wie ein kleines Kind hatte sie sich alles mögliche von ihm machen lassen. Sie wollte auch immer die Hübscheste und Bestangezogene sein, um aufzufallen. Sie wollte immer gelobt und anerkannt werden.
- Eine andere Patientin war extrem unterwürfig ihrem Mann gegenüber, nur um von ihm möglichst viel gelobt, anerkannt und geliebt zu werden. Ohne die Zustimmung ihres Mannes machte sie gar nichts. Sie hatte sogar manchmal ein Kleid gekauft, das nur ihm gefiel, ihr jedoch nicht.
- Zwei junge Männer konnten sich beide nicht von den Eltern lösen. Sie ließen sich, obwohl sie schon etwa 30 Jahre alt waren, ganz von den Eltern bestimmen und natürlich auch verwöhnen. Sie wurden behandelt wie kleine Kinder und blieben dadurch unselbständig und unreif. Ist man aber fremdgesteuert und für das eigene Leben nicht verantwortlich, kann man sich nicht weiterentwickeln.

  Allerdings war dann eine interessante und unterschiedliche Weiterentwicklung zu beobachten:

  Der eine schaffte zwar vorerst eine räumliche Trennung zu seinen Eltern, erreichte aber keine innerliche Loslösung. Er telefonierte weiterhin mehrmals täglich mit seiner Mutter und ließ sich nach wie vor alles vorschreiben. Nach einer gewissen Zeit entschied er sich, gegen die Empfehlungen von Frau Dr. Müller-Kainz, aus bequemen und oberflächlichen Gründen, wieder ins Elternhaus zu

ziehen. Daraufhin erfolgte ein erneuter Schub, und er »landete« im Rollstuhl.
Der andere Patient hingegen arbeitete fleißig an sich, war streng mit der Ernährung und setzte die Ratschläge gut um. Er zog aus dem Elternhaus aus, sogar in eine andere Stadt. Damit war auch ein Studienplatzwechsel verbunden. Er besuchte seine Eltern immer seltener und führt nun ein selbständiges Leben. Er kochte dreimal am Tag und wendete ganz konsequent Bäder und Maßnahmen zur Entgiftung und Entschlackung an. Bald waren bei ihm keine Anzeichen von MS mehr zu erkennen, und es ging ihm immer besser.

Multiple Sklerose ist wirklich eine schwere Krankheit, und es ist erst wenige Male gelungen, Patienten davon zu heilen. Doch es muß möglich sein, denn es gibt den freien Willen (siehe »Der freie Wille«, Kapitel »Alles hat mit Energie zu tun«). Man kann aber auch nur *Hilfe zur Selbsthilfe* geben. Jeder hat es selbst in der Hand, diese umzusetzen und gesund zu werden. Hier ist der innere Wille und vor allem das *Durchhaltevermögen* besonders gefragt und ausschlaggebend. Allerdings ist, im Gegensatz zu Krebs, bei multipler Sklerose keine Todesangst vorhanden, so daß die Patienten meist nicht so motiviert sind, wieder gesund zu werden.

***Behandlungsmethode:***
***Seelisch:*** Die *seelische Arbeit* ist hier am wichtigsten. Die Patienten müssen die Hintergründe ihrer Krankheit verstehen und mit Fleiß und Durchhaltevermögen an sich arbeiten. Sie müssen genauestens erfassen, wo ihre *Geltungssucht* liegt und aus welcher tiefsten inneren Motivation sie etwas machen. Ihre einzige Aufgabe besteht darin, sich auf ihre Gesundung zu konzentrieren und sich nicht durch Unnötiges und Falsches ablenken zu lassen. Wenn es ihnen dann etwas besser geht, dürfen sie nicht wieder in ihren »alten« Rhythmus und in alte Gewohnheiten verfallen – dann erleiden sie nämlich schnell einen Rückfall. *Selbstdisziplin* und *Standhaftigkeit* müssen hier besonders geübt werden.
Die Behandlung erstreckt sich über einen längeren Zeitraum und muß durch einen Therapeuten, der die Naturgesetze kennt, überwacht werden. Regelmäßige Konsultationen sind unerläßlich.
***Physisch:*** Bei dieser Krankheit ist es absolut unumgänglich, eine *optimale Ernährung* durchzuführen, denn eine Belastung des Gehirns

und des Nervensystems kann bei einer so schweren Krankheit nicht mehr verkraftet werden. Hier darf man sich keine Ausnahmen leisten. Dies ist eine wunderbare Übung in *Selbstdisziplin.*
Auch der regelmäßige *Aufbau des Immunsystems* ist unbedingt notwendig. Es sollte eine ständige *Entgiftung* und *Entschlackung* stattfinden. Die Entschlackung des Gehirns wird mit Birkensaft und Mistelsaft (zweimal im Jahr) durchgeführt. Die Mistelkur darf aber erst begonnen werden, nachdem der Körper bereits längere Zeit mit Birkensaft entgiftet und der Aufbau des Immunsystems, also der *Frühstücksplan,* durchgeführt wurde. Ansonsten wäre der Entschlackungsvorgang zu intensiv, und es würden durch den Mistelsaft zu grobe Schlacken gelöst werden, deren Abtransport den Körper überfordern würde.
Ebenso zu Entgiftung und Entschlackung des Gehirns dienen *Moorbäder* und auch Einfahrten in den *Heilstollen in Badgastein.*
Hat man MS, entsteht im Körper eine Mangelerscheinung. Es fehlt das Edelmetall Gold, das als Spurenelement für unsere Wirbelsäule notwendig ist. *Gold* ist in der roten Bete enthalten. Deshalb sollten MS-Patienten regelmäßig Rote-Bete-Saft, rote Bete als Gemüse und Rote-Bete-Pulver (mit etwas Zitrone), in Wasser gelöst, einnehmen. Gold findet man auch in Petersilie, die als »grünes Kräutergetränk« besonders wirksam ist. Auch Steckrüben enthalten Gold. Man kann sie als Gemüse verwenden oder den Saft auspressen.

## 9.18. Gehirn

*Das Gehirn liegt in der knöchernen Schädelhöhle und ist ein Teil des Zentralnervensystems. Man unterscheidet Großhirn, Hirnstamm und Kleinhirn. Das Gehirn ist wie das Rückenmark, in das es am Foramen magnum übergeht, von drei Hüllen umgeben – von der harten Hirnhaut, der Spinnwebhaut und der weichen Hirnhaut. Der Raum zwischen den weichen Hirnhäuten ist mit Gehirn-Rückenmarks-Flüssigkeit gefüllt.*
Siehe auch Kapitel »Das Gehirn – Bindeglied zwischen Seele und Körper«.

### *Epilepsie*

*Epilepsie ist eine Anfallskrankheit, die meist mit Bewußtseinsstörungen einhergeht und von abnormen Bewegungsabläufen be-*

*gleitet ist. Ein Anfall kommt blitzartig, der Kranke fällt bewußtlos zu Boden, und dabei kommt es häufig zu Verletzungen. Die gesamte Körpermuskulatur gerät in einen schweren Krampfzustand.*

Epilepsie ist eine sehr komplizierte Krankheit. In vielen Fällen ist sie nicht nur für den Kranken selbst gedacht, sondern auch *für die Angehörigen.* Das möchten wir mit der Schilderung eines Falles verdeutlichen:

*Fallbeispiel*
Ein etwa 40jähriger Mann hatte schon seit mehr als zehn Jahren epileptische Anfälle. Seine familiäre Situation war ungewöhnlich. Er lebte als Einzelkind zusammen mit seiner verwitweten Mutter und deren Schwester. Sein Vater war gestorben, als er noch sehr klein war, und so fehlte ihm das männliche Vorbild. Dafür hatte er zwei überaus besorgte Mütter. Wie sich herausstellte, hatte der Mann nur dann Anfälle, wenn eine der beiden Frauen in seiner Nähe war, die sich natürlich dann zu noch mehr Sorge und Ängstlichkeit veranlaßt fühlten. Die Frauen erkannten nicht, daß ihnen diese Anfälle etwas signalisieren wollten: Sie sollten sich nicht noch mehr um den jungen Mann sorgen, sondern lernen, ihn loszulassen, den Mann erwachsen werden zu lassen und Vertrauen in ihn zu haben. Er war schließlich schon 40 Jahre alt und konnte seine Persönlichkeit nicht entwickeln, obwohl er es gerne getan hätte.
Es war sehr schwierig, den beiden Frauen begreiflich zu machen, daß ihr Verhalten die Ursache für die Anfälle des Mannes war. In diesem Fall war die Krankheit hauptsächlich als »Schule« für die Mutter und für die Tante gedacht. Sie haben den jungen Mann mit viel Liebe und Sorge erzogen, doch als er erwachsen war, konnte er nicht selbständig und unabhängig seinen Weg gehen. Er sollte sich frei entfalten und eigenverantwortlich handeln können.
Es ist oft das Schwierigste für Eltern – in diesem Fall Mutter und Tante –, ihre Kinder spätestens mit 20 Jahren loszulassen und ihnen das Vertrauen zu schenken, daß sie ihr Leben auch alleine gut meistern. Denn nur so können sie sich zu eigenständigen Persönlichkeiten entwickeln und ihrer Lebensaufgabe gerecht werden.

*Ein anderer Fall*
Die Patientin wohnte alleine und hatte eine 30-Stunden-Woche bei ihrer Arbeit. Ihre Anfälle kamen überraschend. Da sie das Bewußt-

sein dabei verlor, konnte sie sich an keinen Anfall erinnern. Es konnte manchmal geschehen, daß sie hinfiel und sich verletzte. Interessanterweise stürzte sie aber nie zu Hause, wenn sie alleine war. Das passierte immer nur, wenn Leute in der Nähe waren, die ihr helfen konnten. Daran kann man erkennen, daß die Anfälle von den Naturgesetzen als Hilfe gedacht sind und nicht als Strafe.

Diese junge Frau war wirklich eine sehr gute Seele. Ihr Problem bestand jedoch darin, daß sie sich ständig selbst überforderte. Sie war sehr zart gebaut und hatte von Natur aus ein schwaches Nervensystem. Sie mußte also mit ihren Kräften haushalten. Das konnte sie aber nur schwer akzeptieren. Wenn es ihr gutging, hatte sie das Gefühl, sie habe viel Energie, und dann wollte sie Berge versetzen. Sie überforderte ihre Kräfte, z. B. machte sie sehr lange Bergwanderungen oder anstrengende Radtouren. Fahrradfahren durfte sie dann nicht mehr, denn dabei gefährdet sie sich selbst und andere. Für das Autofahren gilt natürlich dasselbe.

Meist konnte sie schwer abschätzen, womit sie sich überforderte. Das konnten auch zu viele außer Haus verbrachte Abende sein, z. B. Theaterbesuche und Vorträge hintereinander oder auch anstrengende Seminare.

Für diese Patientin war die Überforderung sehr schwer einzusehen gewesen, was wiederum an extremer *Sturheit* lag. Es ist eine Prüfung in Demut, gewisse Umstände anzuerkennen und sich den Naturgesetzen unterzuordnen. Demut stellt das Gegenteil von Sturheit dar.

Diese Patientin war gutaussehend, intelligent und hatte keine körperlichen Behinderungen. Es war ihr also gut möglich, ein schönes Leben zu führen. Ihre Hauptaufgabe bestand aber darin, mit ihren Kräften hauszuhalten. Sie sollte akzeptieren, daß sie einiges, was sie gerne getan hätte, nur in entsprechenden Maßen tun konnte. Sie sollte die Sensibilität entwickeln, zu erkennen, was ihr wirklich guttat und was für sie zuviel war. Sie sollte das Talent entwickeln, ihren *Körper gesund zu halten* und ihn nicht zu überfordern. Kann sie lernen, immer mehr von ihrem eigenen Willen loszulassen und sich den Naturgesetzen unterzuordnen?

Leidet jemand an Epilepsie, kann man manchmal auch eine etwas *negative Einstellung zum Leben* beobachten. Es fallen immer wieder negative Bemerkungen, die erkennen lassen, daß diese Menschen nicht das Positive in allem sehen und suchen. Die negative

Einstellung kann auch im Zusammenhang mit mangelndem Vertrauen stehen.
Es kommen aber auch Menschen in die Praxis, bei denen fälschlicherweise Epilepsie diagnostiziert worden war. Das geschah vielleicht anläßlich eines Sturzes, bei dem es zu einer Gehirnerschütterung kam. Die Hirnstrommessung mittels eines Elektroenzephalographen (EEG) zeigt dann ein ähnliches Bild, das aber nicht mit chronischer Epilepsie gleichzusetzen ist.
Das Schlimmste und Gefährlichste wäre eine Behandlung mit schweren Medikamenten. Das Gehirn wird damit vergiftet und verschlackt. So kann der Patient nicht aus seiner Krankheit herauskommen. Das kann wirklich nur durch das genaue Gegenteil, nämlich durch intensive Entgiftung und Entschlackung und Wiederaufbau und Regeneration des Gehirns und des Nervensystems, erreicht werden.
Es ist wichtig zu betonen, daß es sich bei Epilepsie nicht um eine Geisteskrankheit handelt. Die Patienten besitzen eine normale und manchmal sogar eine überdurchschnittliche Intelligenz. Es gibt keine Anzeichen von irgendeiner Art von Verrücktheit.

***Behandlungsmethode:***
***Seelisch:*** Die persönliche Situation des Patienten muß abgeklärt werden. Sind Angehörige da, die sich zu sehr um den Betroffenen kümmern, so daß sie den Hinweis brauchen? Oder sollte sich der Patient mehr um sich selbst kümmern? Die Patienten sollten sich *frei entfalten* können und sich verstärkt um ihre *Gesundheit* bemühen.
Zusätzlich sind auch gewisse Verhaltensregeln zu beachten. Es ist notwendig, regelmäßig früh zu Bett zu gehen und sich einen *regelmäßigen Lebensrhythmus* anzugewöhnen. Es sollte möglichst wenig Aufregung und Unruhe geben. Auch Flugreisen sind nicht optimal, denn sie sind anstrengender und stellen eine größere Belastung für das Nervensystem dar als andere Reisen. Am besten ist es, mit dem Zug zu fahren oder eine Schiffsreise zu machen.
Entscheidet man sich für die richtigen Verhaltensweisen, sind die Anfälle – als Hilfe – nicht mehr nötig und treten dann auch nicht mehr auf!
***Physisch:*** Das Gehirn und das Nervensystem sollten besonders gut versorgt werden, und es ist sehr wichtig, das Immunsystem mit dem *Frühstücksplan* aufzubauen. *Entgiftung* und *Entschlackung*

werden am besten mit Birkensaft und der Mistelsaftkur durchgeführt (siehe Kapitel »Das Gehirn – Bindeglied zwischen Seele und Körper«). Ebenso sollten regelmäßig *Moorbäder, Spezial-Reinigungsbäder mit Essig* und *Heilerdebäder* genommen werden, um die Entgiftung zu fördern.
Zur Unterstützung sind auch Nervenstärkungsmittel zu empfehlen. Das sind *flüssige Bierhefe, Johanniskrautsaft* und *Baldriansaft.*

### *Hirnhautentzündung (Meningitis)*

*Hirnhäute stellen zusammen mit den Rückenmarkshäuten die bindegewebliche Umhüllung des Zentralnervensystems dar. Sie dienen der elastischen Aufhängung des Gehirns und des Rückenmarks innerhalb des Schädels bzw. des Wirbelkanals.*
*Die häufigste Erkrankung der Gehirnhäute ist die Hirnhautentzündung als Folge einer Infektion mit Bakterien oder Viren. Die Krankheit ist an kein Lebensalter gebunden, zeigt aber besonders schwere Verläufe bei verminderter Abwehrkraft, bei widerstandsmindernden Begleiterkrankungen oder im Greisenalter.*
*Symptome: Kopfschmerzen, Fieber, Erbrechen, Bewußtseinsstörungen, starke Berührungs- Geräusch- und Lichtempfindlichkeit.*

Jede Infektion hat eine seelische Ursache. Daher kann nicht jeder unweigerlich Hirnhautentzündung oder eine andere infektiöse Krankheit bekommen.
Der Hauptgrund sind *verminderte Abwehrkräfte.* Diese sind durch gewisse seelische Fehler vermindert. Das Immunsystem ist zusammengebrochen, weshalb es dann zu einer Infektion kommen kann. Die Krankheitserreger können überhandnehmen. Sie können sozusagen den Körper übernehmen, weil nicht genügend positive Bakterien bzw. Mikroorganismen des Immunsystems vorhanden sind. Es ist also wichtig, das Immunsystem regelmäßig zu regenerieren.
Welche seelischen Schwächen führen nun zu einer Hirnhautentzündung? Führen Sie sich die ersten Krankheitszeichen vor Augen. Die ersten Symptome, die entstehen, bevor es zu einer Hirnhautentzündung kommt, sind oft Kopfschmerzen, Fieber, Erbrechen, Nackensteifigkeit, Berührungs-, Geräusch- und Lichtempfindlichkeit. Die seelischen Ursachen sind ähnlich wie bei Kopfschmerzen. Der Patient möchte »mit dem Kopf durch die Wand« – er ist also auf gewisse Weise *stur,* und dann schmerzt der Kopf. Er denkt, daß

diese Haltung die einzige Möglichkeit sei, seine Probleme zu lösen. Die Naturgesetze sehen das aber als eine Behinderung der Persönlichkeitsentwicklung und möchten ihn durch diese Erkrankung auf eine bessere Lösungsmöglichkeit hinweisen. Die Nackensteifigkeit ist ein Symptom für mangelnde Flexibilität. Man hat sich im wahrsten Sinn des Wortes auf irgend etwas versteift. Worum es sich handelt, muß abgeklärt werden, denn Inflexibilität kann jeden Lebensbereich betreffen. Dazu kommt oft negatives Denken oder Grübeln. Man läßt sich von Sorgen plagen, und die positive Lebenssicht fehlt.

***Behandlungsmethode:***

***Physisch:*** Meningitis ist bei falscher Behandlung besonders gefährlich, weil das Gehirn Schaden nehmen könnte. Setzen Sie – unter therapeutischer Aufsicht – Naturprodukte ein, und zwar in hohem Maße. Das Gehirn könnte starke Mittel im Moment nicht verkraften. Entzündungen werden auch durch Naturprodukte eingedämmt. Besonders bewährt haben sich hohe Dosen Bacillus subtilis (*Bactisubtil®*), das wie ein natürliches Antibiotikum wirkt. Im Falle einer Meningitis kann man fast uneingeschränkt große Mengen zu sich nehmen. Empfehlenswert ist, fünf bis zehn Stück über den Tag verteilt mit sehr viel Flüssigkeit einzunehmen. Zusätzlich müssen bis zu 30 Stück *Wobenzym®* genommen werden (die rote Farbe von den Tabletten abwaschen), auch wieder mit viel Flüssigkeit. Trinken Sie auch große Mengen natürliches *Vitamin C*, denn es wirkt ebenfalls entzündungshemmend und entschlackend. Vitamin C ist vor allem in Zitrusfrüchten, schwarzen Johannisbeeren, Sanddorn und Hagebuttentee enthalten.

Bauen Sie eventuell eine *Knoblauchkur* ein, die ganz besonders desinfizierend wirkt. Man mischt in einen kleinen Rohkostsalat soviel Knoblauch ein, wie man verträgt. Es sollten aber mindestens zwei bis drei Zehen sein, um dem Körper zu helfen, die bakterielle Infektion in den Griff zu bekommen.

Der *Frühstücksplan* ist natürlich eine wichtige Maßnahme, um das Immunsystem aufzubauen und dem Körper positive Bakterien zuzuführen, die die negativen Bakterien besiegen können.

Zusätzlich sollten Sie *Heilerde-Umschläge* um den Kopf machen. Verwenden Sie dazu kühles Wasser, denn warmes Wasser würde die Entzündung fördern. Heilerde wirkt auch entgiftend, entschlackend und fördert den Heilungsprozeß.

Außerdem ist vollkommene *Bettruhe* unbedingt notwendig. Der Patient muß sich wirklich ganz ruhig verhalten, damit keine Gefahr besteht, daß das Gehirn zu Schaden kommt.
***Seelisch:*** Bei Erkrankung an Meningitis sind zuallererst die körperlichen Maßnahmen durchzuführen, damit die Entzündung beseitigt wird. Erst danach kann man mit der Feststellung der seelischen Ursache beginnen. Zusammen mit dem Patienten muß man nun herausfinden, auf welchem Gebiet der Patient flexibler werden sollte oder wo er vielleicht eine andere Richtung einschlagen sollte. Das kann auf dem beruflichen Sektor sein; vielleicht ist der Beruf falsch oder eine Problemlösung nicht ideal. Oder es kann im privaten Bereich sein. Eventuell geht er einem falschen Hobby nach, rutscht in eine Sekte hinein oder steckt in einer falschen Partnerschaft. Flexibilität und eine Änderung zum Positiven und Richtigen bringen großen Gewinn und ersparen viele weitere Schwierigkeiten.

### *Schlaganfall (Apoplexie)*

*Als Schlaganfall bezeichnet man mehr oder minder plötzliche, oft mit schweren Bewußtseinsstörungen einhergehende Ausfallerscheinungen des Gehirns. Er entsteht oft durch Durchblutungsstörungen bzw. Gefäßverengungen oder Verschlüsse mit nachfolgender Hirnerweichung oder Gefäßrisse mit anschließender Gehirnblutung.*
*Wird die Gesamtdurchblutung des Gehirns für acht bis zehn Minuten gedrosselt, kommt es zum Tod. Dagegen führt der Verschluß einzelner Gehirngefäße aufgrund der zahlreichen Kreislaufkurzschlüsse nicht immer zu Ausfallerscheinungen. 75 % aller Schlaganfälle sind die Folge von Durchblutungsstörungen mit Hirnerweichung. Eine der Ursachen ist eine Arteriosklerose und Thrombose der Gehirngefäße. Dazu kommen noch zusätzliche auslösende Momente. Manchmal treten die Lähmungen nicht schlagartig, sondern im Verlauf von Stunden auf.*
*Mit 10 % bis 20 % aller Gehirnschläge sind die Hirnblutungen weitaus seltener als die Gehirnerweichungen, wobei die meisten Patienten an Bluthochdruck leiden. Ursache der Hirnblutung ist das Zerreißen der sklerotischen Gefäße mit Einbruch in die Hirnhohlräume.*

Wir sprechen hier also vor allem von zwei Arten von Schlaganfällen, wobei die erste Art, Durchblutungsstörungen mit Hirnerweichung (75 % aller Schlaganfälle), vor allem 70- bis 80jährige Frauen und Männer betrifft. Hier liegt Arteriosklerose vor. Die Gefäßverengungen und Durchblutungsstörungen sind teilweise durch *falsche Ernährung* bedingt. Durch den Genuß von tierischen Fetten, Fleisch und Eiern bildet sich schädliches Cholesterin, das die Gefäße verschlackt und verengt. Die Organe – hier vor allem das Gehirn – können dann nicht mehr ausreichend versorgt werden.
Die allgemeinen Ernährungs- und Gesundheitsmaßnahmen im Kapitel »Aufbau des Immunsystems und Ernährung« beugen einer Arteriosklerose vor.
Die seelische Ursache besteht darin, daß man im höheren Alter nicht genug an sich arbeitet, man bleibt stehen. Das Nervensystem und das Gehirn bekommen keine weiteren Impulse mehr, und so kommt es zu einer Art Stillstand, was einen Rückgang bedeutet. Wenn man in Pension geht und dann mit 60 oder 65 Jahren nichts Geistiges oder Seelisches mehr unternimmt, dann kommt es zu dieser Art von *seelischem* und – als Spiegel der Seele – *körperlichem Stillstand*. Es geht nichts mehr voran, man verkalkt und versteift, und auch die Intelligenz nimmt etwas ab.
Sie sollten sich jedoch in jeder Altersstufe weiterentwickeln. Und gerade im Alter kann man von seinen reichhaltigen Erfahrungen profitieren, und man könnte wesentlich mehr Fortschritte machen. Welche positiven Auswirkungen es hat, wenn man auch in höheren Jahren einer sinnvollen Beschäftigung nachgeht, kann man an manchem Dirigenten, Schauspielern (denken Sie an Heinz Rühmann, der bis zu seinem Tod mit 92 Jahren noch aktiv war) oder auch an Wissenschaftlern feststellen.
Pensionisten sollten sich also eine sinnvolle Aufgabe suchen. Eine Bekannte, eine pensionierte Lehrerin, studiert z. B. Kunstgeschichte an der Universität. Sie ist über 70 Jahre alt. Beruflich nützt ihr das Studium nichts mehr, aber sie macht es für sich und bleibt dadurch vital. Sie geht regelmäßig zu den Vorlesungen, löst die Prüfungsaufgaben und nützt die Zeit sinnvoll. Ihr Geist bleibt rege, und sie lernt ständig dazu.
10 % bis 20 % aller Gehirnschläge sind die schon erwähnten Hirnblutungen, die sehr oft zwischen dem 40. und dem 60. Lebensjahr entstehen. Die meisten Betroffenen litten schon zuvor an einem Bluthochdruck. Bluthochdruck hat vor allem mit *Ärger, Sich-unter-*

*Druck-Setzen, Zorn, Groll, mangelndem Verzeihen* etc. zu tun oder manchmal auch mit aggressivem Verhalten anderen Menschen gegenüber. Das alles betrifft die dritte Charaktereigenschaft, *Vergeben* und Loslassen.

*Fallbeispiel*
Ein Unternehmer hatte die Angewohnheit, sowohl im beruflichen wie auch im privaten Bereich zu »explodieren«, wenn irgend etwas nicht so funktionierte, wie er es haben wollte. Das Richtige und Gute nahm er aber immer als selbstverständlich hin.
Als sich seine Frau von ihm scheiden ließ, hatte er sehr große Schwierigkeiten, sie loszulassen, und versuchte sie unter Vorbehalten (steuerliche Gründe usw.) noch festzuhalten. Auch aus gesellschaftlichen Gründen wollte er die Scheidung nicht annehmen.
Nach der Trennung ging der Unternehmer eine falsche Partnerschaft ein, d. h., die Frau hatte nicht seine Entwicklungsstufe. Bezüglich der Ernährung und anderen Dingen hatte sie eine andere Einstellung, und mit der Zeit verstärkten sich die Schwächen des Mannes. Er war nicht mehr konsequent mit dem Essen, trank wieder Kaffee und tat noch weitere Dinge, die seine Entwicklung nicht förderten.
Dies führte letztendlich zu einem Schlaganfall. Der Patient behielt keine bleibenden Lähmungen, und somit stellte der Schlaganfall eine gravierende Warnung dar, daß er sich Gedanken über seine Verhaltensweisen machen sollte. Vor allem die dritte Charaktereigenschaft – das Vergeben – sollte verbessert werden.

Wir kommen hier zu einem Punkt, an dem klar wird, daß die geschilderten Verhaltensweisen mit Eigensinn und *Sturheit* zu tun haben. Man setzt sich fest, man will etwas genau so haben und nicht anders, und wenn das nicht gelingt, dann ist man wütend. Mit der Zeit steigt der Blutdruck, und Hirnblutungen oder Schlaganfälle können die Folge sein. Es ist vor allem wichtig, die Vorzeichen des Bluthochdrucks richtig zu erkennen und die seelische Ursache sofort zu bearbeiten, um schlimmeren Folgen vorzubeugen. Eine Behandlung mit Tabletten kann nicht zielführend sein, denn die Ursache wird dabei nicht angegangen. Hier hilft wirklich nur die Beachtung der Naturgesetze und die Verbesserung der Seele.

***Behandlungsmethode:***
***Seelisch:*** Die Charaktereigenschaft des *Vergebens* sollte bearbeitet

werden, d. h., man sollte üben, gelassener und toleranter zu werden. Man sollte mit seinem sogenannten Schicksal – eben den Wirkungen, die wir selbst verursachen – nicht hadern und sich nicht dagegen auflehnen. Wir sollten lernen, die Folgen unserer Handlungen zu tragen und sie vor allem richtig zu sehen: Haben wir gemäß den Naturgesetzen die richtige Entscheidung getroffen, so hat es eine positive Auswirkung. Ist die Entscheidung falsch, so können wir dies anhand der negativen Folgen erkennen. Man sollte also gelassen und demütig zur Kenntnis nehmen, daß man »die Suppe auslöffeln muß, die man sich eingebrockt hat«. Dabei ist es wichtig, die negativen Folgen als Hilfe zu sehen und entsprechende Konsequenzen daraus zu ziehen, um von ihnen zu profitieren und sie damit auch wieder ins Positive umzuwandeln.
***Physisch:*** Auf eine *gesunde Lebensweise* ist zu achten: eine gute Ernährung, frühzeitig ins Bett gehen und sich nicht durch zuviel Arbeit übernehmen.

### *Alzheimer-Krankheit*

*Die Alzheimer-Krankheit ist eine Gehirnkrankheit, die vor allem ab dem 50. Lebensjahr auftritt. Dabei kommt es zu einem Schwund der Großhirnrinde. Anfangs ist nur eine hochgradige Vergeßlichkeit vorhanden, die im fortgeschrittenen Stadium zum völligen Erlöschen des Gedächtnisses führt. Hinzu kommen Störungen im Gemütsleben. Die Patienten werden hochgradig pflegebedürftig.*

Hier gilt es vor allem, dieser Krankheit **vorzubeugen**.
Es handelt sich um eine extrem degenerative Krankheit, ausgehend vom Gehirn, die dann mehr oder weniger auf das gesamte Nervensystem übergreift. Menschen, die über Jahrzehnte ihr *Nervensystem überfordern*, laufen Gefahr, diese Krankheit zu bekommen. Sie erkennen daran, wie wichtig es ist, Gehirn und Nervensystem zu schonen und beide durch regelmäßige Entspannungsperioden zu regenerieren. Auch sind regelmäßige Entgiftung und Entschlakkung unbedingt erforderlich.
Den wahren Sinn des Lebens sollte man nicht aus den Augen verlieren. Das Hauptziel ist die Verbesserung der Persönlichkeit. Geht man diesem Ziel nach und setzt entsprechende Schwerpunkte, kann es nicht zu dieser Degeneration des Nervensystems kommen.

*Fallbeispiel*
In diesem Fall möchten wir die berühmte amerikanische Filmschauspielerin Rita Hayworth als Beispiel nennen. Ihr Lebensziel war es, schön und reich zu sein und berühmte Männer zu heiraten. Nachdem dann diese »leeren« Inhalte verlorengingen, stand der Alkohol im Mittelpunkt ihres Lebens. So wurden die Gehirnzellen systematisch zerstört, und die Alzheimer-Krankheit konnte Fuß fassen.

Sie sehen, daß die *Zeitnutzung* stark leidet. Hat man falsche Ziele, wird natürlich der gesamte Tagesverlauf danach ausgerichtet. Sie sind aber alle keine erstrebenswerten Lebensinhalte, und der Charakter kann sich nicht entfalten.

***Behandlungsmethode:***
Diese Krankheit kann man im Anfangsstadium mit den entsprechenden Maßnahmen noch gut in den Griff bekommen.
***Seelisch:*** Der *Zeitnutzung* sollte besondere Beachtung geschenkt werden. Man sollte sich sinnvolle Ziele setzen und diese anstreben. Sie sollten der persönlichen Weiterentwicklung dienen.
Der *Lebensrhythmus* ist auch hier von entscheidender Bedeutung. Geht man früh ins Bett, werden Gehirn und Nervensystem regelmäßig regeneriert.
Auch darf man sich von der Arbeit nicht überfordern lassen. Zwischendurch braucht man unbedingt Entspannungs- und Erholungsphasen.
Befolgt man die Ratschläge dieses Buches, kann man die Alzheimer-Krankheit nicht bekommen.
***Physisch:*** Eine regelmäßige *Entgiftung und Entschlackung* des Gehirns und eine gute *Ernährung* sind unbedingt erforderlich.

### *Parkinson-Syndrom*

*Diese Erkrankung tritt ab dem 50. Lebensjahr auf.*
*Es ist zu einer Degeneration im Nervensystem (extrapyramidales System) gekommen. Dies hat u. a. folgende Symptome zur Folge: Verlangsamung aller Bewegungen, gebückte Haltung, schlurfender Gang, eine gewisse Starre und ein Zittern. Begleitsymptome sind Stimmungslabilität und Melancholie.*

Auch bei der Parkinsonschen Krankheit kommt es zu einer Degeneration des Nervensystems. Sie wird auch Schüttellähmung genannt. Das Zittern verdeutlicht die vorangegangene Überanstrengung des Nervensystems. Die Lähmung zeigt, daß das Nervensystem jetzt nicht mehr die Energie hat, entsprechend zu reagieren. Die Ursache liegt in der *mangelnden positiven Lebenssicht.* Die Betroffenen beschäftigen sich zu sehr mit Negativem, wodurch es zur Überlastung des Nervensystems kommt. Die Patienten machen sich zu viele Sorgen und verbringen zuviel Zeit mit vielen negativen Ereignissen. Sie leiden oft mit. Oder sie kommen oft mit Menschen zusammen, die wie »Mühlsteine« sind und als »Nervensäge« wirken. Hält man sich von ihnen nicht fern, kostet es sehr viel Energie, und das Nervensystem leidet sehr darunter.

*Fallbeispiel*
Eine Patientin las *täglich* Zeitung, wobei sie sich vor allem jene Seiten vornahm, die über Mord und Totschlag, Naturkatastrophen und Verbrechen berichteten. Sie litt mit jedem negativen Ereignis mit, was das Nervensystem völlig überlastete.

Negative Gedanken, Gefühle und vor allem dieses »Mitleiden« beanspruchen das Nervensystem in hohem Maße. Man kann schon Mit*gefühl* zeigen, aber man sollte sich nicht soweit in eine Sache hineinsteigern, daß man mit*leidet* und dem Nervensystem schadet. Mit diesem »Mitleiden« kann man anderen nicht helfen, man schadet nur sich selbst und eventuell sogar dem anderen. Wenn z. B. eine nahestehende Person betroffen ist, behält man durch diese Emotionen keinen klaren Kopf, reagiert nicht richtig und trifft falsche Entscheidungen.
Durch die folgende Behandlung kann man diese Krankheit zumindest zum Stillstand bringen. Bei intensiver Mitarbeit des Patienten kann aber auch eine Verbesserung eintreten.

***Behandlungsmethode:***
***Seelisch:*** Es ist wichtig, sich mit sinnvollen und für die Persönlichkeit wertvollen Sachen zu beschäftigen. Man sollte wählerisch mit dem sein, was man liest und mit wem man seine Zeit verbringt – aufbauend und gewinnbringend sollte es sein. Positive Lebensziele und gute Freundschaften sollten angestrebt werden.
Besonders der vierten Charaktereigenschaft, der *positiven Lebenssicht*, sollte man mehr Beachtung schenken. Man sollte sich bemühen, das Positive in allem zu sehen und negative Gedanken durch

»Gedankenhygiene« zu beseitigen (siehe auch das Buch »Die Macht der Konzentration«). Hier gilt es, das *Nervensystem* möglichst zu *schonen* und insgesamt ruhiger und gelassener zu werden.
An jedem Morgen erhält man eine sogenannte Positiv-/Negativ-Prüfung. Versucht man diese jeden Morgen zu entdecken, kann man die Weichen für den Tag positiv stellen.
***Physisch:*** Man sollte auf eine *optimale Ernährung* achten und das *Immunsystem aufbauen*. Dabei ist auch die Aufladung durch *positive Gegenden* (z. B. die Heilstollen in Badgastein) und *Bäder* mit Melisse, Hopfen oder Baldrian wichtig. Nachmittags ist es empfehlenswert, einen *Kamillentee mit Baldrian* zu trinken.

## 9.19. Psychische Störungen

### *Vegetative Dystonie (psychovegetatives Syndrom)*

*Bei der vegetativen Dystonie handelt es sich um eine Störung im Zusammenspiel des vegetativen Nervensystems, das alle unbewußten Lebensvorgänge steuert, wie z. B. die Kreislauf- und Verdauungsfunktionen. Man unterscheidet einen sympathischen und einen parasympathischen Anteil des vegetativen Nervensystems, und man meint, daß es zu einer Art Störung im Zusammenspiel dieser zwei Komponenten kommt.*
*Es können Kopfschmerzen, Magen- oder Herzbeschwerden, Rückenschmerzen, Müdigkeit, Depressionen u. a. auftreten. Dabei liegen psychische Belastungen wie z. B. Streß oder Konfliktsituationen vor, die damit in zeitlichem Zusammenhang stehen. Organische Erkrankungen können nicht nachgewiesen werden.*

Dies ist keine Erkrankung im eigentlichen Sinne. Die Diagnose wird meist gestellt, wenn Beschwerden vorliegen, die aber nicht in Verbindung mit organischen Störungen gebracht werden können. Der psychische Zusammenhang ist also offensichtlich.
Treten psychische Belastungen auf, die nicht richtig verarbeitet werden, so können sie sich mit der Zeit durch bestimmte Beschwerden ausdrücken. Hat man nicht den *Mut,* »nein« zu sagen, wo es angebracht ist, kann es schnell zu Überlastungen kommen. Man macht sich Sorgen, daß man der Belastung nicht standhält, und man landet in einem Teufelskreis: Letztendlich hat man nicht mehr genügend Energie, alles zu bewältigen.

***Behandlungsmethode:***
***Seelisch:*** Über die spezifischen Symptome kann man auf die seelischen Ursachen schließen, die dann entsprechend bearbeitet werden müssen. Da es sich um ein recht allgemeines Krankheitsbild handelt, können Schwächen in jeder der fünf Charaktereigenschaften gefunden werden. Eine individuelle Behandlung muß also im Vordergrund stehen.

### *Angstneurosen*

*Neurose ist ein allgemeiner Begriff für psychische Störungen, die nicht auf einer Erkrankung des Nervensystems beruhen. Bei der Angstneurose steht die Angst im Vordergrund.*

Angstneurosen werden sehr oft fälschlich als vegetative Dystonie diagnostiziert, wobei sie – wie das Wort schon sagt – mit Angst zu tun haben, und zwar mit irrationaler Angst. Man fürchtet sich vor Dingen, die entweder gar nicht existieren, oder man hat Angst vor dunklen Räumen, Naturkatastrophen usw. Sobald nun diese Angst zu einem völligen Bruch mit der Realität führt, spricht man von einer »neurotischen Angst«. Wenn diese längere Zeit dauert und immer wiederkehrt, so nennt man das »Angstneurose«.
Es besteht also eine eindeutige Wechselwirkung zwischen einer vorhandenen Schwäche der Charaktereigenschaft *Mut* und dem Auftreten von seelischen Störungen in Form von Angstzuständen, Angstneurosen, Phobien und ähnlichem. Phobien stellen eine Vorstufe von Angstneurosen dar.

*Fallbeispiele*

- Eine 32jährige Patientin hatte Angst, alleine auf die Straße zu gehen, weil sie fürchtete, umzufallen. Dafür bestand aber nicht der geringste Grund. Die Angst war irrational. Diese Frau ließ sich aus Angst vom Chauffeur ihres Mannes zum Einkaufen fahren. Das war jedoch eine Unterstützung der Angst, keine Bearbeitung. Nachdem ihr ihre Mutprobleme erklärt worden waren, bekam sie die Aufgabe, kleine Strecken alleine zurückzulegen und verschiedene Besorgungen ohne Begleitung zu machen. Die Krankheit konnte sich bessern, weil sie genau das tat, wovor sie Angst hatte.

- Eine andere Patientin hatte ständig Angst, daß ein Einbrecher oder ein böser Mensch im Haus sein könnte, und sie durchsuchte deshalb täglich am Abend zwei Stunden das Haus von oben bis unten. Sie schaute in alle Schränke, hinter alle Vorhänge, in jeden Winkel, unter alle Betten usw. Das beanspruchte viel Zeit, was schließlich dazu führte, daß auch die Beziehungen zur Familie darunter litten.

Angstneurosen beginnen meist damit, daß man in einer bestimmten Situation Angstgefühle verspürt. Je mehr man diesen Gefühlen nachgibt und die entsprechende Situation meidet, um so mehr verstärkt sich die Angst. Man gerät in einen immer schwieriger werdenden und scheinbar unlösbaren Teufelskreis.

***Behandlungsmethode:***
***Seelisch:*** Die einzige Abhilfe ist die *Bearbeitung der Mutprobleme,* denn Medikamente stören nur das Gehirn und das Nervensystem. Dadurch wird die Möglichkeit einer Arbeit am eigenen Charakter immer geringer.
Hier gilt es, die kleinen Mutproben zu bestehen. Durch Beobachtung und Erkennen der im täglichen Leben auftretenden Mutprobleme wird der Patient allmählich in die Lage versetzt, diese zu bearbeiten und häufiger richtig zu lösen. Mit jeder richtigen Entscheidung wird ein Teil der Angst überwunden und die Selbstsicherheit gefördert. Der wichtigste Ratschlag besteht darin, gerade jene Handlungen zu unternehmen, vor denen man am meisten Angst hat. »Jetzt erst recht!« ist hier die richtige Devise.

### *Zwänge · Zwangsneurosen*

*Die Zwangsneurose ist eine Form der Neurose, bei der Zwangsphänomene im Vordergrund stehen. Es sind bestimmte Zwangsgedanken oder -handlungen vorhanden, denen unbedingt nachgegangen werden muß. Kommt es zur Nichtausführung, löst es große Angst aus.*

Die Symptome der Zwangsneurosen sind sehr unterschiedlich. Übertriebene Ordnung, die zwanghaft dazu führt, daß man dauernd etwas zurechtrücken muß, damit es sich ganz genau an seinem Platz befindet, ist bereits krankhaft. Diese Patienten können dem Zwang sogar in fremden Wohnungen nicht widerstehen.

Auch Putzsucht gehört hierher. Sie geht oft so weit, daß fremde Leute das Haus nicht betreten dürfen, weil sie Schmutz oder Bakterien hereinbringen könnten.
Andere Menschen unterliegen einem Waschzwang. Sie waschen sich unzählige Male am Tag die Hände, wenn sie etwas berührt haben. Sie scheuern dabei sogar die Haut auf.

*Fallbeispiele*

- Eine Patientin mit einer Putzzwangsneurose rief eines Tages an und erzählte, daß sie schon fünf Stunden lang ihren Balkon scheuern würde. Sie konnte sich aus dieser Zwangssituation nicht befreien. Aufhören klingt einfach, aber solche Menschen stehen unter einem irrationalen Zwang, der noch ganz andere Ausmaße annehmen kann.
- Ein intelligenter junger Mann fühlte sich gezwungen, wieder zurückzugehen, wenn er ein Stück eines Weges gegangen war, um nachzusehen, ob er nicht ein Baby zertreten hätte. Das klingt wirklich ganz unglaublich. Es hatte natürlich keinen Sinn, ihm zu erklären, daß in Deutschland keine Babys auf der Straße herumliegen, die man eventuell zertreten könnte. Das wäre Zeitverschwendung gewesen. Es war viel wichtiger, herauszufinden, warum dieser intelligente Mann solche Zwangsvorstellungen hatte. Es stellte sich heraus, daß er stur einem falschen Studiengang nachging und trotz mehrfacher Warnungen immer wieder seinen eigenen Willen durchsetzen wollte.

Eine Zwangsneurose kann als Übergang zur Geisteskrankheit betrachtet werden. Auch hier liegt schon ein Bruch mit der Realität vor. Denn die Zwangsvorstellungen oder Gedankenimpulse sind irrational, doch man kann ihnen nicht ausweichen. Man ist gezwungen, sich etwas ganz Bestimmtes vorzustellen oder bestimmten Gedankengängen zu folgen. Mit der Zeit wird man unfähig, das tägliche Leben zu bewältigen.
Die Hauptursache der Zwangsneurose ist *Sturheit, Starrheit* und *mangelnde Flexibilität*. Es spielt aber auch die Angst vor dem Neuen, Unbekannten mit, weshalb sich viele Menschen nicht verändern wollen. Wenn man aber den Aufforderungen der Naturgesetze nicht Folge leistet, wird man gezwungen, etwas zu tun, was man nicht tun will. Auf diese Weise wird symbolisch gezeigt, daß man sich weigert, das Richtige zu tun.

Obwohl diese Krankheit schwierig zu bearbeiten ist, konnte bei Patienten, die gut mitarbeiteten, eine Heilung erzielt werden.

***Behandlungsmethode:***
**Seelisch:** Hier ist es ganz entscheidend, die *Sturheit zu bearbeiten* (siehe auch »Vergeben«, Kapitel »Die Seele des Menschen«, und Anhang). Man sollte nicht immer den eigenen Willen durchsetzen wollen, sondern erst denken und dann handeln.
Fragen Sie sich:

- Ist das, was ich tun möchte, auch wirklich richtig?
- Wo muß ich immer das letzte Wort haben?
- Beobachten Sie sich auch, wo Sie Sätze mit »aber« beginnen. – Wo haben Sie immer etwas entgegenzusetzen?

Beschuldigungen sollte man auch mal auf sich beruhen lassen und nicht gleich abwehren. Schafft man dies, so bekommt derjenige, der die Beschuldigung ausgesprochen hat, von den Naturgesetzen das Gefühl, daß es falsch war, was er sagte. Vielleicht war aber doch ein Körnchen Wahrheit dahinter?

### *Depressionen*

*Der Begriff Depressionen ist die unspezifische Bezeichnung für eine Störung des Gefühls- und Gemütslebens. Kennzeichnend sind u. a. extreme Niedergeschlagenheit, Unfähigkeit zu einer Gefühlsreaktion, Konzentrations- und Gedächtnisstörungen. Große Lustlosigkeit breitet sich aus, und das Denken ist verlangsamt. Das Negative wird überbewertet und auf sich bezogen, und alles kreist um die eigene Wertlosigkeit.*

Obwohl wir Depressionen in diesem Buch schon mehrmals erwähnt haben, möchten wir an dieser Stelle noch einmal dringend darauf hinweisen, daß sie neben Schlafstörungen das häufigste Warnsignal sind, um anzuzeigen, daß die Persönlichkeit bzw. die Seele *nicht genügend Fortschritte* macht. Über längere Zeit wurde und wird durch falsche Verhaltensweisen zuviel Energie verloren. Depressionen sind als Vorwarnung gedacht, bevor es zu einer schweren körperlichen Krankheit oder anderen Schwierigkeiten kommt. In der Hauptsache handelt es sich um die fünfte Charaktereigenschaft, die *Zeitnutzung.* Mangelnde Zeitnutzung bzw. Zeitverschwendung auf irgendeinem bestimmten Gebiet, entweder im falschen Beruf, in einer falschen Partnerschaft oder Ehe, mit einem Hobby, einer Sekte oder einer Bewegung, die entwicklungsstörend wirkt, hat einen Abzug von Energie zur Folge. Ebenso verhält es sich, wenn eine bestimmte Schwäche nicht genügend bearbeitet wurde. Die Folgen sind oft Verhaltensweisen, die eine Zeitverschwendung darstellen. Das läßt sich leicht verstehen, wenn man bedenkt, daß Menschen z. B. mit Mutproblemen viel Zeit mit Gedanken der Angst oder mit aufgeschobenen Entscheidungen verbringen. Ebenso verschwendet derjenige Zeit, der dauernd kritisiert oder sich mit den Problemen anderer Menschen »herumschlägt«. Wann immer man Problemen aus dem Weg geht, anstatt sie zu lösen, verschwendet man Zeit, was einen Energieentzug zur Folge hat. Besonders durch Überforderung und Aufopferung macht man seine Nerven systematisch kaputt.

*Fallbeispiele*

- Ein Patient hatte mit 18 Jahren seinen Führerschein gemacht und alle Rechnungen dafür bezahlt. Trotzdem erhielt er noch einmal eine Rechnung, wobei sich das Mißverständnis dann aber klärte. Er ärgerte sich dennoch sehr darüber, grübelte viel und war oft im Tagtraum damit beschäftigt. Er konnte dem Rechnungssteller nicht vergeben und hatte ständig das Gefühl, daß er doch nicht bezahlt haben könnte. Er hatte Schuldgefühle. Er steigerte sich sehr in die Sache hinein und verschwendete dadurch viel Zeit und Energie. 20 Jahre später bekam er so tiefe Depressionen, daß er arbeitsunfähig war.
- Ein anderer Patient ging wegen heftiger Kopfschmerzen zum Arzt, der ihm starke Medikamente dagegen verschrieb. Durch die Einnahme von Tabletten aber leiden Gehirn, Nervensystem und Immunsystem. Da der Patient die Kopfschmerzen nicht ursächlich bearbeitete, führte dies nur zu einer Symptomverschiebung, und er bekam Depressionen. Die eigentliche Ursache war, daß er sich beruflich sehr stark unter Druck setzte und seine Zeit nicht gut nutzte.

Alle Charaktereigenschaften, die in ihrer negativen Form, also als Schwächen auftreten, können zu Depressionen führen.
Beginnen wir mit der *Ehrlichkeit zu sich selbst*. Wenn man über längere Zeit nicht sieht, daß man Fehler macht, und die Schuld für alles, was nicht gelingt, woanders sucht, so stellt sich ein Gefühl

der Niedergedrücktheit ein. Das sind oft nur kurzzeitige Depressionen, die man meist übergeht. Dafür entstehen aber rasch Probleme mit den Augen oder den Ohren. Man sieht sich selbst nicht richtig und hört nicht auf seine Intuition.
Auch *Mutlosigkeit* kann zu Depressionen führen. Durch Angst werden Entscheidungen verschoben oder überhaupt nicht getroffen, was einen Energieentzug herbeiführt. Wenn man nicht »nein« sagen kann und sich aufopfert, leidet das Nervensystem, man hat nicht genügend Energie, und Depressionen stellen sich ein.
Sich selbst *nicht vergeben* können, löst Schuldgefühle aus. Man gibt sich negativen Gefühlen der Schuld hin. Oft ist man aber gar nicht schuldig. Man bildet sich ein, daß man einen Fehler gemacht hat, und stört dadurch die persönliche Weiterentwicklung. Wenn man sich selbst nicht vergibt, kann man keiner anderen Aufgabe mehr richtig nachgehen. Man kann nicht Schuldgefühle haben und sich zu gleicher Zeit auf eine Arbeit konzentrieren. Und wenn man wirklich einen Fehler gemacht hat, dann bringt es auch nichts, sich diesen ständig vor Augen zu halten. Man hat schließlich in der damaligen Situation versucht, das Richtige zu entscheiden, und hat sich doch aus einer Schwäche heraus zum Falschen entschlossen. Das sind alles Lernprozesse, die wir dankbar annehmen sollten.
Ganz wichtig ist es, sich nach einem Fehler selbst zu vergeben, also keine Schuld mit sich herumzutragen. Erst wenn wir uns selbst vergeben haben, können uns die Naturgesetze vergeben. Wir müssen Fehler, die wir gemacht haben, oder auch eingebildete Fehler, ablegen, sie in eine Art Abfallkiste werfen und sagen: »Damit will ich auf längere Zeit nichts mehr zu tun haben. Ich will jetzt weitergehen und versuchen, diese Fehler nicht mehr zu wiederholen.« Dieser gute Wunsch und Vorsatz ist sehr wichtig, um aus einer negativen Situation wieder herauszukommen.
Hinsichtlich der vierten Charaktereigenschaft, *positive Lebenssicht,* spielt der Aspekt des Sich-Sorgen-Machens eine entscheidende Rolle. Gibt man sich ständig negativen Gedanken hin, verliert man kostbare Zeit und Energie. Man wird vom Wesentlichen abgelenkt, und die persönliche Weiterentwicklung wird behindert. Depressionen stellen sich als Warnung ein.

***Behandlungsmethode:***
**Seelisch:** Eine entscheidende Hilfe stellt die *Verbesserung der Gehirnfunktion* und des *Nervensystems* dar, wie schon im Kapitel

»Das Gehirn – Bindeglied zwischen Seele und Körper« beschrieben. Außerdem ist ein *richtiger Schlafrhythmus* notwendig. Man sollte früh ins Bett gehen und früh wieder aufstehen und sofort nach dem Aufstehen Konzentrationsübungen machen. Die schnellste Möglichkeit, aus Depressionen wieder herauszukommen, ist die tägliche Übung in *Konzentration*, auch wenn es nur eine kleine Tätigkeit wie Zähneputzen ist. Man beginnt den Tag dadurch tatkräftig und mit der besten Zeitnutzungsmöglichkeit. So können dann die »Weichen« für einen erfolgreichen Tag gestellt werden.
Wir müssen begreifen, daß wir unser eigenes Schicksal sind. Wir können den Tag konzentriert, also richtig beginnen oder im Tagtraum mit Sorgen und Schuldgefühlen. Aber dann geht natürlich im Laufe des Tages alles schief, und Depressionen können wieder Fuß fassen. Man sollte sie erst gar nicht richtig zur Tür hereinlassen. Die beste Abwehr gegen Depressionen ist die Konzentration.

### *Schlafstörungen*

*Der Schlaf ist ein vor allem nachts wiederkehrender physiologischer Erholungszustand mit Veränderung der Bewußtseinslage und der Körperfunktionen. Dabei können Störungen des Schlafverhaltens auftreten: Es können Einschlaf- und Durchschlafprobleme oder nur ein unerholsamer Schlaf aufkommen. Weiterhin gibt es die Schlafsucht – sie geht mit einem erhöhten Schlafbedürfnis einher. Auch können Störungen im Rhythmus zwischen Schlaf- und Wachperioden vorliegen, z. B. bedingt durch Schichtarbeit oder Zeitzonenflüge. Alpträume, Schlafwandeln und nächtliches Einnässen (vor allem im Kindesalter) können ebenso den Schlaf verschlechtern.*

Ohne regelmäßigen Schlaf kann man nicht leben! Während des Schlafens werden nämlich alle Körperzellen – die Gehirnzellen vor allem in der Zeit zwischen 21.30 Uhr und Mitternacht – regeneriert. Die Regeneration ist eine wichtige Voraussetzung dafür, daß alle Körperfunktionen jahrzehntelang gut ablaufen können. Eine einzige »durchgemachte« Nacht vergeudet sehr viel Energie, die oft erst nach Wochen guten Schlafs wieder hereingeholt werden kann.
Das Maß an Regenerationsenergie, die den Naturgesetzen zur Verfügung steht, um unseren gesamten Körper zu regenerieren, hängt ganz wesentlich von unserer seelischen Leistung ab. Haben wir im

Verlauf des Tages die Entscheidungen richtig getroffen, so erhalten wir entsprechende Energie. Ist der Tag nicht so ideal verlaufen, so fehlt sie uns. Der Schlaf ist also ein guter und einfacher Maßstab, um die seelischen Leistungen des Vortages zu beurteilen. Man hat am besten geschlafen, wenn man sieben bis acht Stunden durchgeschlafen hat und die Nacht einem kurz vorgekommen ist. Am Morgen sollte man frisch und erholt aufwachen.

Chronische Schlafstörungen sind ernste Warnsignale. Sie geben uns den Hinweis, daß wir bestimmte seelische Schwächen nicht bearbeiten und zu viele Entscheidungen im Tagesverlauf nicht richtig getroffen werden. Es gibt vor allem drei Arten:

- Einschlafstörungen,
- Durchschlafstörungen,
- die Nacht ist zu kurz, oder man wacht unerholt auf.

Schlafstörungen können mit *allen Charaktereigenschaften* bzw. deren Schwächen zu tun haben. Der Schlaf spiegelt den Tag! Wenn man über längere Zeit hindurch eine oder zwei Charakterschwächen nicht bearbeitet hat, sind Schlafstörungen oft die erste Vorwarnung.

- *Ehrlichkeit:* Hier wissen wir schon, daß »ein gutes Gewissen ein gutes Ruhekissen« ist. Diese wichtigste Charaktereigenschaft ist immer auch bestimmend für die anderen vier.
- *Mut:* Verschiebt man wichtige Entscheidungen durch Mutlosigkeit, so erhält man nicht die nötige Regenerationsenergie für einen guten Schlaf. Opfert man sich auf, oder verschwendet man durch andere Tätigkeiten Energie? Auch Ängste und Sorgen halten einen wach.
- *Vergeben*: Die Schwächen in diesem Bereich wie Wut, Rache oder Nachtragendsein (man trägt etwas durch die Nacht) lassen einen nicht zur Ruhe kommen. Genauso können Schuldgefühle (= sich selbst nicht vergeben) den Betroffenen oft über Jahre zermürben.
- *Positive Lebenssicht*: Negative Gedanken oder Sorgen sind wirklich keine Beruhigung. Auch die Kritik an anderen verhindert, daß wir unsere Unzulänglichkeiten sehen und das Entsprechende daraus lernen.
- *Zeitnutzung*: Zeit ist Energie! Verschwenden wir Zeit, so wird uns Regenerationsenergie abgezogen, und dies führt zu Schlaflosigkeit.

Schlafstörungen sind häufig eng mit Depressionen verbunden, d. h., sie sind oft ein Teilsymptom dieser Erkrankung.

Jede einzelne schlecht geschlafene Nacht ist ein ausgezeichneter Gradmesser für die Art und Weise, wie wir die »Tagesschule« genutzt haben. Haben wir vieles erkannt und daraus gelernt, oder haben wir den Tag nicht genutzt, also »verschlafen«?
Die Art des Schlafes bestimmt auch vor allem die Regeneration unseres Gehirns. Ein guter Schlaf ist eine wichtige Voraussetzung für eine gute Intuition. Ebenso hängt unsere Konzentration davon ab. Hat man einmal eine Nacht nicht so gut geschlafen, kann man durch verstärktes Bemühen um die Konzentration am Morgen einiges wiedergutmachen.
In der Nacht werden die Körperorgane und ihre Zellen mit Hilfe der Regenerationsenergie wieder aufgebaut. Das Bewußtsein sollte dabei weitgehend ausgeschaltet sein, da wir nur tief und erholsam schlafen, wenn wir *nicht* träumen. Träume sind Signale, die uns warnen, wenn wir tagsüber durch *zuviel Tagtraum* die positiven Denkanstöße und daher unser Pensum der Lebensschule versäumt haben. Auch Angst- und Alpträume sind ein Signal, daß die Seele Gefahr läuft, »steckenzubleiben«, weil der Mensch die Lebensschule nicht richtig sieht und versteht und sich daher seelisch nicht weiterentwickeln kann.
Die täglichen Konzentrationsübungen lassen uns bewußter werden, und die Träume können vermindert und sogar zum Verschwinden gebracht werden.
In wenigen Ausnahmen gibt es Träume, die uns eine wichtige Nachricht – vielleicht eine bevorstehende Gefahr – übermitteln wollen. Ihre Bedeutung läßt sich auch daran ablesen, daß sie uns längere Zeit im Gedächtnis bleiben. Ansonsten sollte man keine Zeit damit verlieren, Träume zu analysieren, denn die meisten haben keine wesentliche Bedeutung. Sie weisen uns aber immer wieder darauf hin, bewußter durch den Tag zu gehen.
Die Schlafsucht kennzeichnet einen extremen Energiemangel, eine extreme Art von Zeitverschwendung. Man verliert so viel Energie, daß man ständig müde ist und schlafen könnte. Aber dieser Schlaf bringt keine Regeneration.

***Behandlungsmethode:***
***Seelisch:*** Das wichtigste Ziel unseres *seelischen Wachstumsprozesses* besteht darin, immer *wacher* und *bewußter* zu werden; wir durchleben die Tagesschule mit unseren Stärken und Schwächen, um sie nach und nach gründlicher erkennen und bearbeiten zu kön-

nen. Wir sollten dankbar für die Lernprozesse sein und versuchen, unsere Schwächen Schritt für Schritt abzubauen. Unsere persönliche Weiterentwicklung darf nicht zum Stillstand (= Rückgang) kommen.
***Physisch:*** Der *richtige Lebensrhythmus* ist für einen guten und erholsamen Schlaf eine wichtige Voraussetzung. Sie sollten früh ins Bett gehen und am Morgen nach dem Erwachen gleich aufstehen. Anschließende Konzentrationsübungen lassen uns bewußter durch den Tag gehen.
*Kamillentee, mit naturreinem Baldriansaft* am Nachmittag getrunken, unterstützt die Regeneration und einen guten Schlaf.
Auf keinen Fall sollten Sie Schlaftabletten einnehmen. Diese sind nämlich nur eine Art von Betäubung und rufen keinen Schlaf hervor, in dem der Körper regeneriert wird.

## 9.20. Schilddrüse

*Die Schilddrüse liegt am Hals unterhalb des Kehlkopfs und umfaßt halbkreisförmig die Luftröhre. Die Schilddrüse steuert maßgebliche Verbrennungsprozesse im Stoffwechsel des Organismus. Daher spricht sie auf viele allgemeine Stoffwechselreize an, wie z. B. auf Änderungen der Außentemperatur oder die Ernährung.*
*Im menschlichen Körper sind 50 Milligramm Jod enthalten, davon befinden sich rund 15 Milligramm in der Schilddrüse. Die Schilddrüse benötigt Jod zur Hormonsynthese. Das erforderliche Jod wird im Magen-Darm-Kanal aus der Nahrung aufgenommen, eventuelle Jodüberschüsse werden durch die Nieren ausgeschieden.*
*Die Schilddrüse stellt zwei Hormone her, das Thyroxin und das in geringerer Menge gebildete, aber fünfmal wirksamere Trijodthyronin. Sie wirken auf den Grundumsatz und den Stoffwechsel und haben auch Einfluß auf den Kreislauf und die Wärmeregulation.*

### *Überfunktion*

*Bei der Überfunktion der Schilddrüse kommt es zu gesteigerter Produktion und Abgabe der Schilddrüsenhormone. Dadurch erhöhen sich die Stoffwechselvorgänge. Eine schnellere Verbrennung der Nährstoffe und eine nervöse Übererregbarkeit sind u. a. das Resultat. Die Basedowsche Krankheit stellt eine häufige Form dar.*

### *Unterfunktion*

*Bei einer Unterfunktion werden die Zellen nicht ausreichend mit den Schilddrüsenhormonen versorgt. Dies führt z. B. zu einer Verlangsamung der Stoffwechselfunktion und zu einer Drosselung der Verbrennungsvorgänge, zu Wachstumsverzögerung und Müdigkeit.*

### *Kropf*

*Kropfbildungen (Vergrößerung der Schilddrüse) können sowohl bei Über- wie auch bei Unterfunktion auftreten.*

Interessanterweise haben beide Zustände, sowohl Über- als auch Unterfunktion, die gleichen seelischen Ursachen, und zwar geht es um eine Art *Zeitverschwendung.*
Meist ist die Zeitverschwendung hier im Zusammenhang mit »*Mühlsteinen*« zu suchen. Man investiert zuviel Zeit und Energie in Menschen, die nicht an sich arbeiten bzw. nichts verändern wollen, oder man mischt sich in die Angelegenheiten anderer zu sehr ein. Im Grunde genommen ist diese Schwäche wieder eine Art von Tagträumerei. Man beschäftigt sich mit der Situation und den Problemen anderer Leute, die einen eigentlich gar nichts angehen. Man kann ihr Verhalten vielleicht auch gar nicht richtig verstehen, weil sie einer anderen Entwicklungsstufe angehören, d. h., sie erleben eine gewisse Situation bzw. werden mit ihr konfrontiert, damit sie etwas lernen. Diese Situation ist als Hilfe für sie gedacht, und wir haben nicht die nötigen Informationen bzw. den Einblick, zu erkennen, warum das jetzt so ist.
Vor allem sollten Sie akzeptieren, daß es Menschen gibt, die sich nicht verändern wollen oder können, denen man nicht helfen kann. Verwenden Sie also keine Zeit und Energie für diese Menschen, denn Sie werden sie nicht verändern – Sie gießen sozusagen nur Wasser in ein Gefäß ohne Boden. Danach fühlen Sie sich ausgelaugt und energielos. Manche empfinden Ihre Einmischung sogar als lästig, während Sie glauben, ihnen Gutes zu tun. Es kommt dann häufiger zu Differenzen.
Auch bei Menschen, mit denen wir körperlich verwandt sind, ist Einmischung falsch und Mitleid nicht angebracht. Überhaupt zählen nicht in erster Linie die Blutsbande, sondern wir sind mit jenen Menschen verwandt, mit denen wir seelisch auf der gleichen

oder einer ähnlichen Entwicklungsstufe stehen. Nächstenliebe heißt, daß ich den lieben kann, der mir seelisch am nächsten steht. Jemand, der zu unterschiedlich ist, sich vor allem zuwenig bemüht, sich weiterzuentwickeln, der wirkt als »Mühlstein«, entzieht mir Energie und hindert mich an meiner eigenen Entwicklung. Daher kann ich so einen Menschen auch nicht richtig lieben. Ich handele dann nur aus Mitleid und falschem Pflichtgefühl. Dadurch wird jedoch auf Dauer zuviel Energie abgezogen, weil ich mich um Dinge oder Menschen bemühe, mit denen ich Zeit verschwende. Die Folgen sind Über- oder Unterfunktion der Schilddrüse, Übernervosität oder Müdigkeit. Denn ich habe zwar viel zu tun, aber nicht genügend Zeit für das Wesentliche oder für mich.

*Fallbeispiele*
- Eine Patientin besaß – sage und schreibe – zehn Hunde. Haustiere können eine große Belastung sein, vor allem wenn es zu viele sind. Eine Ausnahme bilden Tiere, die gebraucht werden, wie z. B. Blindenhunde. Tiere kosten Energie, weil man sie pflegen muß, aber auch Energie in Form von Geld für das Futter und gelegentlich für den Tierarzt. Man kann sich die »Mühlsteinsituation«, in der diese Patientin steckte, vorstellen. Sie wendete viel Energie und Zeit für die Hunde auf, was für ihre persönliche Weiterentwicklung aber nichts brachte. Deshalb hatte sie einen ziemlich großen Kropf. Die Haustiere, die zuviel waren, spiegelten sich in der Vergrößerung der Schilddrüse wider.
- Bei den meisten anderen Patienten mit Schilddrüsenerkrankungen handelte es sich um folgende klassische Situation: Sie wollten jemanden »retten«, bei dem allerdings jede Mühe vergebens war. Insbesondere Frauen möchten ihren Partner oder Ehemann und/oder erwachsene Kinder »retten«, die aber gar nicht gerettet werden wollen.

***Behandlungsmethode:***
***Seelisch:*** Da die Ursachen auch hier wieder zu 90 % seelischer Natur sind, gilt es herauszufinden, weshalb der Patient einen Energieentzug erleidet. Weiterhin muß dafür gesorgt werden, daß er wieder zu einem geregelten und präzisen Tagesablauf kommt, der dann auch zu besserer Konzentration führt. Bei Schilddrüsenerkrankungen kann man wirklich fast nur seelisch arbeiten, indem man sich aus falschen Situationen zurückzieht und dafür sorgt, daß man zur

Ruhe kommt bzw. *Beschäftigungen* nachgeht, die einen *persönlich weiterbringen*. Man muß mit jenen Überbeschäftigungen aufhören, die einen Energieentzug herbeiführen.

***Physisch:*** Es ist nicht empfehlenswert, künstliche Hormone zu sich zu nehmen, denn das lähmt die Tätigkeit der Schilddrüse. Man sollte Drüsen niemals stillegen, indem man ihnen die Arbeit abnimmt, sondern man sollte sie wieder anregen. Bei Unterfunktion kann man mit *Parkelp®-Tabletten* auf natürliche Weise Jod zuführen, um die Schilddrüse zu stimulieren, so daß sie ihre Tätigkeit wieder aufnimmt. Die Bestandteile der Parkelp®-Tabletten kommen aus einer Meeresalge, die Jod enthält.

Selbstverständlich sind *Ernährung* und *Aufbau des Immunsystems* auch hier von großer Bedeutung.

## 9.21. Gehörorgan

*Am Gehörorgan unterscheidet man das Außenohr mit Ohrmuschel und Gehörgang, das Mittelohr mit Paukenhöhe und Gehörknöchelchen und das Innenohr mit Schnecke und Bogengängen des Gleichgewichtsorgans. Die Ohrmuschel sammelt die Schallwellen auf und gibt sie an den Gehörgang weiter. Am inneren Ende treffen sie auf das Trommelfell, das dadurch in Schwingung versetzt wird. Daraufhin erfolgt die Übertragung auf die drei Gehörknöchelchen – Hammer, Amboß und Steigbügel. Diese und das sogenannte ovale Fenster verstärken den Schalldruck. Insgesamt wird der Schalldruck vom Eindringen in den Gehörgang bis zum Innenohr zirka um das 180-fache verstärkt.*

*Das eigentliche Hörorgan ist die Schnecke des Innenohrs. Hier wird die mechanische Energie der Schallwellen in elektrische Signale umgeformt und dem Gehirn zugeleitet. Diese Signale beinhalten Frequenz, Klangfarbe und Intensität des Schalls.*

*Die drei Bogengänge im Innenohr haben Einfluß auf unser Gleichgewicht. Sie liegen in den drei Ebenen des Raumes angeordnet und enthalten die sogenannte Endolymphe. Diese kann bei Bewegung des Kopfes aufgrund ihrer Trägheit nicht folgen, und somit werden gewisse Haarzellen gereizt. Die Erregung wird über den entsprechenden Nerv an das Zentralnervensystem weitergeleitet. Von dort aus werden Muskeln aktiviert, um der Lageveränderung entgegenzuwirken.*

Alle Ohrenprobleme haben ohne Ausnahme damit zu tun, daß man *nicht auf seine Intuition*, auf seine innere Stimme *hört*.

### Tinnitus

*Bei Tinnitus treten Ohrgeräusche auf.*

Ohrgeräusche zu hören heißt, daß die Betroffenen eine »Störung« im Leben haben, die die eigene Entwicklung behindert. Oft wissen sie es sogar innerlich, sie sind sich bewußt, daß man etwas ändern sollte. Viele wissen im Grunde genau, was sie tun sollten, aber sie *hören* einfach *nicht* auf diese innere Stimme. Es ist also eine *gewisse Sturheit* vorhanden.

*Fallbeispiel*
Eine Patientin mit Tinnitus wußte zwar, was sie falsch machte, brachte aber nicht den Mut auf, etwas zu ändern. Sie schaffte es nicht, ihrer inneren Stimme zu folgen. Ihr Mann war ein extremer Fußballfan und saß stundenlang vor dem Fernseher, um sich Fußballspiele anzuschauen. Er zwang seine Frau, mit ihm gemeinsam vor dem Fernseher zu sitzen. Sie empfand das richtigerweise als Zeitverschwendung. Sie hätte lieber andere, nützliche Dinge getan oder wäre gerne ihren eigenen Interessen nachgegangen. Sie traute sich aber nicht, ihrem Mann zu widersprechen. Eine Weiterentwicklung war natürlich unter diesen Umständen nicht möglich. Man geht dann unter in der Persönlichkeit eines anderen.

***Behandlungsmethode:***
***Seelisch:*** Tinnitus fordert Sie auf, sich darüber Gedanken zu machen, was Sie in der eigenen Entwicklung behindert. Eine leise innere Stimme kündigt meist schon an, was nicht so ideal ist, aber sie wird häufig verdrängt. Jetzt, durch die Ohrgeräusche, macht sie auf sich aufmerksam, und es gilt, auf sie *zu hören* und etwas *zu verändern*. Es ist ein wichtiger Anstoß, eine Hürde oder ein Hindernis in der Persönlichkeitsentwicklung zu beseitigen.

### Tubenkatarrh

*Der Tubenkatarrh beruht auf einer Schleimhautschwellung in der Ohrtrompete. Dies führt zu Schwerhörigkeit und Ohrensausen mit Druck- und Taubheitsgefühl.*

Ein Katarrh hat mit einer Entzündung zu tun. Eine Entzündung ist eher eine akute Sache, meist in direktem Zusammenhang mit »*Nicht-hören-Wollen*«. Man will nicht hören, was die Naturgesetze mitteilen. Einige Denkanstöße werden überhört, oder man will die Gefühle, die Hinweise darstellen, nicht beachten.

***Behandlungsmethode:***
***Seelisch:*** Das Wichtigste ist, herauszufinden, worauf man *hören* sollte und was man eigentlich falsch macht. Diese Angelegenheit sollte jetzt dringend geregelt und nicht noch länger hinausgeschoben werden. Eine Entscheidung zu verschieben macht ein Problem nur größer, und es wird immer schwieriger, es richtig zu lösen. Deshalb sollte man sich rechtzeitig darum bemühen.
***Physisch:*** Wie bei allen Entzündungen ist es auch bei einem Katarrh ganz besonders wichtig, mit einer Kombination hoher Dosen *Bactisubtil®*, *Wobenzym®* und natürlichem *Vitamin C* intensiv zu arbeiten, um diesen Katarrh zu lösen. Natürlich sollte man zur gleichen Zeit auch den *Frühstücksplan* durchführen, um das Immunsystem aufzubauen.

### *Mittelohrentzündung*

*Meist wird eine Mittelohrentzündung durch aufsteigende Keime verursacht. Dabei kann eine Angina, ein Schnupfen, eine Nebenhöhlenentzündung oder eine Infektionskrankheit vorliegen. Es kommt zu Ohrenschmerzen, Fieber und Schwerhörigkeit.*

Interessanterweise kommt die Mittelohrentzündung häufiger bei Kindern vor. Fast immer sind es Kinder unter zwölf Jahren, die davon betroffen sind. Wie schon früher (siehe Kapitel »Warum werden Kinder krank?«) erwähnt, hat alles, was Kindern unter zwölf Jahren in bezug auf Krankheiten passiert, mit den Eltern zu tun. Jeder Elternteil (meistens die Mutter) sollte sich überlegen, was er *nicht hören* will oder wo er die innere Stimme vernachlässigt. Irgend etwas macht er, ohne darauf zu achten, was die Naturgesetze ihm sagen wollen.
Dieses Nicht-hören-Wollen geht wieder auf eine der gravierendsten Schwächen zurück, nämlich auf *Sturheit.* Man will nur das tun, was man sich in den Kopf gesetzt hat, ohne sich zu überlegen, ob das wirklich richtig ist. Doch vor allem bei größeren Unterneh-

mungen oder größeren Entscheidungen sollten Sie fragen, ob Sie den richtigen Weg einschlagen. Sie bekommen garantiert einen Hinweis. Mit Hilfe der Konzentrationsübungen, die Sie bewußter durch den Tag gehen lassen, können Sie diese Hinweise auch leichter erkennen. Sie sollten allerdings auch bereit sein, diese anzunehmen und sich flexibel zu verhalten.

***Behandlungsmethode:***
***Seelisch:*** Unsere Intuition gibt uns die beste Lösungsmöglichkeit aller Aufgaben und Probleme. Es ist daher ausschlaggebend, vor allem in entscheidenden Situationen unsere innere Stimme zu befragen und dann vor allem auf sie zu *hören*. Sie ist unser bester Wegweiser durch das Leben und kann uns viele »Umwege« (z. B. in Form von Krankheiten oder anderen Schwierigkeiten) ersparen.
***Physisch:*** Treffen Sie dieselben physischen Maßnahmen, wie bei »Tubenkatarrh« beschrieben.
Zusätzlich sollten Sie große Mengen *Knoblauch* zu sich nehmen. Knoblauch ist desinfizierend und wirkt wie ein natürliches Antibiotikum.
Sie können auch *Umschläge mit Heilerde* um die Ohren machen; die Heilerde wird einfach in kühlem Wasser aufgelöst. Warmes Wasser darf bei einer Entzündung nicht verwendet werden. Vor allem *Bettruhe* und eine *gute Ernährung* sind angezeigt.

### ***Hörsturz***

*Bei einem Hörsturz kommt es zu einem akuten Hörverlust. Es treten eine plötzliche, meist einseitige Hörminderung oder Taubheit mit Druckgefühl im Ohr und Ohrgeräusche auf.*

Einen Hörsturz erleiden oft diejenigen Leute, die wirklich lange, lange Zeit nicht auf die Naturgesetze geachtet haben. Sie sind *stur*, da sie viele Hilfestellungen in Form von Denkanstößen oder Gefühlen erhielten, diese aber alle ignorierten. Der Hörsturz ist dann eine ernstere Warnung, die noch Schlimmeres verhüten möchte.

*Fallbeispiel*
Eine Frau war ganz besonders tüchtig als Steuerberaterin, doch eines Tages kam es zu einem Hörsturz. Sie hatte nämlich so viel gearbeitet, daß sie keine Zeit mehr fand, etwas für sich zu tun oder bei-

spielsweise mit Freundinnen irgend etwas zu unternehmen. Sie arbeitete auch oft am Wochenende und konnte sich von ihren beruflichen Verpflichtungen nicht losreißen. Sie gönnte sich keine Freizeit. Viele Warnungen vor dem Hörsturz hatte sie nicht beachtet und gehört. Lange Zeit fühlte sie sich einsam, aber sie nahm sich nie Zeit, Kontakt mit anderen Menschen, vor allem mit Freundinnen, aufzunehmen.

***Behandlungsmethode:***
***Seelisch:*** Überlegen Sie sich, wo Sie stur sind. Wo halten Sie etwas fest, bzw. welchen Gewohnheiten gehen Sie nach, die nicht richtig sind? Zum Beispiel neigen selbständige oder freiberuflich arbeitende Menschen oft dazu, zuviel zu arbeiten. Sie können nicht glauben, daß Erholungspausen und Freundschaften genauso wichtig sind wie der Beruf. Man darf aber auf die gegenseitige energetische Aufladung nicht verzichten, und man sollte sich die nötigen Entspannungsphasen gönnen.

### *Schwerhörigkeit*

*Schwerhörigkeit stellt ein herabgesetztes Hörvermögen dar und ist ein Krankheitszeichen, das verschiedene Ursachen haben kann.*

Das Wahrnehmungsorgan Ohr funktioniert immer weniger gut. Schwerhörigkeit hat damit zu tun, daß man nicht auf seine innere Stimme hören will. Es ist eine meist lang anhaltende Periode von mehr oder weniger *sturen* Verhaltensweisen. Man will seinen Weg gehen, »stur wie ein Panzer«, ohne zu hören oder zu fragen, ob das überhaupt richtig ist.
Es gibt heute alle möglichen Hörapparate, aber das ist nur ein äußeres Hilfsmittel. Im Grunde genommen sollte man sich doch, gleich zu Beginn, wenn man anfängt, schlechter zu hören, fragen, was man nicht hören will oder wo man nicht hinhören möchte. Irgend etwas wird ignoriert. Man sollte jedoch bedenken, daß die Naturgesetze den besten Weg für unsere seelische Weiterentwicklung kennen. Wenn wir den gehen würden, dann hätten wir es leichter.
Alle Ohrenkrankheiten sind das Resultat einer gewissen Sturheit, die uns hindert, Intuitionen zu erkennen und ihnen Folge zu leisten. Intuitionen, die man nicht beachtet, werden aber immer schwächer, bis sie fast unhörbar sind. Dann beginnen die Schwie-

rigkeiten mit den Ohren, um zu zeigen, daß wir uns selbst schaden, wenn wir nicht »hören«.
Oft kommt noch *Kritiksucht* und *Intoleranz* dazu. Die Menschen, die man kritisiert, sind immer Spiegelbilder, aber gerade das will man nicht »hören«. Man ist nicht bereit, die Tagesschule zu erkennen und darauf zu achten. Man möchte seine Unzulänglichkeiten nicht erkennen und sie auch nicht beseitigen.

***Behandlungsmethode:***
***Seelisch:*** Schwerhörigkeit gibt nachhaltige Hinweise, daß man viel mehr auf die *innere Stimme hören* sollte. Diese weist auf das, was die persönliche Entwicklung behindert. Den Mut zu haben, darauf zu hören und das Empfundene umzusetzen bzw. entsprechende Änderungen herbeizuführen, bringt großen Gewinn.

### *Menière-Krankheit*

*Hier liegt eine Störung der Produktion der Endolymphe vor, wobei drei charakteristische Symptome auftreten: anfallsweiser Drehschwindel mit Übelkeit und Erbrechen, einseitige Ohrgeräusche und einseitige Schwerhörigkeit.*

### *Gleichgewichtsstörungen*

*Gleichgewichtsstörungen sind empfundene Störungen des Gleichgewichtssinns, die vor allem beim Stehen oder Gehen auftreten. Unsicherheiten machen sich bemerkbar, und es kommen Schwindelgefühle vor.*

### *Schwindel*

*Schwindel ist ein unangenehmes Gefühl des gestörten Körpergleichgewichts, oft in Verbindung mit Übelkeit, Herzklopfen, Schweißausbruch und Erbrechen.*

Gleichgewichtsstörungen und Schwindelanfälle sind eine symbolträchtige Erscheinung: Die Gleichgewichtsorgane stellen physisch gesehen unser Gleichgewicht her. Mit einer falschen seelischen Haltung kann man ganz schön aus dem Gleichgewicht kommen. Hier spielt die Charaktereigenschaft *Ehrlichkeit* eine große Rolle.

Wenn man nicht ehrlich zu sich selbst ist und nicht zu seiner Meinung steht, kommt man ins Schwanken. Auch die Ehrlichkeit anderen gegenüber ist entscheidend – man sollte nicht »schwindeln«.

*Fallbeispiel*
Ein Patient hatte so starke Gleichgewichtsstörungen, daß er in Frühpension geschickt wurde. Er war Bankbeamter und im Rahmen seiner Arbeit auch als Anlageberater tätig gewesen. Einige der Anlagemöglichkeiten fand er nicht richtig, denn er hielt sie für zu riskant. Er hatte aber nicht den Mut, seinem Vorgesetzten zu sagen, daß er diese Art Anlagen nicht verkaufen wolle, und bot sie schließlich sogar Verwandten und Bekannten an. Mit der Zeit stellten sich Schuldgefühle und Schlafstörungen ein. Sein mangelnder Mut verleitete ihn zu einer unehrlichen Tätigkeit, was ihn vollkommen aus dem Gleichgewicht brachte. Er hatte Angst, den Posten zu verlieren, wenn er seinem Chef erklärte, daß er diese Anlagen nicht verkaufen wolle.
Dieser Patient hatte die Mutprüfung, zu seiner Meinung zu stehen und anderen gegenüber ehrlich zu sein – sowohl seinem Chef wie auch den Käufern gegenüber. Es ist ehrlich, nur das zu verkaufen, was man selbst für gut und richtig hält.

***Behandlungsmethode:***
***Seelisch:*** Die Charaktereigenschaft der Ehrlichkeit sollte verbessert werden. Am wichtigsten ist es, zu sich selbst ehrlich zu sein. Ist das, was ich mache, auch wirklich richtig? Bin ich von der Sache überzeugt? Wenn ich mir dann Klarheit über meine Einstellungen verschafft habe, sollte ich sie auch ehrlich anderen gegenüber zum Ausdruck bringen und danach handeln. Wenn man zu seinen Ansichten steht und diese anderen höflich und erklärend erläutert, dann ist man von den Naturgesetzen her gesehen unter Schutz, d. h., es darf nichts Negatives geschehen, also z. B. auch keine Kündigung.

## 9.22. Augen

*Das Auge besteht aus dem Augapfel und den Hilfseinrichtungen, die der Bewegung und dem Schutz des Auges dienen (Augenmuskeln, Augenlider, Tränenapparat).*

*Die äußere Lederhaut sorgt für die äußere Formerhaltung des Auges. Sie geht im vorderen Teil in die durchsichtige Hornhaut über. Die vordere Augenkammer befindet sich zwischen Hornhaut, Linse und Regenbogenhaut (Iris), die hintere zwischen Iris und Glaskörper. Beide sind mit Kammerwasser gefüllt.*
*Die Aderhaut umschließt dreiviertel des Augapfels und liegt verschiebbar an der Innenseite der Lederhaut an, was für die Akkomodationsfähigkeit (Nah- und Fernsehen) von Bedeutung ist.*
*Nach vorne geht sie in den Strahlenkörper über, der auch Verbindung zur Linse hat. Er kann Krümmungsveränderungen der Linse herbeiführen und dient somit ebenfalls der Akkomodation. Zusätzlich bildet er Kammerwasser, was durch eine Vene im vorderen Teil der Lederhaut wieder resorbiert wird.*
*Die Iris läßt über der Linse eine Öffnung (Pupille) frei, die als verstellbare Blende funktioniert. Je nach Lichteinfall wird sie erweitert oder verengt. Die Pupille unterstützt außerdem die Schärfeneinstellung.*
*Die Linse konzentriert die ankommenden Lichtstrahlen und wirft ein umgekehrtes Bild des betrachteten Gegenstandes auf die Netzhaut. Die Netzhaut (Retina) ist die innere Augenhaut, die aus Nervenzellen, Photorezeptoren und Pigmentzellen aufgebaut ist. Die Stäbchen ermöglichen das Hell-Dunkel-Sehen, die Zäpfchen das Farbsehen. Die Netzhaut nimmt die einfallenden Lichtreize auf und leitet entsprechende Erregungen über den Sehnerv zum Gehirn weiter.*

Die beiden Sinnesorgane Ohr und Auge sind wie Bruder und Schwester. Beide haben symbolischen Charakter. Erkranken sie, will man entweder etwas nicht hören oder etwas nicht sehen.
Die Alterssichtigkeit oder Weitsichtigkeit ist eigentlich keine Krankheit. Das muß betont werden. Ab dem 45. Lebensjahr müssen die meisten Leute, die vorher eine perfekte Sicht hatten, zum Lesen eine Brille nehmen. Die Naheinstellung ist durch die verminderte Elastizität der Linse nicht mehr möglich. Das ist keine Erkrankung, sondern eine normale Erscheinung, die im Alter auftritt. Man ist also sozusagen weitsichtig. Andererseits ist es sehr oft so, daß Leute, die vorher kurzsichtig waren, im Alter eine Zeitlang keine Brille brauchen, weil eben die Weitsichtigkeit die Kurzsichtigkeit aufgehoben hat.
Allgemein haben alle Augenkrankheiten mit *falscher Sicht* zu tun.

Man überprüft die eigenen Entscheidungen nicht genügend und gelangt dann in ganz bestimmten Bereichen zu einer falschen Sicht oder zu falschen Einstellungen und Anschauungen. Dies wiederum führt natürlich zu falschen Entscheidungen, die auf Dauer unsere Weiterentwicklung behindern.
Auch wenn Ihnen oft Brillen kaputtgehen oder Sie dauernd Ihre Brille suchen, so ist das ein interessanter Hinweis, daß Sie eigentlich auf der Suche nach der richtigen Sicht sind oder daß Sie die richtige Lösung eines Problems suchen sollten.

***Allgemeine physische Maßnahmen:***
*Frischer Karottensaft* (mit einer Saftzentrifuge hergestellt), eventuell mit etwas Fenchel gemischt, bietet den Augen wichtiges Provitamin A und ist für Menschen, die auch viel am Computer arbeiten, besonders empfehlenswert. Lebertran versorgt uns mit den wichtigen Vitaminen A und D.

### Grauer Star (Katarakt)

*Der graue Star ist die häufigste Erkrankung der Linse. Es kommt zu Trübungen, die zu Sehstörungen führen.*

Diese Erkrankung hat äußerst symbolischen Charakter: Man hat nicht nur auf körperlicher Ebene Sehstörungen, sondern auch im seelischen Bereich. Es macht sich eine *negative Sicht* des Lebens bemerkbar, man sieht das Leben »betrübt«. Die Sicht von manchen Dingen stimmt nicht mit den Naturgesetzen überein.

***Behandlungsmethode:***
**Seelisch:** Halten Sie sich immer vor Augen, daß alles im Leben *positiv* ist, alles hat einen Sinn. Sie sollten den Wunsch entwickeln, den Sinn zu erkennen, um alles auch entsprechend positiv zu sehen. Alles ist als Hilfe für uns gedacht und kommt uns zugute.

### Grüner Star (Glaukom)

*Das Verhältnis zwischen Produktion und Abfluß des Kammerwassers bestimmt den Augeninnendruck. Kommt es zu einer Vermehrung von Kammerwasser, meist als Folge einer Abflußbehinderung, so steigt der Druck im Auge, und es entsteht der grüne Star.*

Der grüne Star ist eine sehr eindringliche Warnung, da die ständige Erhöhung des Augeninnendrucks bleibende Schäden, unter anderem sogar Blindheit, verursachen kann. Deshalb ist eine frühzeitige Erkennung des grünen Stars von besonderer Bedeutung.
Der Innendruck wird sehr oft erzeugt durch den *Druck, unter den wir uns selbst setzen*. Man ist z. B. im Streß, dazu kommt auch noch die Tendenz, sich aufzuregen, sich zu ärgern, und dieser Druck wirkt sich dann auf das Auge aus. Die Ursache: Man kann sich und anderen nicht vergeben. Daraus ergibt sich häufig eine *negative Sicht* im Leben. Daher geschieht auch viel Negatives, um auf diese Schwäche aufmerksam zu machen. »Gleiches zieht gleiches an« – es ist unser Spiegelbild. Es ist eine Aufforderung, unsere Sicht zu ändern und zu versuchen, das Positive aus allem zu gewinnen.

*Fallbeispiel*
Eine Patientin hatte eine extrem negative Lebenseinstellung, und somit zog sie auch viele negative Ereignisse an. Schon diese sollten sie dazu auffordern, ihre Sichtweise zu ändern. Doch die Patientin änderte sich nicht, und so ereigneten sich noch mehr negative Dinge in ihrem Leben:
Ihre Tochter wurde mit 20 Jahren von ihrem eifersüchtigen Freund erschossen. Der Mann der Patientin konnte dem Mörder nicht vergeben und erlitt zehn Jahre später einen Schlaganfall, an dem er starb.
Die zweite Tochter hatte eine negative Einstellung zum Leben und litt an Depressionen. Auch hier hätte die Mutter ihren Spiegel erkennen können. Aber sie ignorierte die Hinweise und bekam Probleme mit den Augen – Glaukom. Sie ließ sich operieren, doch die Operation verlief unglücklich. Das Auge ist jetzt halb verschlossen und schief. Der Grund: Die Patientin wollte nur das Symptom beseitigen, ohne an die eigentliche Ursache heranzugehen. Sie hätte sich bemühen sollen, die Ereignisse von einer anderen Seite zu betrachten und den eigentlichen Sinn zu erkennen.

Manchmal kann grüner Star in Zusammenhang mit Bluthochdruck auftreten. Es ist wirklich leicht zu erkennen, daß die beiden »Druckkrankheiten«, nämlich Bluthochdruck und Augeninnendruck, also der grüne Star, eine ähnliche seelische Schwäche zum Ausdruck bringen.

***Behandlungsmethode:***
***Seelisch:*** Sie sollten versuchen, *entspannter* durchs Leben zu gehen und vor allem die Sicht zu verbessern, eine *positive Einstellung* zum Leben zu gewinnen. Betrachten Sie das Leben als Schule, die dazu da ist, uns eine gute Möglichkeit zu geben, unsere Seele bzw. Persönlichkeit weiterzuentwickeln. Eine besondere Hilfe bei Augenproblemen ist es, immer wieder zu hinterfragen, was die Geschehnisse um uns herum zu bedeuten haben. Überprüfen Sie, was das alles mit Ihrer Person zu tun hat. Es gehört sicherlich auch Mut dazu, sich einzugestehen, daß man noch Schwächen hat, die bearbeitet werden sollten.

### *Bindehautentzündung*

*Die Bindehaut ist die Fortsetzung der äußeren Haut. Sie kleidet die Innenseite der Lider aus, schlägt taschenförmig um und überzieht den Augapfel bis zur Grenze der Hornhaut.*
*Verschiedene Ursachen können eine Entzündung der Bindehaut auslösen, z. B. physikalische Reize (Staub, intensive Sonneneinwirkung), kleine Fremdkörper, chemische Reize usw. Dabei kommt es zu Rötung, Schwellung und vermehrtem Tränenfluß.*

Bindehautentzündung kommt sehr häufig vor und stellt immer nur ein kleines Warnsignal dar, daß in irgendeiner Beziehung die Dinge nicht in Ordnung sind. Auch hier wird deutlich, daß man etwas *nicht richtig sieht* und dadurch nicht richtig handelt.
Häufig signalisiert die Bindehautentzündung, daß eine *zwischenmenschliche Bindung* Störungen aufweist. Man ist mit jemandem sehr viel zusammen, der für die eigene Weiterentwicklung nicht gewinnbringend ist. Es kostet nur viel Energie und Zeit.

***Behandlungsmethode:***
***Seelisch:*** Überprüfen Sie Ihre Entscheidungen und versuchen Sie, auf Ihre *Intuition zu hören*, die Dinge wirklich so zu sehen, wie sie sind, und entsprechend danach zu handeln.
Überlegen Sie auch, mit wem Sie Ihre Zeit verbringen. Ist diese Person auch an ihrer Weiterentwicklung interessiert? Unternimmt man gemeinsam etwas Sinnvolles? Kommt man dann frühzeitig ins Bett? Liegen die Interessen gleich?

***Physisch:*** Bindehautentzündung sollte wie alle Entzündungskrankheiten mit *Bactisubtil®*, *Wobenzym®* und *Vitamin C* aus natürlichen Quellen behandelt werden. Zusätzlich empfehlenswert sind *Augenspülungen mit Kamillentee* mehrmals am Tag. Am besten geht das mit einer Augenbadewanne.

### *Schielen*

*Die regelrechte Stellung und Führung beider Augen ist entscheidend dafür, daß die in jedem Auge getrennt entstehenden Abbildungen im Gehirn zu einem einzigen Bild zusammengefügt werden. So können Doppelbilder vermieden werden.*
*Weichen die Augenachsen von ihrer normalen Parallelstellung ab, so spricht man von Schielen.*

Sicherlich kann bei Kindern das angeborene Schielen durch Operation gelöst werden. Zu gleicher Zeit ist es aber doch eine Botschaft an die Eltern, daß mit ihrer eigenen Sicht etwas nicht in Ordnung ist. Man sollte sich schon Gedanken machen, warum das Kind mit dieser Schwäche, die keine große Schwierigkeit bildet, geboren wurde. Meistens hat es mit *zu enger Sicht* zu tun. Man sieht viele Dinge vielleicht zu klein oder zu eng. Es ist besser, alles in einem größeren Zusammenhang zu sehen, langfristig und groß zu denken. Das kann in beruflicher oder geschäftlicher Hinsicht sein, ganz sicherlich aber auch in privater Hinsicht.
Es kann auch sein, daß die Eltern eine *unterschiedliche Sicht* haben und sich in vieler Hinsicht nicht einig sind. Hier kann es dann mit der Erziehung des Kindes Schwierigkeiten geben, da das Kind nicht genau wissen kann, ob nun der Vater oder die Mutter recht hat.

### *Kurzsichtigkeit*

*Bei der Kurzsichtigkeit werden die parallel einfallenden Strahlen schon vor der Netzhaut vereinigt, weil die Brechung der Strahlen im Auge zu stark oder der Augapfel zu lang ist. Es können aber nur Strahlen, die auseinandergehend ankommen, zu einem scharfen Bild zusammengefaßt werden. Deshalb hält der Kurzsichtige Gegenstände nahe vor das Auge oder trägt eine Zerstreuungslinse.*

Kurzsichtigkeit ist fast immer angeboren, so daß schon kleine Kinder Brillen tragen müssen.
Es gibt auch die Möglichkeit, harte oder weiche Kontaktlinsen zu tragen. Kontaktlinsen sind aber nicht für jeden verträglich. Wir empfehlen, vor dem Kauf die Verträglichkeit auszuprobieren. Das Auge ist eines der oder vielleicht das empfindlichste Organ, das wir haben. Die Kontaktlinse kommt sehr eng mit dem Auge in Berührung, und jede Art von Reibung kann zu Problemen führen. Deshalb sind Brillen den Kontaktlinsen allgemein vorzuziehen. Natürlich gibt es Ausnahmen, die berufsbedingt sein können, wie z. B. bei Schauspielern. Ansonsten sollte man versuchen, die Kontaktlinsen nur stundenweise einzusetzen.
Kurzsichtigkeit hängt mit der Tendenz zusammen, kurzsichtig im übertragenen Sinn zu sein. Kurzsichtige Kinder spiegeln den *fehlenden Weitblick* der Eltern wider. Wenn sich die Kurzsichtigkeit nach dem Kindesalter nicht bessert, so ist das ein Zeichen oder Warnsignal für die betreffende Seele selbst, daß sie nicht langfristig denkt.
Was heißt langfristig denken? Langfristig denken heißt, einen Weitblick und einen Überblick über einen langen Zeitraum zu behalten. Wir dürfen die Priorität Nummer eins des Lebens niemals aus den Augen lassen, nämlich daß wir hier sind, um unsere Persönlichkeit, das heißt unsere Seele weiterzuentwickeln, und daher eine gewisse Schule durchmachen müssen. Wenn man kurzsichtig ist, dann denkt man eben nur an die momentanen Probleme, die gerade auftreten, und will oft nichts mit diesen zu tun haben. Aber wenn man sich wirklich bemüht, diese Probleme in langfristigem Zusammenhang zu sehen, als eine große, bleibende, starke Hilfe für unsere Weiterentwicklung, so hilft das aus einer kurzfristigen oder kurzsichtigen Denkweise heraus. Langfristig heißt also, im seelisch-geistigen Zusammenhang zu denken und nicht nur kurzfristig im körperlichen Sinn.

***Behandlungsmethode:***
***Seelisch:*** Augenprobleme haben immer mit falscher Sicht zu tun, die bei jedem Patienten ganz individuell herausgefunden werden muß. Bei jedem ist diese falsche Sicht anders gelagert, sie ist auf allen Gebieten zu suchen, und so muß man immer wieder ganz genau nachforschen. Ein frühes *Erkennen falscher Sichtweisen* ist eine sehr gute Hilfe, damit es nicht zu schwereren Augenkrank-

heiten kommt. Alles ist verbesserungsfähig, wenn man es schafft, Veränderungen durchzuführen.

## 9.23. Geschwülste · gutartige Tumoren und bösartige Tumoren · Krebs

*Geschwülste entstehen durch Zellvermehrung aus Zellteilung, wobei ein anomales Signal dafür gesetzt worden ist. Sie können aus jedem Gewebe entstehen. Die neugebildeten Zellen sind weniger differenziert und können die spezifischen Funktionen des Gewebes nicht erfüllen.*
*Man unterscheidet dabei gutartige und bösartige Tumoren, je nachdem, ob sie auf ihren Ursprungsort lokalisiert bleiben oder die Tendenz haben, in das umliegende Gewebe hineinzuwachsen. Bösartige Tumoren können sich über Blut- und Lymphbahn in abgelegenen Körperregionen ansiedeln.*
*Gutartige Tumoren treten meist vor dem 40. Lebensjahr auf. Sie werden oft von einer bindegewebigen Kapsel umgeben. Durch den Raumbedarf wird das normale Gewebe verdrängt, wodurch Krankheitszeichen entstehen.*
*Je nachdem, von welcher Gewebeart der Tumor ausgeht, unterscheidet man z. B. Lipome (aus Fettgewebe), Fibrome (aus Bindegewebe), Myome (aus glatten Muskelzellen), Hämangiome (aus Blutgefäßen), Adenome (aus Speicheldrüsen) usw. Einige können im weiteren Verlauf bösartig entarten.*
*Bösartige Tumoren treten meist zwischen dem 40. und dem 70. Lebensjahr auf. Sie werden oft ganz allgemein einfach »Krebs« genannt, obwohl im medizinischen Sprachgebrauch im engeren Sinne das Karzinom (bösartige Wucherung von Deckzellgewebe) damit bezeichnet wird. Sie dringen rasch und schrankenlos in Nachbargewebe ein, zerstören es und siedeln über die Blut- oder Lymphgefäße sogenannte Tochtergeschwülste (Metastasen) in ferne Organe aus.*

Gutartige Tumoren sind bereits eine Warnung vor Krebs, und man sollte sehr gründlich darüber nachdenken, welche seelische Ursache zugrunde liegt.
Zur *Vorbeugung* behandelt Frau Dr. Müller-Kainz deshalb Patienten mit gutartigen Tumoren schon so, als ob sie Krebs hätten.

Tumoren entstehen durch Schlacken im Körper. Diese können durch Blut- oder Lymphbahnen in andere Teile des Körpers transportiert werden. Daher bildet sich oft in einem anderen Organ ebenfalls Krebs, falls die ursprüngliche Erkrankung nicht rechtzeitig entdeckt und behandelt wird.

Andererseits sind bei Krebs Mangelerscheinungen vorhanden, vor allem fehlt *Molybdän*. Molybdän ist ein wichtiges Spurenelement, ein Metall, das für eine gesunde Körperfunktion besonders benötigt wird. Es fördert die Auswertung des Vitamins $B_{15}$. Liegt ein Mangel an Vitamin $B_{15}$ vor, so kommt es zu erheblichen Störungen in der Zellatmung, wobei im schlimmsten Fall der Zellstoffwechsel entgleisen kann und Krebs entsteht.

Im allgemeinen ist die Hauptursache von Krebs eine Art *Geltungssucht*. Man will *im Mittelpunkt stehen* und *gelobt* und *anerkannt werden*. Die Geltungssucht kann in verschiedenen Formen auftreten – im Anhang dieses Buches können Sie 70 Arten anhand von Beispielen vorfinden.

Man kann vor allem zwei Hauptarten von Geltungssucht unterscheiden:

- die meist »*weiblichere*« Art: sich aufopfern, sich anpassen, sich unterordnen und nur das tun, was *andere* richtig finden, um gelobt und anerkannt zu werden;
- die meist »*männlichere*« Art: rücksichtslos den eigenen Willen durchsetzen und auf eine falsche Art und Weise auffallen, um im Mittelpunkt zu stehen.

Beide Arten klingen zwar sehr gegensätzlich, stellen aber dasselbe falsche Urmotiv dar – nämlich zur Geltung zu kommen, gelobt und anerkannt zu werden.

Viele Menschen tun Dinge nur, um gelobt und anerkannt zu werden, und ohne sich zu fragen, ob das, was sie tun, auch wirklich richtig ist. Das *Hauptmotiv*, um Entscheidungen zu treffen oder sich in irgendeiner Weise zu verhalten, sollte immer die *Richtigkeit des Verhaltens* sein. Auch wenn wir Dinge durchführen sollten, die uns bei anderen Leuten nicht so beliebt machen könnten, sollten wir sie trotzdem tun. Vielfach denken Menschen darüber nach, was die anderen sagen oder wie sie sich verhalten werden. Verliert man dann vielleicht ihre Liebe oder Anerkennung? Hier ist es wichtig, zu verstehen, daß wir niemals die richtige Anerkennung und Liebe verlieren können, wenn wir den Mut haben, das Richtige zu tun. Wir meinen hier die Anerkennung und Liebe von Men-

schen, die uns – seelisch gesehen – nahestehen. Manchmal verlieren wir vielleicht die Anerkennung oder die sogenannte Liebe von einigen Menschen, die paßten aber dann letztendlich nicht so sehr zu uns. Sie können uns nicht verstehen.
So hilft uns richtiges Verhalten auch, die »Spreu vom Weizen« zu trennen, was unsere Freundschaften und Bekanntschaften betrifft. Wenn wir also den Mut haben, uns richtig zu verhalten, z. B. uns bewußt zu ernähren oder eben zu etwas »nein« zu sagen, was uns nicht richtig erscheint, und keine Angst haben, die Anerkennung und das Lob anderer Leute zu verlieren, dann zeigen wir eine gute Leistung. Unsere eigene gute Leistung hilft wiederum anderen guten Seelen, sich auch richtig zu verhalten. Die wirklich guten Freunde werden uns nicht nur erhalten bleiben, sondern noch bessere Freunde werden uns begegnen. Die anderen wären letztendlich doch nur eine Belastung für uns. Weil sie auf einer anderen Entwicklungsstufe stehen, würden sie auf Dauer mit unserer Art nicht glücklich werden. Sie haben eben eine andere Aufgabe und sollten versuchen, ihre Probleme auf ihre Weise zu lösen.
Viele Krebspatienten konnten erfolgreich behandelt werden, was eine große Freude ist. Das funktioniert aber nur, wenn die Patienten mitarbeiten und bei dieser Art von Behandlung bleiben.
Es ist immer wieder interessant zu beobachten, wie unterschiedlich dieses Bedürfnis, im Mittelpunkt zu stehen oder gelobt und anerkannt zu werden, zum Ausdruck kommt. Man möchte in den Augen der anderen wichtig und tüchtig erscheinen und versucht sich sogar in mancher Beziehung unterzuordnen, um Anerkennung zu bekommen.

*Fallbeispiele*

- Eine Krebspatientin tat immer nur das, was ihr Mann von ihr verlangte, und handelte oft gegen ihren eigenen Willen. Sie tat alles nur, um ihrem Mann zu gefallen. Sie ordnete sich sogar so weit unter, daß sie die – von den unseren sehr unterschiedliche – Religion ihres Mannes annahm. Ihr Mann holte dann später seine kranke Mutter – ohne seine Frau zu fragen – ins Haus, die gepflegt werden mußte. Der Mann hatte dafür natürlich keine Zeit, und so pflegte die Patientin die Schwiegermutter, obwohl sie sie gar nicht mochte.
- Ein anderer Krebspatient verwöhnte seine Kinder, damit diese ihn mehr liebten als die Mutter.

Die Geltungssucht ist sehr oft mit *Mutproblemen* verknüpft. Man hat nicht den Mut, sich durchzusetzen und *die eigene Person zu berücksichtigen*. Mut und Durchsetzungsvermögen wären richtig, um sich in den Vordergrund zu bringen und sich darzustellen. So würde eine Persönlichkeit wachsen, die eine ganz andere Anerkennung und Liebe erhielte. Man würde geachtet und respektiert werden.

Die *Geltungssucht* strebt nur danach, in den Augen *anderer* tüchtig und wichtig zu erscheinen. Man ist dafür sogar bereit, sich selbst zu vernachlässigen und zu schaden. Es ist eine Art »perverses« Ego; denn obwohl man sich eigentlich etwas »Gutes« tun möchte, nämlich Anerkennung gewinnen, schadet man sich selbst, weil man etwas nur für die anderen macht. Schließlich erntet man damit oft nicht die gewünschte Anerkennung, und schon befindet man sich in einem Teufelskreis, in dem man ständig darauf aus ist, gelobt zu werden.

Die meisten Krebspatienten sind vielfach seelisch gut entwickelt, aber sie müssen wohl diese besonders entscheidenden Erfahrungen machen, um auf ihre Geltungssucht aufmerksam zu werden, sie zu vermindern und dann zu einer schnelleren und besseren seelischen Aufwärtsentwicklung zu kommen. Die Tendenz, sich nach anderen Leuten zu richten, sollte immer mehr in den Hintergrund gestellt werden. Durch die Geltungssucht leiden nämlich **alle** Charaktereigenschaften, was sich in der bösartigen Ausbreitung des Tumors in das umliegende Gewebe widerspiegelt. Die persönliche Weiterentwicklung wird somit gravierend in Frage gestellt – deshalb auch die ernste Warnung durch diese »schwere« Krankheit!

- Man ist *unehrlich*, denn man spielt eine Rolle, die einem nicht entspricht – man ist unehrlich sich selbst und anderen gegenüber. Man macht nicht die Dinge, die man selbst für richtig hält, sondern richtet sich nur nach den anderen.
- Geltungssucht stellt die *falsche Mutart* dar, mit der man sich in den Vordergrund schiebt.
- Geltungssucht selbst gehört zur Charaktereigenschaft Vergeben. So hat jeder Krebspatient auch mit *Ärger* zu tun. Die Krebspatienten ärgern sich, daß sie nicht von anderen gelobt und genügend anerkannt werden. Eine Krebspatientin z. B. bemühte sich immer, noch besser für ihren Mann zu kochen, erntete aber doch kein Lob dafür.

- Krebspatienten haben auch eine *negative Lebenssicht*, indem sie sich selbst minderwertig und schlechter sehen, als sie wirklich sind.
- Und schließlich tun sie Dinge nur, um anderen zu imponieren, anstatt das Richtige zu machen, weil es richtig ist. Das wiederum ist *Zeitverschwendung*. Sie schaden sich selbst damit am meisten.

Beispiel: Wenn Politiker nur so handeln, damit sie die meisten Stimmen erhalten, ohne an das Wohl des gesamten Landes zu denken, schaden sie dem ganzen Land. Wenn man aus dem falschen Motiv heraus handelt, schadet man sich selbst und anderen auch. Doch für Menschen, die in der Öffentlichkeit stehen, ist es meist sehr schwer, nicht geltungssüchtig zu sein. Gelingt es hier, sich immer für das objektiv Richtige zu entscheiden, bringt es einem selbst – und natürlich den anderen auch – in jeder Beziehung einen großen Gewinn.

Wir möchten hier noch einmal auf die unterschiedlichen Verhaltensweisen von Männern und Frauen hinweisen. Es handelt sich dabei um allgemeine Beobachtungen. Natürlich gibt es Ausnahmen. Männer können auch die etwas weiblicheren Verhaltensweisen an den Tag legen und umgekehrt.

Bei den **Frauen** geht es vor allem um den Mangel an Selbstdarstellung und Selbstwertgefühl, also um einen *Mutmangel*. Manche machen alles, um gelobt und anerkannt zu werden, um entweder aufzufallen oder nicht aufzufallen. Dabei vergessen sie ihre eigenen Bedürfnisse, ihre eigenen Wünsche und unterdrücken dadurch ihre Persönlichkeit. Es ist eine Art *Verleugnung der eigenen Persönlichkeit*. Es gibt sogar Patientinnen, die so weit gegangen sind, daß sie auf Wunsch ihres Ehemannes sämtliche Freundschaften von früher abgelegt haben, nur damit er zufrieden war. Natürlich ist genau das Gegenteil eingetroffen. Sie wurden von ihren Männern vernachlässigt, haben sich einsam gefühlt und dann erst den großen Verlust an Gesprächspartnern erkannt. Es ist eine Tatsache, daß eine Ehe besser wird, wenn beide Partner ihre Freundschaften pflegen. Wenn man sich also unterordnet und dem Mann zuliebe sogar seine freundschaftlichen Beziehungen zu Frauen aufgibt, so schadet das dem Mann und der Frau selbst. Dieses Beispiel stellt ein extremes Besitz-ergreifen-Wollen des Mannes dar. Viele Frauen möchten sich anpassen und um des »lieben Friedens willen« alles tun, was andere von ihnen erwarten – um letztendlich anerkannt zu werden. Doch dann geraten sie in einen Teufelskreis. Sie opfern sich immer

mehr auf, werden mit der Zeit ausgenutzt und bekommen schließlich doch nicht ihre erwünschte Anerkennung.
Das oberste Ziel ist, das eigene Leben selbst zu bestimmen und der Intuition zu gehorchen, die sagt, was wirklich richtig ist. Die Frauen sollten lernen, »nein« zu sagen, wenn sie das Gefühl haben, daß nein richtig und besser wäre. Dadurch gewinnen sie mehr Zeit und Energie, um an sich selbst zu arbeiten. Sie werden dann zu einer Persönlichkeit, die durch ihre verstärkte positive Ausstrahlung automatisch anerkannt wird.
Die häufigste Krebsform bei Frauen ist der Brustkrebs. Dabei ist sehr oft mangelnder Mut im Spiel, wie vorher beschrieben. Dasselbe gilt für Gebärmutterkrebs. Hier geht es auch darum, daß man auf körperlicher Ebene zu dem Ehemann nicht »nein« sagen kann.
Es ist ganz interessant zu beobachten, daß die Krebsursache bei **Männern** doch etwas anders gelagert ist. Die typischen männlichen Krebspatienten sind jene, die ihre Geltungssucht »austoben« im wahrsten Sinne des Wortes, indem sie z. B. Vereinsmeierei betreiben. Sie sind Mitglieder bei vielen Vereinen, wollen hier *das große Wort führen* und *im Mittelpunkt stehen*. Oder sie haben ihren Stammtisch, wo sie im Zentrum des Geschehens stehen. Ebenso im Beruf: Dort versuchen sie, ihren Willen durchzudrücken und ihre Meinung durchzusetzen – egal ob sie richtig ist oder nicht. Hier kommen eher die *Sturheit* und ein ungutes Durchsetzungsvermögen zum Ausdruck.
Prostatakrebs ist die häufigste Krebsart der Männer. Männer haben die Schwäche, zu starkes Interesse an Sexualität zu zeigen. Ihre Einstellung zur körperlichen Beziehung sollten sie überprüfen. Man sollte wirklich versuchen, zwischenmenschliche Beziehungen zwischen Mann und Frau aufzubauen, die vor allem eine geistig-seelische Basis haben. Prostatakrebs zeigt durch seine Häufigkeit im späteren Alter, daß das Körperliche in einer Ehe dann zweitrangig sein sollte.

*Fallbeispiel*
Einen Leukämiepatienten haben wir schon bei der Abhandlung der Blutkrankheiten erwähnt. Bei ihm war die Krankheitsursache eine Art Vereinsmeierei. Er war meist bemüht, bei Zusammenkünften verschiedener Gruppen das große Wort zu führen. Er zog die Aufmerksamkeit auf sich, indem er negative Witze erzählte. Da er ansonsten in wichtigen Entscheidungen eher zuwenig

Mut hatte, versuchte er, wenigstens hier »mutig« zu sein (dabei handelt es sich hier aber um eine falsche Mutart). Zudem wollte er sich zu Hause immer sehr verwöhnen lassen, was auch nicht richtig ist.

***Behandlungsmethode Krebs allgemein:***
*Warnung:* Bei allen Krebsarten muß man dem Körper durch die Stärkung des Immunsystems mit Hilfe des *Frühstücksplans* (positive Bakterienpräparate in erhöhter Menge) die Gelegenheit geben, sich zu regenerieren. Chemotherapie und Bestrahlung bewirken das Gegenteil – nämlich die Schwächung des Immunsystems. Man tötet wohl einige Krebszellen ab, aber dafür werden auch viele gesunde Zellen geschädigt.
***Seelisch:*** Krebspatienten sollten ihre Krankheit *dankbar als Lernprozeß annehmen*. Die tiefe seelische Ursache gilt es jetzt zu erkennen und zu beseitigen. Hier ist vor allem der *Wunsch* dazu ein wesentlicher Schritt. Mit viel Selbstdisziplin sollten die Patienten an die *Schwäche* herangehen und sie *vermindern*, aber auch alle Ernährungsmaßnahmen konsequent durchführen. Mit Geduld und Vertrauen kann Krebs besiegt werden, und man kann gestärkt daraus hervorgehen. Das Positive im Negativen erkennen zu wollen, bringt großen Gewinn. Der Sinn des Lebens – *die seelische Weiterentwicklung* – darf aber nie mehr aus den Augen verloren werden.
***Physisch:*** Die Krebsschlacken müssen durch intensive *Entgiftung und Entschlackung* aus dem Körper ausgeschleust werden. Dazu ist vor allem Birkensaft und viel Vitamin C erforderlich.
Das Immunsystem sollte durch den *Frühstücksplan* wieder aufgebaut werden. Dieser wird über einen längeren Zeitraum durchgeführt.
Die *Ernährung* wird *umgestellt*. Man sollte möglichst optimal essen, um den Körper nicht mehr mit Giften zu belasten. Dabei sollte man darauf achten, *Molybdän* verstärkt zu sich zu nehmen. Molybdän findet man in Getreide, grünem Blattgemüse, Brokkoli, flüssiger Bierhefe, in dunklen Früchten und Gemüsearten wie schwarzen Johannisbeeren, Heidelbeeren, dunklen Kirschen, Pflaumen, roten Beten und Rotkohl. Die beste Quelle dafür ist Rote-Bete-Most oder -Pulver.

*Fallbeispiel*
Ein Patient ging einem Beruf nach, der für ihn »tödlich« war. Er

verkaufte Dinge, die den Menschen schadeten. Er bekam Darmkrebs. Es war ratsam, diesen Beruf aufzugeben, obwohl er sehr einträglich war, denn anders bestand keine Chance, gesund zu werden. Leider hat es der Patient nicht geschafft, loszulassen – er hielt stur daran fest und war deshalb nur einmal in der Praxis. Er ist dann auch an dieser Krebserkrankung gestorben.

Wir erwähnen diesen Fall deshalb, um Ihnen vor Augen zu führen, daß die Behandlung bzw. Betreuung dieser schweren Krankheit nicht mit einer einzigen Konsultation erledigt ist. Bei Krebs beträgt die durchschnittliche Behandlungsdauer ein Jahr. Zu Beginn sind wöchentliche Aussprachen notwendig. Mit zunehmender Besserung werden die Abstände zwischen den Gesprächen und Kontrollen größer. Es ist unbedingt Voraussetzung, daß der Patient die Empfehlungen konsequent befolgt, um eine Heilung zu erzielen.
Das spezifische Organ, das vom Krebs befallen ist, zeigt neben der Geltungssucht noch ganz bestimmte zusätzliche Schwächen an, was im folgenden erläutert wird.

### *Hirntumoren*

*Hirntumoren kommen relativ selten vor. Sie sind raumfordernde Prozesse im Schädelinneren, können aber auch schon eine Metastase eines Karzinoms (insbesondere Lungenkrebs oder Brustkrebs) von außerhalb der Schädelhöhle sein.*
*Kopfschmerzen, die im Verlauf der Krankheit an Heftigkeit zunehmen, sind ein typisches Krankheitszeichen. Weiterhin kommen charakteristische Symptome wie Übelkeit, Erbrechen und die Stauung der Sehnerveintrittsstelle als Folge des erhöhten Hirndrucks hinzu.*

Bitte Vorsicht, viele Leute leiden an Kopfschmerzen; man soll nicht immer gleich denken, daß es sich um einen Hirntumor handelt. Aber selbstverständlich ist eine Untersuchung nicht abzulehnen, denn es gilt genau abzuklären, welche Krankheit vorliegt, um diese richtig zu bearbeiten.
Ein Hirntumor hat, neben der *Geltungssucht*, sehr viel zu tun mit *Sorgen, Grübeln* und *negativen Gedankengängen*. Man verharrt nur noch in negativen Gedanken, versteift sich immer mehr auf das Negative und hat so nur noch schlecht die Möglichkeit, die richti-

ge Entscheidung zu treffen, um aus dieser Situation wieder herauszukommen. Man gerät sozusagen in einen negativen Teufelskreis. Durch das negative Denken und die negativen Gefühle wird vor allem die Gehirnfunktion gestört. Die negative Elektrizität, die dadurch im Gehirn entsteht, kann dann mit der Zeit einen Tumor auslösen.

*Fallbeispiele*

- Ein Patient hatte zusammen mit seinem älteren Bruder eine Firma. Die Angestellten in der Firma schätzten aber vor allem den Bruder, was den Patienten sehr eifersüchtig machte. Nun war er ständig damit beschäftigt, negativ über den Bruder zu denken und ihn schlechtzumachen, um sich selber mehr zur Geltung zu bringen. Er grübelte viel und dachte sich Taktiken aus, um Anerkennung zu finden. Besser wäre es gewesen, von den Stärken des Bruders zu lernen und sich durch die richtigen Anstrengungen und Bemühungen beliebt zu machen.
- Eine Patientin, die sehr an der Vergangenheit hing, dachte immer wieder an ihr Heimatland, das sie als Flüchtling hatte verlassen müssen. Sie beschäftigte sich ständig damit, was in diesem Zusammenhang damals alles passiert war. Ihr Vater war Präsident des Landes gewesen, und sie hatte ein schönes Leben als seine Tochter führen können. Sie war in der Gesellschaft sehr anerkannt, was ihr besonders gut gefiel. Sie konnte später niemals richtig in der Gegenwart leben, und schon gar nicht die Gegenwart in einem fremden Land annehmen und genießen. Sie dachte unablässig an ihre zurückgebliebenen Angehörigen und machte sich Sorgen um sie. Sie schimpfte sehr über die Kommunisten, die inzwischen die Knochen ihres verstorbenen Vaters wieder ausgegraben und unauffindbar verstreut hatten.

Vor allem am letzten Beispiel sehen Sie: Es ist auch eine Art *Sturheit* dabei, denn man will nicht loslassen und mit der Vergangenheit abschließen. Unter Vergangenes sollte man aber einen Schlußstrich ziehen! Sonst schleppt man ständig eine Last mit sich, unter der man irgendwann »zerbricht«.

***Behandlungsmethode:***

***Seelisch:*** Zuallererst muß die individuelle *Geltungssucht herausgefunden* und vermindert werden. Dann sollte auch die dritte Charaktereigenschaft bearbeitet werden – das *Vergeben*. Geschehenes sollte man vergeben und vor allem vergessen und hinter sich lassen, um sich unbelastet auf Gegenwart und Zukunft konzentrieren zu können. Man sollte sich nicht mehr so viel mit Negativem und Unwesentlichem aus der Vergangenheit beschäftigen, um das Gehirn nicht zu überlasten.

Auch die vierte Charaktereigenschaft, die *positive Lebenssicht*, sollte verbessert werden. Man sollte sich abgewöhnen, sich zu viele Sorgen zu machen und zu grübeln. Negative Gedanken und Gefühle, wie z. B. Eifersucht, sollte man nicht zu lange dulden. Jede Situation stellt einen Lernprozeß dar – man muß nur erkennen können, was hier zu lernen ist. Dabei ist die Konzentration die beste Hilfe, um bewußt sehen zu können, was geschieht und warum es passiert.

***Physisch:*** Alle Maßnahmen zur Unterstützung der *Gehirnfunktion* sollten durchgeführt werden. Dabei sind auch die *Entgiftung und Entschlackung* wesentlich.

### *Gebärmuttermyome*

*Die Gebärmutterwand besteht hauptsächlich aus glatter Muskulatur. Im geschlechtsreifen Alter der Frau kann die Muskulatur wuchern, so daß Myome entstehen. Das Wachstum ist deutlich östrogenabhängig, nach Ausbleiben der Regel entstehen also meist keine Myome mehr.*

*Manche Frauen haben zunächst keine Beschwerden, meist kommt es dann allerdings zu Blutungsstörungen.*

Es handelt sich bei einem Gebärmuttermyom zwar um einen gutartigen Tumor, aber Frau Dr. Müller-Kainz behandelt Myome schon als Vorstufe zu Krebs. Das ist eine Vorbeugungsmaßnahme. Sie behandelt diese Patientinnen also so, als ob sie schon Krebs hätten. Bei entsprechenden Bemühungen, das sind *seelische Arbeit, Ernährungsumstellung, Aufbau des Immunsystems* und *Entgiftung* und *Entschlackung,* kann sich die Geschwulst von selbst zurückbilden. Wenn ein Myom allerdings nicht richtig behandelt wird, kann es sich zu Gebärmutterkrebs oder zu einer anderen Krebsart weiterentwickeln.

***Behandlungsmethode:*** siehe »Brustkrebs«

### Gebärmutterkrebs

*Gebärmutterkrebs tritt vorwiegend jenseits der Wechseljahre auf. 25 % aller Krebsgeschwülste gehen von den Geschlechtsorganen aus, wobei 80 % davon ihren Ursprung in der Gebärmutter haben. Blutungen sind meist das erste und einzige Anzeichen. Es kann zu Zwischenblutungen oder erneuten Blutungen nach den Wechseljahren kommen, die von eitrigem Ausfluß begleitet sein können.*

Vom Krebs des Gebärmutterkörpers werden vorwiegend Frauen nach den Wechseljahren befallen. Daran kann man erkennen, daß gerade Frauen zwischen 50 und 60 Jahren den *Mut* haben sollten, sich aus körperlichen Beziehungen langsam zurückzuziehen. Sie sollten nicht immer nachgeben, um vom Partner geliebt und anerkannt zu werden (*Geltungssucht*). Schließlich zeigt die Natur auch, daß das gebärfähige Alter überschritten ist und sexuelle Betätigung, sowohl für Männer als auch für Frauen, eher schädlich ist. Daher tritt auch diese hohe Quote von Gebärmutter- bzw. Prostatakrebs auf.
Die Hauptursache ist auch hier wieder sehr oft eine *falsch geführte Partnerschaft oder Ehe*. Falsch heißt, daß sich diese Ehepartner gegenseitig in ihrer Entwicklung stören oder zumindest einer den anderen hemmt. Man sollte erkennen, daß die körperlichen Beziehungen zwischen Mann und Frau vor allem zur Zeugung von Kindern vorgesehen sind. Wenn man also die Sexualität übertreibt und vor allem keine geistig-seelische Beziehung vorhanden ist, so kommt es sowohl bei Frauen als auch bei Männern zu Tumoren.

***Behandlungsmethode:*** siehe »Brustkrebs«

### Brustkrebs

*Der Brustdrüsenkrebs ist der häufigste aller weiblichen Organkrebse.*
*Meist beginnt das Leiden unmerklich im Inneren der Brust. Das Leitsymptom ist der Knoten in der Brust, der derb, schmerzunempfindlich und meist unscharf begrenzt ist. Er läßt sich wegen seiner Verwachsungen nur schlecht gegen das übrige Gewebe verschieben. Später kann es zur Einziehung der Brustwarze oder zum Durchbruch durch die Haut kommen. Frühzeitig werden die benachbarten Lymphknoten befallen.*

Die seelische Hauptursache dieser Krebsart ist, wie auch beim Gebärmutterkrebs, eine stark ausgeprägte *Mutlosigkeit.* Man möchte sich extrem anpassen und tun, was andere Leute von einem verlangen. Die Angst, daß man die Liebe oder Anerkennung anderer Leute verlieren könnte, läßt eine Selbstdarstellung oder freie Meinungsäußerung nicht zu. Wenn man seiner Meinung nicht genug Ausdruck verleihen kann, wird man sehr stark fremdgesteuert.
Folgend schildern wir vier Fälle, die deutlich machen, welche Folgen die *Kombination Mutlosigkeit und Geltungssucht* hat:

*Fallbeispiele*

- Eine junge Frau, zirka 30 Jahre alt, hatte Brustkrebs. Sie war mit einem Mann verheiratet, der sie oft schlug. Das Ehepaar hatte keine Kinder. Die Frau hatte einen guten Beruf, und es wäre leicht gewesen, diesen Mann zu verlassen. Aber ihr Mann war Bürgermeister, was der Frau die Gelegenheit gab, im Mittelpunkt zu stehen. Sie wurde natürlich allgemein anerkannt und stand in der Gesellschaft gut da. Hinzu kam, daß sie Angst hatte, allein durchs Leben zu gehen. So entstand aus ihrer Mutlosigkeit und Geltungssucht eine Zwangssituation, aus der sie nicht herausfand und die sich schließlich in der schweren Krankheit äußerte.
- Eine andere Patientin wohnte mit ihrer Schwiegermutter zusammen im selben Haus. Die Frau hatte von Anfang an nicht den Mut zu sagen, daß sie lieber mit ihrem Ehemann alleine wohnen würde. Es gab viel Streit, man könnte sagen, es spielte sich ein Drama nach dem anderen ab. Der Mann der Patientin hielt immer zu seiner Mutter, von der er sehr abhängig war. Als die Schwiegermutter dann bettlägerig wurde, zwang er seine Frau, sie zu pflegen. Wiederum hatte die Patientin nicht den Mut zu sagen, daß sie sich mehr um die eigene Tochter kümmern müsse und daß sie sich überlastet fühle. Sie wäre auch gerne berufstätig gewesen. Sie wollte aber das tun, was ihr Mann von ihr verlangte, um durch ihre Aufopferung seine Liebe zu behalten. So war sie ständig im Zwiespalt.

  Es gelang, die Patientin dazu zu bringen, mit ihrem Mann zu sprechen. Sie konnte ihm klarmachen, daß sie diese Situation nicht länger ertragen konnte. Er willigte schließlich ein, seine Mutter in ein Heim zu geben. Der Patientin ging es dann schlagartig sehr viel besser. Letztendlich wurde sie wieder vollkommen gesund und konnte eine Halbtagsstelle annehmen. Es war schön zu beobachten, wie sie immer sicherer wurde, sich besser ausdrücken konnte und den Mut hatte, aus sich herauszugehen und zu sagen, was sie fühlte.

- Ein besonders interessanter Fall: Eine Patientin hatte schon einen Operationstermin, der aber dann aus verschiedenen Gründen mehrmals verschoben wurde. Sie hatte sich bisher für ihren Mann vollkommen aufgeopfert und alles für ihn getan. Sie wäre gerne ihrem Beruf nachgegangen, doch ihrem Mann zuliebe war sie zu Hause geblieben, um immer für ihn dazusein. Dann arbeitete sie aber fleißig an ihren Schwächen.
  Mit der Zeit schaffte sie sich immer mehr Freiraum, lernte, »nein« zu sagen, wenn es richtig war, und entschied sich, wenigstens halbtags arbeiten zu gehen. Als der Operationstermin endlich nach einigen Monaten wahrgenommen werden sollte, fand man bei der Untersuchung keinen Tumor mehr, und eine Operation war nicht mehr nötig.
- Ein ähnlicher Fall: Eine andere Patientin aus Paris kam in die Praxis mit den gleichen seelischen Schwächen – sie opferte sich auf. Auch sie tat alles für ihren Mann, kam seinen Erwartungen und denen von anderen nach, um gelobt und anerkannt zu werden. Sie war schon zweimal operiert worden. Als der Tumor jetzt wieder auftrat, wurde er als inoperabel erklärt. Nach mehrwöchiger Behandlung und sehr guter Mitarbeit seitens der Patientin konnte bei einer nachfolgenden Untersuchung kein Tumor mehr gefunden werden.

Manche Leute meinen, es sei egoistisch, wenn man nicht bereit ist, sich für jemanden aufzuopfern. Das hat aber mit Egoismus nichts zu tun. Die eigene Persönlichkeit und damit die persönliche Weiterentwicklung zu opfern ist gegen die Naturgesetze. Wir können anderen Menschen nur helfen, indem wir uns selbst stark verbessern, so daß unsere Ausstrahlung anderen hilft. Aufopferung schadet auch demjenigen, für den man sich opfert, denn er muß sich selbst nicht mehr bemühen. Er kann dann auch nicht erkennen, daß er selbst etwas ändern muß, um seine Situation zu verbessern.

***Behandlungsmethode*** *bei Gebärmuttermyom, Gebärmutterkrebs und Brustkrebs:*
***Seelisch:*** Die Frauen sollten den *Mut entwickeln,* ihre »Frau zu stehen«. Sie sollten überlegen, was *für sie* richtig ist, und den Mut haben, dies auch zum Ausdruck zu bringen. Wenn etwas für sie rich-

tig bzw. nicht richtig ist, dann kann dies nicht zum Schaden anderer führen. Es ist wichtig, sich nicht aufzuopfern und die Gefühle zum Ausdruck zu bringen.
Die *Geltungssucht* sollte bearbeitet werden – aus den richtigen Motiven Entscheidungen treffen und lernen, etwas zu tun, weil es richtig ist.

### *Prostatakrebs*

*Prostatakrebs ist bei Männern der häufigste Organkrebs.*
*Der Vorsteherdrüsenkrebs ist bei der rektalen Austastung als höckerige, harte Geschwulst zu fühlen. Eine mikroskopische Untersuchung ist zur Abgrenzung gegen eine gutartige Wucherung nötig. Weiteres Kennzeichen sind veränderte Blutserumphosphatasewerte.*

Die Ursache von Prostatakrebs ist, daß Männer zu sehr an Geschlechtsverkehr und *rein körperlichen Beziehungen* zu Frauen interessiert sind. In vielen Fällen ist eine seelisch-geistige Liebe nicht vorhanden. Die Beziehung ist rein körperlich, was für eine gute Seele keine richtige Haltung darstellt. Besonders gefährdet sind jene Menschen, die ständig körperliche Beziehungen eingehen, ohne zu lieben. Es entsteht eine Art von negativen Schwingungen, die zu einer Krankheit führen müssen. Der Austausch von Zärtlichkeiten sollte auf einer geistig-seelischen Liebe beruhen.
Alle bisherigen Patienten mit Prostatakrebs haben zugegeben, daß sie ein etwas übertriebenes Interesse an körperlichen Beziehungen zu Frauen hatten oder noch haben, und es ist ihnen natürlich dementsprechend schwergefallen, diese Gewohnheit, die eigentlich eine Art von Sucht geworden war, abzulegen. Auch Sexualität kann eine *Sucht* sein. Man *sucht* eigentlich sein Glück, seine Zufriedenheit und Befriedigung – nur sucht man bei der Sexualität an der falschen Stelle.
Erst vor kurzem war ein ehemaliger Prostatakrebs-Patient bei einem der Tagesseminare, der vor Jahren in Behandlung war. Damals führte er alle Empfehlungen konsequent durch und erfreut sich heute guter Gesundheit.

***Behandlungsmethode:***
***Seelisch:*** Die Patienten sollten vor allem Männerfreundschaften pflegen, selbstverständlich *auf rein seelisch-geistiger Basis*, also

nichts Körperliches. Damit können sie endlich die richtige Zufriedenheit finden. Jeder Mensch, besonders Seelen, die sich weiterentwickeln wollen, brauchen passende Gesprächspartner. Das sind Menschen, mit denen wir sprechen können, weil sie sozusagen die gleiche Sprache sprechen, weil sie auf einer ähnlichen Entwicklungsstufe stehen. Mit solchen Menschen kann ein geistig-seelischer Austausch stattfinden, und man kann die Lebensschule miteinander vergleichen. Dies ist mit dem gleichen Geschlecht viel leichter als mit dem anderen. Jeweils Männer und Frauen unter sich können sich viel besser verstehen und voneinander profitieren. Das, was sie eigentlich in sich fühlen, können sie nun auf die richtige Art befriedigen, und ihre Suche – und damit ihre »Sucht« – kann aufhören.

### *Lungenkrebs*

*Der Lungenkrebs kommt heute rund 40mal häufiger vor als im Jahre 1900. Er ist der zweithäufigste Krebs bei Männern nach dem Prostatakrebs. Frauen erkranken rund achtmal seltener an Lungenkrebs als Männer.*
*In den meisten Fällen liegt ein Bronchialkrebs vor, d. h., er entsteht im Bereich des Übergangs kleinster Luftröhrchen in die größere Lappenröhre. Er wuchert bösartig und schrankenlos in die Umgebung und zerstört Lungenbläschen, verlegt Luftröhrenäste und dringt in Lymphbahnen und Blutgefäße ein. Es kommt dann oft zur Metastasenbildung.*
*Die Früherkennung ist durch seine Lage nur sehr selten möglich. Husten ist das erste Anzeichen, später ein schleimiger, eitriger oder blutiger Auswurf. Schmerzen treten erst relativ spät auf. Eher frühzeitig kommt es zu Unbehagen, einem unbestimmten Fremdkörpergefühl oder Druck im Brustraum.*

Die seelischen Ursachen sind zum größten Teil durch den Tabakkonsum, also durch das *Rauchen* bedingt. Es ist interessant zu beobachten, daß die höherentwickelten Länder, also die Industrienationen, eine höhere Quote an Lungenkrebs aufweisen als Länder, in denen die technischen Entwicklungen, also die sogenannte Zivilisation, nicht so sehr fortgeschritten sind.
Raucher zeigen einen größeren Anteil an Lungenkrebs, weil die Lunge das erste Organ ist, das durch das Rauchen angegriffen und

beschädigt wird. Ganz allgemein haben Lungenkrankheiten wie auch die Lungentuberkulose damit zu tun, daß diese Menschen die Tendenz haben, ihren *Körper und die Gesundheit zu vernachlässigen*. Sie sind auch nicht einsichtig, was die Ernährung betrifft. Der Körper wird ständig überlastet, nicht geschont und nicht gepflegt. Sehr oft halten diese Menschen nicht den richtigen Lebensrhythmus ein und gehen zu spät zu Bett oder feiern ganze Nächte durch. Es ist auch bekannt, daß viele Raucher übermäßig viel Alkohol oder Kaffee trinken. Dies sind Kombinationen, die wirklich gefährlich werden. Alle diese Gewohnheiten deuten auf die Charakterschwäche *mangelnde Zeitnutzung* hin.

***Behandlungsmethode:***
***Seelisch:*** In manchen Fällen ist eine Operation angezeigt, obwohl es natürlich nicht ungefährlich ist, Teile der Lunge zu entfernen. Die Lunge ist schließlich ein lebenswichtiges Organ.
Im Anfangsstadium kann man durch intensive Arbeit an der seelischen Ursache (*Geltungssucht*) zusammen mit *Ernährungsumstellung, Aufbau des Immunsystems* und *Entgiftung und Entschlackung* auch ohne Operation gute Erfolge erzielen. Es gilt vor allem, auf den Körper und seine Gesundheit zu achten. Der Patient muß natürlich das Rauchen aufgeben. Der *Lebensrhythmus* ist von großer Bedeutung. Man sollte früh ins Bett gehen, um genügend Schlaf vor Mitternacht zu erhalten. In dieser Zeit findet nämlich die intensivste Regeneration statt. Der Aufenthalt in guter und *sauberer Luft* ist ebenso entscheidend. Eventuell muß sogar ein Umzug von der Großstadt aufs Land erwogen werden.
***Physisch:*** Intensive Beachtung und Durchführung aller Hinweise des Kapitels »Aufbau des Immunsystems und Ernährung«.

### *Kehlkopfkrebs*

*Je nach Sitz ist die Symptomatik des Kehlkopfkrebses unterschiedlich:*
*Sind die Stimmbänder betroffen, wird dies meist relativ früh durch die anhaltende Heiserkeit erkannt. Hier sind relativ wenig Lymphbahnen vorhanden, so daß es dann meist noch nicht zur Metastasenbildung gekommen ist.*
*Liegt die Krebsgeschwulst hingegen oberhalb der Stimmbänder, treten die charakteristischen Symptome, wie Heiserkeit und rauhe*

*Stimme, relativ spät auf, und es ist häufig schon zur Bildung von Tochtergeschwulsten in den seitlichen Lymphknoten gekommen. Im unteren Kehlkopfbereich ist die Prognose noch schlechter; bis sich der Tumor durch Schluckbeschwerden und Fremdkörpergefühl bemerkbar macht, sind in 70 % der Fälle Metastasen schon vorhanden.*

### *Zungenkrebs*

*Das Zungenkarzinom betrifft überwiegend den Zungenrand, seltener den Zungenrücken oder die Zungenspitze. Vom Zungenrand ist eine Ausbreitung in den Mundboden, auf den Unterkiefer, auf den Gaumenbogen, auf die seitliche Pharynxwand und in die angrenzenden Räume möglich. Infolge einer Sekundärinfektion ist die Zunge im fortgeschrittenen Stadium geschwollen, in der Bewegung behindert, und die Sprache wird kloßig. Auch sind Eindrücke der Zähne in der Zunge erkennbar. In 70 % der Fälle ist ein positiver Lymphknotenbefall zu verzeichnen.*

Diese zwei Krebsarten werden zunehmend häufiger, was nicht nur auf die verbesserte Diagnostik zurückzuführen ist, sondern vor allem auf die Zunahme äußerer Gifteinwirkung, wobei auch hier das Zigarettenrauchen an erster Stelle der Risiken genannt werden muß.
Bei Kehlkopfkrebs und Zungenkrebs kommt zu der allgemeinen Krebsursache (*Geltungssucht*) noch eine Schwäche in der vierten Charaktereigenschaft (positive Lebenssicht) dazu. Man hat die Tendenz, *kritisch zu sein,* über andere Leute negativ zu reden, zu schimpfen und auch oft Wutanfälle zu haben. Negative Kritik ist wie ein Bumerang und fällt immer auf den Kritisierenden zurück.

*Fallbeispiel*
Ein Unternehmer hatte Zungenkrebs. Er trieb sich und seine Angestellten wie ein »Sklaventreiber« an, wurde zornig und wütend, wenn etwas falsch gemacht wurde, und schimpfte sehr viel. Er sah immer nur das Negative und gab seinen Zorn durch übertriebene, negative Wortwahl zum Ausdruck.

Der Kehlkopf und die Zunge werden beim Sprechen benötigt. Wird viel Negatives zum Ausdruck gebracht, so leiden – sinnbildlich –

beide Organe sehr darunter. Entsteht ein Karzinom, so wird die Sprache beeinträchtigt, man kann nicht mehr so gut sprechen. Dies verdeutlicht, daß man nichts Negatives mehr reden sollte.
Man sollte aber berücksichtigen, daß alles Negative, was man anderen Leuten vorwirft oder zuschiebt, mit einem selbst in Beziehung steht. *Alles, was uns an anderen Menschen stört, ist immer ein Spiegelbild der eigenen Schwächen.* Daher ist es eine vollkommen falsche Denkart, die Fehler bei anderen zu sehen und negativ darüber zu reden.

***Behandlungsmethode:***
***Seelisch:*** Das *Spiegelbildgesetz* sollten Sie sich deutlich vor Augen halten. Es ist wichtig, zu hinterfragen, warum negative Ereignisse passieren und was das mit der eigenen Person zu tun hat. Es ist keine Lösung, die Schuld immer auf andere zu schieben. Denn alles, was Ihnen widerfährt, geschieht, um Sie auf Unzulänglichkeiten aufmerksam zu machen. Sie sollten *alles positiv sehen und erkennen,* daß Sie nur daraus lernen können. Letztendlich sollten Sie sogar für die Hilfestellungen dankbar sein.

### *Magenkrebs*

*Magenkrebs ist bei Männern doppelt so häufig wie bei Frauen zu finden.*
*Die ersten Anzeichen von Magenkrebs sind unauffällig, so daß die Erkrankung oft erst im fortgeschrittenen Stadium erkannt wird. Hier tritt dann ein unerklärlich starker Gewichtsverlust auf, es kommt öfter zu Erbrechen, Müdigkeit, Appetitlosigkeit und Widerwillen gegen bestimmte Speisen, z. B. Fleisch. Das sind dann Anzeichen, daß eine schwere Krankheit vorliegt.*

Interessanterweise entwickeln Magenkrebspatienten vor allem einen Widerwillen gegen Fleisch. Fleisch ist nicht nur für einen Kranken, sondern auch für einen gesunden Magen sehr schwer zu verkraften, denn es ist mehr oder minder unverdaulich und wird im Körper als Schlacken oder als »Fäulnisstückchen« abgelagert, die dann weiterhin Probleme erzeugen.
Die seelische Ursache von Magenkrebs ist auch hier symbolischer Natur. Man sagt z. B.: »Es schlägt mir auf den Magen.« Neben den grundlegenden Ursachen von Krebs wie *Geltungssucht* und Ge-

lobt-werden-Wollen sind hier *Mutprobleme* als spezifischer Urheber anzusehen. Angst, die im Gefolge von fehlendem Mut auftritt, schlägt sich auf den Magen. Oder es ist oft eine falsche Art von Mut in Form von Aggression vorhanden, die zusammen mit Geltungssucht zu falschen Verhaltensweisen führt.

Mehr Männer als Frauen sind von dieser Krankheit betroffen. Es gibt also auch Männer mit Mutproblemen, obwohl sie im allgemeinen weniger damit zu tun haben. Aber sie müssen ebenso den Mut haben, ihre Meinung zu sagen und aus sich herauszugehen. Vor allem sollten sie sich nicht unter Druck setzen lassen und Unannehmlichkeiten nicht hinunterschlucken. Es kommt aber auch auf die Art an, wie man etwas sagt. Diplomatie bringt immer noch den größten Erfolg.

Es ist günstiger, belastende Angelegenheiten mit demjenigen zu besprechen, der daran beteiligt ist. Das kann der Ehepartner sein oder im Berufsleben eine Person, mit der man nicht zurechtkommt, mit der eine Aussprache aber angezeigt ist. Probleme sollten besprochen werden. Das darf natürlich nicht in Form von negativer Kritik geschehen, sondern konstruktiv mit dem Ziel, das Problem wirklich lösen zu wollen. Man sollte zuerst eine Gesprächsbasis schaffen, indem man sich auf sich selbst bezieht, und zum Ausdruck bringen, daß man mit einer Situation nicht zurechtkommt. Wenn man immer alles hinunterschluckt, so erzeugen die negativen Gefühle, deren Ursache man nicht klärt, schließlich bösartige Geschwülste. Im Gegensatz zu den nicht so gefährlichen Magen- und Zwölffingerdarmgeschwüren tritt Magenkrebs erst im höheren Lebensalter auf. Man hat also schon seit langer Zeit ungelöste Probleme mit sich herumgeschleppt bzw. deren seelische Bearbeitung vernachlässigt.

***Behandlungsmethode:***

***Seelisch:*** Es ist entscheidend für den Patienten, herauszufinden, wo sein *Mutproblem* liegt, was in einem Therapiegespräch geklärt werden kann. Dann muß er lernen, sich entsprechend zu artikulieren, nämlich in einer höflichen, taktvollen und liebevollen Weise seine Meinung zu äußern. Zu Beginn kostet es sicherlich Überwindung, aus sich herauszugehen, aber von Mal zu Mal fällt es einem dann immer leichter.

***Physisch:*** Es ist vollkommen klar, daß besonders bei Magenkrebs die *Ernährung* eine große Rolle spielt. Ein kranker Magen muß

sehr, sehr vorsichtig behandelt werden. Eine laktovegetabile Kost ist eine wesentliche Voraussetzung, wobei auch hier gewisse Einschränkungen gemacht werden müssen. Schwerverdauliche Nahrungsmittel, die sonst als gesund zu bezeichnen sind, wie z. B. Hülsenfrüchte oder Kohlarten, kann ein kranker Magen nicht verkraften. Daher wird bei Magenkrebs eine spezielle Diät empfohlen, die ganz besonders auf einen kranken Magen abgestimmt ist. Man sollte unter anderem kein Brot essen, nur Knäckebrot ist erlaubt. Zu viele und schwere Käsesorten sind sehr schwer verträglich, weil diese Art von Protein für einen kranken Magen schwierig auszuwerten ist. Auch Alkohol muß gemieden werden.
Der *Aufbau des Immunsystems* muß unbedingt durchgeführt werden, weil der Magen- und Darmtrakt die positiven Bakterien braucht. Darüber hinaus sollte über Monate hinweg eine *Moortrinkkur* gemacht werden. Die Trinkkur wirkt nicht nur heilend, sondern beinhaltet viele Mikroorganismen, Vitalstoffe und Mineralien, die es dem kranken Magen ermöglichen, seine Funktionen wiederaufzunehmen.

### *Dickdarm- und Mastdarmkrebs*

*Allgemein wird darüber gesagt, daß über ein Drittel aller bösartigen Geschwülste des Menschen vom Magen-Darm-Kanal ausgehen, und zwar vor allem von der Speiseröhre, vom Magen und von Dick- und Enddarm. Der Dünndarm wird sehr selten krebskrank. Beim Darmkrebs wird der Stuhl unregelmäßig, abwechselnd Durchfälle und Verstopfung. Stauen sich die Kotmassen mit der Zeit, entstehen kolikartige Schmerzen. Gehen Blut, Eiter und Schleim ab, ist eine gründliche Untersuchung notwendig. Im späteren Stadium kommt es zu Appetitlosigkeit und Gewichtsabnahme.*
*Der häufigste Darmkrebs ist der Mastdarmkrebs. Erste Anzeichen sind Änderungen der Stuhlentleerung; Verstopfung und Durchfälle wechseln sich ab. Weiterhin mengen sich Blut und Schleim bei. Schmerzen fehlen anfangs; wächst der Krebs in die Umgebung ein, entstehen Sitzbeschwerden und Nervenschmerzen, und letztendlich kommt es zum Darmverschluß.*

Selbstverständlich spielt, wie bei allen Krankheiten, auch hier die *Ernährung* eine entscheidende Rolle, denn wenn dem Darm viele belastende Eßwaren, die Gifte und Schlacken, Fäulnis- und Verwe-

sungsbakterien enthalten, zugeführt werden, dann kann der Körper sich niemals richtig regenerieren.
Die seelische Ursache ist bei beiden Krebsarten die gleiche. Es handelt sich neben *Geltungssucht* hauptsächlich um ein *Nicht-loslassen-Können*. Man hängt an einer Person, an einer Sache oder an einer Gewohnheit, von der man sich unbedingt trennen sollte. Der Zusammenhang mit Sturheit ist hier offenbar: Wer *stur* und inflexibel ist, kann nur schwer etwas loslassen.
Manchmal spielen auch *Ärger oder Sorgen* eine Rolle. Die Patienten leiden oft schon längere Zeit an Stuhlverstopfung. Es ist bereits ein Anzeichen, daß man nicht loslassen kann, wenn sich der Darm nicht regelmäßig entleeren kann. Man ist nicht entspannt genug, um dem Darm die Möglichkeit zu geben, die Schlacken, den Stuhl, auszuscheiden. Kann man negative Gedanken nicht loslassen, so kann auch der Darm Negatives (Kotmassen) nicht loslassen, das heißt, sich nicht entleeren.
Seelisches Verhalten und körperliche Maßnahmen hängen zusammen und sind eng miteinander verknüpft.

*Fallbeispiel*
Der Vater von Frau Dr. Müller-Kainz, der an Darmkrebs gestorben ist, gibt ein typisches Beispiel: Er hat fast sein ganzes Leben lang geraucht und sich unvernünftig ernährt. Er hat z. B. jahrelang nicht gerne Obst gegessen, weshalb ihm lebensnotwendige Vitamine fehlten. Es war also das Nicht-loslassen-Können der schlechten Gewohnheit des Rauchens und der falschen Ernährung, die den Krebs verursachte. Er war eine gute und interessante Persönlichkeit, aber er hatte auch die Gewohnheit, sich leicht aufzuregen und in Wut zu geraten. Leider hatte Frau Dr. Müller-Kainz damals noch nicht das Wissen, das sie heute besitzt, und konnte ihrem Vater nicht helfen.

Es ist ratsam, von Kindheit an für eine gute laktovegetabile Ernährung, für gute Verdauung und regelmäßige Entleerung des Darms zu sorgen.
Der Aufbau des Immunsystems ist von ganz besonderer Bedeutung, weil der Magen- und Darmtrakt die Mikroorganismen als unverzichtbare Mitarbeiter für seine Arbeit braucht. Es genügt nicht, diese Maßnahmen nur kurzfristig durchzuführen. Man muß monate-, ja sogar jahrelang den Darm unterstützen, damit er seine Arbeit wieder normal aufnehmen kann.

*Ein anderes Beispiel:*
Ein männlicher Patient fand sich und seine Arbeit so wichtig, daß er niemals etwas delegierte, obwohl er das Pensum kaum schaffte. Der Patient versuchte mit der Zeit, einen – vielleicht nicht so wichtigen – Teil der Arbeit jemand anderem zu übertragen, und zwar nicht nur einmal, sondern immer wieder. Er mußte lernen, einem anderen Menschen Vertrauen zu schenken und auch etwas abzugeben.

Das gleiche gilt im übrigen ebenso für Hausfrauen, die glauben, alles selbst machen zu müssen, obwohl halberwachsene Kinder da sind, die mithelfen könnten.

***Behandlungsmethode:***
***Seelisch:*** Darmkrebs hat besonders mit dem Problem des Nicht-Loslassens zu tun. Zu Beginn steht das Bewußtmachen der individuellen Situation während eines Gesprächs, was Offenheit und Ehrlichkeit seitens des Patienten erfordert. Der Patient sollte einsehen, daß gewisse Gewohnheiten ihn nicht weiterbringen bzw. ihm sogar schaden. Er muß die aufrichtige Bereitschaft entwickeln, die Situation zu ändern. Schließlich beginnt der Lernprozeß, sich selbst zu erkennen und die Gewohnheit einzustellen.
Ein wesentlicher Aspekt dabei ist, daß man anderen Menschen nicht nur vertrauen muß, sondern ihnen auch eine Chance geben sollte, selbst etwas zu leisten bzw. zu zeigen, was sie können. Erst wenn man nicht mehr darüber nachdenkt, ob jemand seine Arbeit oder seine Aufgaben richtig und gut erledigt oder nicht, hat man wirklich *losgelassen*. Man muß so viel loslassen, bis man spürt, wie die Spannung, der Streß nachläßt. Der Knoten im Darm löst sich dann förmlich von selbst auf.
***Physisch:*** Der Aufbau des Immunsystems mit dem *Frühstücksplan* hilft, den Darm wieder zu regenerieren. Die wichtigen Mikroorganismen müssen zugeführt werden, damit der Darm seine Arbeit wiederaufnehmen kann.
Außerdem sind die *Ernährungsumstellung* und die *Entgiftung und Entschlackung* (Birkensaft) unbedingt notwendig. Ausreichend Vitamin C aus natürlichen Quellen sollte zugeführt werden. Man muß täglich eine gewisse Menge Obst essen, und zwar zu jeder Jahreszeit. Obst und das darin enthaltene Vitamin C sind ein Reinigungsmittel für den Darm und helfen bei der Entschlackung.

### *Hautkrebs*

*Es gibt krankhafte Hautveränderungen, die nach einiger Zeit sicher bzw. mit einer gewissen Wahrscheinlichkeit in bösartige Geschwülste übergehen (sogenannte Präkanzerosen). Dementsprechend kann man gewisse Krebsvorstadien einteilen:*
*Es gibt fakultative Präkanzerosen (im weiteren Sinne), z. B. Hautveränderungen, die auf dem Boden chronischer Entzündungen, von Geschwüren oder Narben entstehen.*
*Zu den obligaten Präkanzerosen (im engeren Sinne) gehören die Bowen- (braunrötliches, schuppendes Knötchen in Gesicht, Rumpf, Mundschleimhaut oder an den Geschlechtsorganen) und die Paget-Krankheit (ekzemartige Rötungen mit leichtem Nässen und Schuppenbildung an der Brustwarze), gewisse verhornende Wucherungen der alternden Haut (Keratosen) und der bösartige Pigmentfleck (Lentigo maligna).*
*Hautkrebse können verschiedene Herkunft haben, wobei man unterschiedliche Formen unterscheiden kann.*

Die Haut ist ein Organ, das sowohl Nahrung aufnehmen als auch Schlacken ausscheiden kann. Daher ist es so wichtig, die Haut rein und frei von Schlacken zu halten. Man sollte regelmäßig duschen oder Bäder nehmen. Die Haut sollte einen gewissen Säureschutzmantel haben, wofür Essigbäder sehr gut sind. Diese schaffen einen günstigen pH-Wert für die »Nahrungsaufnahme«, unterstützen aber auch die Ausscheidung von Schlacken über die Haut.
Die Sonne ist heutzutage mit größter Vorsicht zu genießen. Man darf sich nicht mehr stundenlang »braten« lassen, da die Haut sehr darunter leidet. Die Sonne ist so aggressiv, daß wir immer leichter Hautkrebs bekommen.
Hautkrebs ist vor allem auf *mangelnden Mut* zurückzuführen. Mutprobleme ziehen immer Angst nach sich. Hier spielt häufig die Angst, eine Verbindung oder Beziehung loszulassen, die der eigenen Entwicklung schadet, eine große Rolle.
Es ist auch hier eine Verbindung zur *Geltungssucht* vorhanden. Loslassen und Geltungssucht müssen oft zusammen betrachtet werden, wenn es z. B. darum geht, die eigenen Ideen nicht loslassen zu können. Sind die Ideen objektiv richtig und gut, oder erntet man durch sie vor allem Lob und Anerkennung?
Manchmal gesellt sich dann noch der *Mangel an Vertrauen* dazu. Entweder man vertraut den eigenen Fähigkeiten oder den Fähig-

keiten anderer Menschen nicht und macht sich deshalb Sorgen. Es kann sich aber auch um einen Mangel an Gottvertrauen handeln. Mangelndes Gottvertrauen steht in engem Zusammenhang mit mangelndem Selbstvertrauen bzw. Minderwertigkeitsgefühlen. Man hat nicht den Mut, zu sich selbst zu stehen.
Mutprobleme können sich auch in Form von Überforderung zeigen, meist seitens der Menschen, die einem Energie entziehen. Man kann zu ihnen nicht »nein« sagen.
Jene Hautkrebsarten, die im Gesicht, besonders aber auf der Nase auftreten, weisen auf *Kritiksucht* hin oder zeigen, daß man seine Nase in etwas hineinsteckt, das einen nichts angeht. Man gibt Kommentare oder Urteile (meist negative) über etwas ab, das man nicht genau beurteilen kann. Man mischt sich damit sogar in die Entwicklung des anderen ein, da man ihm den Lernprozeß abnimmt. Derjenige kann nämlich das Gesagte oft gar nicht annehmen.

Beispiel: Die Mutter ist über den neuen Freund ihrer Tochter sehr unglücklich. Sie ist der Meinung, daß die beiden überhaupt nicht zusammenpassen und er keinen positiven Einfluß auf die Tochter hat. Mischt sich hier die Mutter ungefragt ein, hat es die Tochter viel schwerer, zu erkennen, daß er wirklich nicht der Richtige ist, und es dauert wesentlich länger, bis sie Schluß macht.

***Behandlungsmethode:***
***Seelisch:*** Die Verknüpfung der Eigenschaften und Situationen ist so vielfältig, daß man jeden einzelnen Fall besonders durchleuchten muß. Woran hält der Betroffene fest, was will er nicht *loslassen*? Aus welchem Grund ist es so? Ist es im privaten Bereich oder eher im Beruf? Wo gilt es *Mutproben zu bestehen*? Wo muß er »nein« sagen? Wo hat er nicht genügend Vertrauen? Dies sind Fragen, die genauestens beleuchtet werden müssen.
Sie sollten einiges hinterfragen und überprüfen, ob es wirklich richtig ist, was Sie machen. Mit einer gewissen *Ehrlichkeit zu sich selbst* sollten Sie die genauen Motive untersuchen – machen Sie etwas, weil es richtig ist oder weil Sie sich die entsprechende Anerkennung erhoffen? Wo haben Sie die Angewohnheit, sich in die Angelegenheiten anderer einzumischen? Geben Sie Ratschläge, obwohl Sie gar nicht gefragt wurden? Sie sollten sich klarmachen, daß Sie dem anderen dadurch nur schaden.

***Physisch:*** Alle Maßnahmen zur Unterstützung der Hautfunktion, vor allem *Moorbäder* und eine gesunde *Ernährung,* sollten durchgeführt werden. Die Sonne sollten Sie möglichst meiden.

### *Blasenkrebs*

*Der Blasenkrebs ist relativ selten und tritt bei Männern dreimal so häufig auf wie bei Frauen. Im allgemeinen kommt es zu einer malignen Entartung der Blasenschleimhaut, wobei auch äußere Einflüsse von großer Bedeutung sind. Nach der Aufnahme der Schadstoffe (kanzerogene Chemikalien, aromatische Amine, Zigarettenrauch) werden diese im Blut resorbiert und über Niere und Blase ausgeschieden.*
*Leitsymptom des Blasenkrebses ist das schmerzlose Blutharnen. Mit der Zeit stellt sich häufiger Harndrang ein, und schließlich kommen dann auch Schmerzen hinzu. Letztendlich tritt Harnverhalten ein.*

Alle Organe, die sich im Unterleib befinden, haben im engeren oder weiteren Sinne mit der körperlichen Beziehung zwischen Mann und Frau zu tun. Da Blasenkrebs bei Männern dreimal so häufig auftritt wie bei Frauen, ist er als weiteres Warnsignal für die Männer anzusehen, nicht *zu viel Gewicht auf die körperliche Beziehung* zu Frauen zu legen, weil ein zu häufiger oder zu intensiver Geschlechtsverkehr gesundheitsschädlich ist. Man sollte immer daran denken, daß die Freundschaft und die geistig-seelische Liebe ganz wichtige Ziele sind.
Es wird aber auch ein *Nicht-loslassen-Können* signalisiert. Man wird gezwungen, öfter auf die Toilette zu gehen. Man muß viel loswerden, weil man innerlich Schwierigkeiten loslassen sollte. Es geht hier darum, sich von einer falschen Einstellung loszusagen. Viele Männer haben das Gefühl, daß sie sich nur durch das Körperliche richtig zur Geltung bringen können.

***Behandlungsmethode:***
***Seelisch:*** In Ehe oder Partnerschaft sollte nicht das Körperliche im Vordergrund stehen. Es sollte vielmehr eine *seelisch-geistige Verbindung* vorhanden sein, die einen zusammenhält und vor allem persönlich aufbaut. Männer sollten verstärkt Wert auf ihre Persönlichkeitsentwicklung legen. Einen guten Freund als Gesprächspart-

ner zu haben – ohne eine körperliche Beziehung – ist dabei eine besonders große Hilfe.

### *Lymphogranulomatose (Hodgkin-Krankheit)*

*Bei dieser Krankheit liegen Gewebswucherungen vor, die meist vom Lymphknoten ausgehen und charakteristische Zellen (Hodgkin- und Sternberg-Riesenzellen) aufweisen. Je nach Lokalisation, Ausbreitung und feingeweblichem Bau unterscheidet man histologisch verschiedene Typen und klinisch verschieden schwere Stadien.*
*Als erstes Anzeichen macht sich eine schmerzlose Vergrößerung eines Lymphknotens im Halsbereich bemerkbar. Lymphknotenwucherungen in anderen Bereichen (z. B. Unterkiefer, Achselhöhle und Leistengegend) folgen, und auch Milz und Leber können sich vergrößern. Kommt es zur Verdrängung des Nachbargewebes, treten Schmerzen und andere dafür typische Symptome auf. Auch das Knochenmark kann beteiligt sein, wodurch es zur Zerstörung des blutbildenden Gewebes und zu Blutarmut kommt. Unspezifische Allgemeinsymptome sind Leistungsabfall, Fieber, Abmagerung, Juckreiz und eine hohe Blutkörperchensenkungsgeschwindigkeit.*

*Geltungssucht* und das Im-Mittelpunkt-stehen-Wollen sind die seelischen Ursachen dieser Krankheit, was sich aber ganz individuell äußert und auch individuell bearbeitet werden muß. Daher ist es hier sehr schwer, allgemeine Regeln aufzustellen.
Zudem kommt eine zweite Schwäche hinzu; sie hat mit *Zeitverschwendung* zu tun. Vor allem Menschen, die relativ wenig Selbstorganisation zeigen, nicht selbstdiszipliniert genug sind, ihren Tag richtig zu planen und einzuteilen, sind dadurch anfällig für verschiedene äußere Einflüsse und Ideen. Sie denken nicht darüber nach, ob es richtig ist, eine Tätigkeit durchzuführen. Diesen Patienten fehlt Selbstdisziplin und der Sinn für innere Ordnung. Sie können sich nicht auf das Wesentliche konzentrieren.
Zu Beginn der Krankheit vergrößern sich oft die Lymphdrüsen in der Halsgegend. Das ist ein Hinweis auf *negative Bemerkungen*. Es stecken also auch manchmal negative Gedanken dahinter oder das Unvermögen, das Positive im Negativen zu sehen. Die Patienten lassen sich also vom Negativen ablenken und verharren dabei.

***Behandlungsmethode:***
**Seelisch:** Setzen Sie den Schwerpunkt auf die *sinnvolle Zeitnutzung*. Der richtige Lebensrhythmus schafft schon einmal die wichtigsten Voraussetzungen dafür. Wenn Sie am Morgen früh aufstehen, beginnen Sie am besten mit Konzentrationsübungen, um die Weichen für den Tag positiv zu stellen. Tagsüber halten Sie immer wieder inne, um zu überprüfen, ob das, was Sie machen, auch wirklich wesentlich ist oder nicht. Bringt es Ihnen etwas Positives für Ihre Persönlichkeit, oder verzetteln Sie sich in Unwichtigem?

### *Leberkrebs*

*Der Leberkrebs kann einerseits von den Leberzellen ausgehen. Häufiger jedoch tritt er als sekundäres Leberkarzinom auf, d. h., es kommt zur Metastasenbildung oder Karzinome der Umgebung greifen direkt auf die Leber über.*

Die Leber mit all ihren Krankheiten steht vor allem unter dem Einfluß des *Nicht-vergeben-Könnens*, des Sichärgerns, des Zornigseins, des Wütendseins, des Grolls und der Rachegefühle. Diese Schwäche ist bei Leberkrebs besonders hervorstechend und zusammen mit der *Geltungssucht* eine ganz gefährliche Kombination. Sie stört das wichtige Giftbearbeitungsorgan in seiner Arbeit sehr.
Den Zusammenhang zwischen der Erscheinungsform der Krankheit und der seelischen Ursache kann man deutlich erkennen, denn auch hier arbeiten die Naturgesetze symbolisch. Weil man zu oft »giftig« ist, wird die Leber noch zusätzlich von diesen »gedanklichen« oder »wörtlichen« Giften belastet, was eine Überbeanspruchung ergibt, die schließlich zu einer Krankheit führt.

*Fallbeispiel*
Ein Unternehmer war mit einer Frau verheiratet, die nicht seiner Entwicklung entsprach. Dadurch tauchten häufig Meinungsverschiedenheiten auf, worüber sich der Patient ständig ärgerte und aufregte. Auch in seinem Betrieb ärgerte er sich über die Fehler der Angestellten. Sein Hauptproblem war, daß er sein Spiegelbild nicht erkannte. Die anderen mußten häufiger Fehler machen, damit er seine Schwäche des Sichärgerns erkennen konnte.
Während der Behandlung trennte er sich von seiner Frau und versuchte, in seinem Unternehmen Gelassenheit zu üben. Er befolgte alle Ernährungsempfehlungen und fühlt sich heute wieder gesund.

***Behandlungsmethode:***
***Seelisch:*** Es ist wichtig, an der Charaktereigenschaft *Vergeben* zu arbeiten. Bei negativen Geschehnissen sollte man erst einmal innehalten, bevor man zornig oder wütend reagiert. Fragen Sie sich: »Warum passiert mir das jetzt? Welchen Hintergrund hat es? Welche Schwäche wird mir gezeigt?« Erst einmal tief Luft holen, bevor Sie reagieren – erst überlegen, was Sie sagen ... Sie sollten immer mehr versuchen, das Positive in allen Ereignissen zu erkennen.
***Physisch:*** Alle *Ernährungsempfehlungen* im allgemeinen Teil des Buches sollten befolgt werden, um keine weiteren Gifte und Schlakken zuzuführen. Auch auf die *Entgiftung* und *Entschlackung* sollte besonderer Wert gelegt werden. Alkohol muß gemieden werden.
Die Leber ist ein sehr regenerationsfähiges Organ und kann sich nach entsprechenden Maßnahmen wieder gut erholen. Die *flüssige Bierhefe* – nach Durchführung des *Frühstücksplans* – wirkt unterstützend.

### Schilddrüsenkrebs

*In den meisten Fällen kommt es zuerst zu einer knotigen Vergrößerung der Schilddrüse. Schnelles Auftreten und Wachstum verstärken den Verdacht, weiterhin Heiserkeit, Atemnot und Schluckbeschwerden.*

Schilddrüsenkrebs hat mit der Schwäche *falsche Zeitnutzung* zu tun. Man hat die Gewohnheit, sich zu sehr mit sogenannten »*Mühlsteinen*« zu befassen. Es sind meist mehr Frauen davon betroffen. Sie setzen viel Zeit und Energie für Menschen ein, die sie »retten« wollen, die aber selbst **nicht** »gerettet« werden wollen. Sie gießen sozusagen ständig Wasser in ein Faß ohne Boden hinein.

*Fallbeispiel*
Eine Patientin mit Schilddrüsenkrebs war einmal verheiratet, inzwischen ist sie allerdings wieder geschieden. Nach der Trennung von ihrem Mann hatte sie hintereinander zwei Freunde, die jedoch ebenfalls nicht zu ihr paßten. Die Patientin wollte alle drei Männer »retten«, obwohl die sich selbst gar nicht hilfebedürftig fühlten. Zusätzlich hat die Frau aus ihrer Ehe eine Tochter (Ende 20), um die sie sich über die Maßen sorgte. Bei all diesen Personen setzte sie also sehr viel Energie ein, die allerdings ungenutzt blieb. Diese Menschen wollten nicht »gerettet« werden.

Während der Behandlung konnte sie sich vom letzten Freund lösen – von den anderen zwei Männern war die Trennung schon erfolgt. Und auch die Tochter konnte sie loslassen und ihr eigenes Leben führen lassen. Inzwischen fühlt sie sich auch körperlich sehr gut, und sie versucht, die richtigen Freundschaftsbeziehungen, vor allem zu Frauen, zu finden und aufzubauen.
Menschen, die die Schwäche haben, Menschen retten zu wollen, ziehen interessanterweise immer wieder Leute an, die scheinbar hilfsbedürftig sind. Sie werden auf diese Weise geprüft, ob sie »anbeißen« und sich für diese vermeintlich Hilfsbedürftigen einsetzen, obwohl diese gar nicht danach fragen bzw. darum bitten.

***Behandlungsmethode:***
***Seelisch:*** Überprüfen Sie Ihre *Beziehungen zu Menschen.* – Sind sie auch an ihrer Weiterentwicklung interessiert und wollen sie an sich arbeiten, d. h. sich verbessern? Erhalten Sie Energie, fühlen Sie sich aufgeladen, nachdem Sie mit ihnen zusammen waren? Oder sind Sie hinterher ausgelaugt und müde?
Hat man einen »Mühlstein«, so sollte man ihn immer mehr loslassen und seinen Weg gehen lassen. Auf der anderen Seite kann man dann aufbauende Freundschaften finden und pflegen.

***Zusammenfassung der seelischen und physischen Maßnahmen zur Überwindung aller Krebsarten:***
***Seelisch:***
1. *Nehmen* Sie die Krankheit als *Lernprozeß dankbar* an.
2. Erkennen und bearbeiten Sie die *seelische Ursache,* besonders die *Geltungssucht.*
3. Äußern Sie täglich den *Wunsch,* vor allem die seelischen Schwächen der Krankheit abzubauen, um möglichst bald wieder gesund zu sein (= 99 % der Arbeit).
4. Führen Sie mit *Selbstdisziplin* alle notwendigen Ernährungsmaßnahmen durch.
5. Bemühen Sie sich, *das Positive* im anscheinend Negativen zu erkennen.
6. Üben Sie *Geduld* und *Gottvertrauen.*
7. Verlieren Sie den Sinn des Lebens – die *seelische Weiterentwicklung* – nie aus den Augen.
8. Führen Sie *Konzentrationsübungen* durch, um bewußter zu werden.

***Physisch:***

1. Stellen Sie um auf eine *laktovegetabile Kost.*
2. Führen Sie Maßnahmen zur *Entgiftung* und *Entschlackung* durch.
3. Bauen Sie Ihr Immunsystem mit dem *Frühstücksplan* auf.
4. Erhöhen Sie die Zufuhr von *Molybdän* (mit Rote-Bete-Pulver).

## 9.24. Infektionskrankheiten

*Eine Infektion ist die Voraussetzung für die Entstehung einer Infektionskrankheit. Eine Infektion ist die Übertragung, das Eindringen und die Vermehrung von Mikroorganismen (Bakterien, Viren, Pilze u. a.) in den und im Körper. Die infektiösen und krank machenden (pathogenen) Eigenschaften der Mikroorganismen bestimmen wesentlich die Entstehung und den Verlauf einer Infektionskrankheit. Außerdem spielen die Empfänglichkeit und die Immunität des Menschen eine Rolle.*

Es stellt sich nun die Frage, warum manche Menschen Infektionskrankheiten bekommen, andere aber nicht. Selbst bei Epidemien bleiben manche Menschen verschont. Dies ist aber nicht nur der heutigen Medizin zuzuschreiben, das war auch in früheren Zeiten schon der Fall. Selbst die Pest oder die Cholera haben etliche überlebt.

Alles Negative kann nur dann den Körper befallen oder es kann nur dann eine Infektionskrankheit entstehen, wenn die seelische Voraussetzung dafür geschaffen wurde. Man darf nicht denken, daß alles nur von außen kommt, wie das bei vielen Infektionskrankheiten geglaubt wird. Hat man entsprechende Fehler gemacht, kann es zur Ansteckung kommen, denn durch die Fehler wird das Immunsystem geschwächt.

Aber auch die Ernährung spielt bei Infektionskrankheiten eine große Rolle. Ißt man gesundheitsbewußt und gibt man dem Körper nur das, was ihn aufbaut, ist unser Immunsystem gestärkt. Nehmen wir Speisen (vor allem Fleisch- und Wurstwaren, Eier) ein, die uns Verwesungs- und Fäulnisbakterien zuführen, so leidet das Abwehrsystem sehr. Diese Bakterien sind nämlich die größten »Feinde« unserer wichtigen, positiven Darmbakterien. Wir sollten also bei der Ernährung wählerisch sein und am besten eine laktovegeta-

bile Kost zu uns nehmen. Natürlich sollten wir auch bei der Aufbewahrung und Verarbeitung von Lebensmitteln gewissenhaft sein.
Viele Infektionskrankheiten bekommt man im Urlaub, wenn man in bestimmte Länder fährt. Urlaub sollte Erholung und Regeneration bieten, weshalb man auch beim Urlaubsziel wählerisch sein sollte. Bei Geschäftsreisen in Risikogebiete sollte man besonders vorsichtig bei der Auswahl von Speisen sein. Man muß immer bedenken, daß Menschen aus den gemäßigten Klimazonen keine Abwehrkräfte gegen Erreger tropischer Krankheiten haben.
Die Symptome der Infektionskrankheiten, wie Fieber, Erbrechen und Durchfälle, zeigen an, daß der Körper bemüht ist, die Gifte möglichst schnell auszuscheiden. Man sollte deshalb dem Körper die Ruhe dazu geben und ihn in der Ausschleusung unterstützen. Der *Frühstücksplan* mit zwei- bis dreifacher Menge von Bacillus subtilis, Bifidus- und Acidophilus-Bakterien hilft dem Körper, Viren und Bakterien rasch wieder loszuwerden und das Immunsystem wiederaufzubauen.

Ist man auf die Gesunderhaltung des Körpers aus – dies schließt eine gesunde laktovegetabile Kost und einen regelmäßigen Aufbau des Immunsystems ein –, so bietet dies einen optimalen Schutz gegen Infektionskrankheiten. Wer sich um seine Weiterentwicklung, also um die Verbesserung seiner Charaktereigenschaften bemüht, der besitzt eine gute Abwehrkraft.

***Behandlungsmethode:***
*Viele Infektionskrankheiten sind meldepflichtig und müssen dementsprechend medizinisch behandelt werden.*
***Seelisch:*** Infektionskrankheiten sollen die Menschen veranlassen, sich mehr um ihre Gesundheit zu bemühen. Das seelische Talent, den *Körper gesund zu erhalten,* ist eine wichtige Hilfe bei der Weiterentwicklung der Seele. Durch die richtige Ernährung sollten Sie Ihrem Körper Kräfte zuführen, anstatt ihn zu belasten. Es gehört oft Selbstdisziplin dazu, bei der Auswahl von Lebensmitteln und Speisen wählerisch zu sein. Wir können unsere Persönlichkeit viel besser und schneller entwickeln, wenn der Körper in einem gutem Zustand ist, vor allem auch, wenn Gehirn und Nervensystem gut funktionieren.

### *Salmonelleninfektion*

*Diese Infektionskrankheit lösen Salmonellen aus. Sie wird verursacht durch die Einnahme infizierter Lebensmittel, besonders nach hygienisch unzulänglicher Zubereitung oder Verarbeitung. Dabei kommt es zu schweren Brechdurchfällen, die mit schweren Salz-Wasser-Verlusten verbunden sind.*

Die Salmonelleninfektion entsteht vor allem durch den Genuß von *Eiern*, die eine große Anzahl von Fäulnis- und Verwesungsbakterien enthalten und oft mit Salmonellen infiziert sind. Auch durch Fleisch- und Wurstwaren kann eine Salmonellenvergiftung entstehen. Speisen, die längere Zeit ungekühlt stehen oder aufgewärmt werden, sind eine Gefahrenquelle. Sehr häufig kommen Vergiftungen in Gebieten vor, in denen die Menschen noch keine Kühlschränke haben. Die Speisen stehen dann manchmal längere Zeit offen und für Fliegen zugänglich herum.

*Fallbeispiel*
Da ist der Fall eines Kindes, das nach dem Genuß von Eiern eine Salmonellenvergiftung bekam. Die Mutter war eine Patientin und kannte unsere Methoden. So wurde das Kind unter Aufsicht ausschließlich auf folgende Weise behandelt: Das Kind bekam eine größere Menge Bactisubtil® und Wobenzym®, um den Körper mit positiven Bakterien zu versorgen und die Infektion einzudämmen. Auch eine Entgiftung mit Birkensaft wurde durchgeführt. Knoblauch stellt ebenso ein gutes Mittel gegen die negativen Bakterien dar. Nachdem sich der Brechreiz der ersten Tage gelegt hatte, konnte das Kind eine leichte Kost mit viel Obst (eventuell Kompott) und Gemüse zu sich nehmen. Der Wasserverlust, der durch Erbrechen und Durchfall eingetreten war, wurde mit sehr viel Flüssigkeit in Form von Gemüsebrühe, Kräutertee und Mineralwasser ausgeglichen. Das Kind wurde rasch wieder gesund.
Die Mutter wurde durch die Erkrankung ihres Sohnes dazu angehalten, vor allem auch bei ihren Kindern auf eine *gesunde Ernährung* zu achten. Kinder sollten besonders in ihrer Wachstums- und Aufbauphase alle nötigen Nährstoffe in guter Qualität bekommen, um ein gutes Fundament für ihr Leben zu haben. Dies geschieht am besten mit einer vielseitigen laktovegetabilen Ernährung.

### *Gürtelrose (Herpes zoster)*

*Der Virus der Windpocken und der der Gürtelrose sind identisch, und zwar handelt es sich um den Varizella-Zoster-Virus. Hier kann es zur Zweitinfektion mit dem Windpockenvirus kommen, wobei sich eine Gürtelrose entwickelt. Der Schweregrad nimmt meist mit steigendem Alter zu.*
*Es treten schubweise rötliche Flecken und Schwellungen auf, meist halbseitig, gürtelförmig verlaufend, im Versorgungsbereich einzelner Nerven. Aus ihnen entstehen Knötchen, die sich dann in Bläschen umwandeln. Begleitend treten Abgeschlagenheit, Fieber, Schwellung der regionalen Lymphknoten und Schmerzen auf.*
*Meist sind der Brustkorb und der Lendenbereich betroffen, aber auch Bereiche des Gesichts und der Ohren können befallen sein. Selten greift die Gürtelrose auf Rückenmark und Gehirn über. Nur bei geschädigtem Immunsystem breitet sich die Gürtelrose über den ganzen Körper aus.*

Schwächen sind hier in der Charaktereigenschaft positive Lebenssicht zu finden. Diese Patienten haben die Tendenz, vor allem das *Negative zu verbreiten.* Auch mischen sie sich oft ungefragt in das Leben anderer ein. Die intensive Befassung mit dem Negativen ist letztendlich auch eine Art von Zeitverschwendung.
Diese schmerzhafte Krankheit symbolisiert, daß man mit negativem Gerede anderen im Prinzip »Schmerzen« zufügt. Sie kann immer wieder auftreten, wenn die Schwäche zwischenzeitlich nicht genügend erkannt und bearbeitet wurde.

***Behandlungsmethode:***
**Seelisch:** Man sollte versuchen, das *Positive* in allem zu erkennen und zu verbreiten. Negative Ereignisse möchten auf eigene Unzulänglichkeiten hinweisen und sind als Hilfe gedacht. Dies zu erkennen und die entsprechende Schwäche zu bearbeiten, ist nun die Aufgabe des Patienten.

### *Fieberbläschen (Herpes)*

*Fieberbläschen kündigen sich durch Rötung, Brennen und Kribbeln an, bevor sie sich vereinzelt oder in Gruppen an Oberlippe, Wange oder an den Geschlechtsteilen darstellen. Es gibt zwei Ar-*

*ten von Herpesviren: Die einen sind für Erscheinungen im Kopf-Mund-Bereich verantwortlich, die anderen für Erscheinungen im Bereich der Geschlechtsorgane.*
*Schmerzen werden durch die folgende Entzündung verursacht. Bei einigen kommen diese Bläschen regelmäßig zum Vorschein. Sie können im Zusammenhang mit der Regelblutung stehen oder durch kleine Verletzungen, Sonnenbrand oder Zahnoperationen verursacht werden.*

Hier gibt wieder die Lokalisation des Herpes Aufschluß über die entscheidenden Schwächen:
Sind die Fieberbläschen an Oberlippe oder Wange, hängt es mit einer *negativen Lebenssicht* und der damit verbundenen Kritik zusammen. Man hat die Tendenz, das Negative zu verbreiten.
Herpes an den Geschlechtsorganen gibt Hinweise auf einen *unkontrollierten Geschlechtsverkehr*. In einer Ehe oder Partnerschaft sollte der Schwerpunkt auf der seelisch-geistigen Verbindung liegen, das Körperliche sollte nicht im Vordergrund stehen.

***Behandlungsmethode:***
***Seelisch:*** Sie sollten auf eine *positive Lebenssicht* Wert legen. Alles, was Ihnen widerfährt, hat eine positive Bedeutung. Auch sollten Sie darauf achten, nichts Negatives (»Klatsch und Tratsch«) zu verbreiten.
Es ist gut, sich Gedanken über die Sexualität zu machen. Welchen Sinn hat sie? In Ehe und Partnerschaft sollten auf jeden Fall die Interessen auf einer Ebene liegen, und die persönliche Weiterentwicklung sollte gefördert werden.

### *»Erkältung« (grippaler Infekt) · Grippe (Influenza)*

*Grippaler Infekt (Erkältung) ist eine Bezeichnung für eine Reihe von verschiedenen fieberhaften Infektionskrankheiten der oberen Luftwege mit Schnupfen und Husten. Wegen der leichteren Verlaufsform der Symptome, die einer Grippe ähneln, wird auch der grippale Infekt fälschlicherweise vom Laien als Grippe bezeichnet.*
*Die Grippe (Influenza) wird durch die Influenzaviren hervorgerufen und stellt eine ernste Erkrankung dar. Die krank machende Wirkung bezieht sich vor allem auf die Schleimhaut der Atemwege, die Gifte können aber auch in den Körper gelangen und ent-*

*sprechende Erscheinungen auslösen. Die Erkrankung tritt plötzlich auf mit Kopf- und Gliederschmerzen, Fieber, Schüttelfrost, Augenbrennen, Husten und Halsschmerzen, eventuell Erbrechen und Durchfällen (Darmgrippe).*

Man kann »Grippe« getrost als etwas Nützliches betrachten, denn sie ist eine **Heilkrise**, genauso wie Schnupfen, Fieber usw. Solche gelegentlichen Heilkrisen sind notwendig, und man sollte sie dankbar annehmen.

Die Ursache von »Grippe« liegt insofern in der Seele, als man die »Grippe« durch *mehr Ordnung* in seinem Leben weitgehend vermeiden kann. Zu dieser Ordnung gehört auch Disziplin in der Ernährung. Sehr viele Menschen, die ihre Ernährung umgestellt haben und sich um richtiges Verhalten bemühen, haben sehr selten »Grippe«. Wir sollten den Körper wirklich als Leihgabe, als Instrument ansehen, das wir hier auf der Erde benötigen, um leben zu können. Er ist also eine Art Fahrzeug, das wir schonen sollten, um es möglichst lange benützen zu können. Man *darf den Organismus nicht vernachlässigen* und *unnötig überfordern, vergiften und verschlacken.*

Durch eine *ungesunde Lebensweise,* etwa durch Rauchen oder durch die Einnahme von Suchtmitteln, wird der Organismus überfordert. Das Überangebot an Giften muß ausgeschieden werden, was der Körper in Form einer »Grippe« bewerkstelligt. Hier sollte man keine Medikamente nehmen, weil sie die Menge der Gifte erhöhen würden. Man muß den Körper bei diesem natürlichen Reinigungsprozeß unterstützen und verstärkt entgiften und entschlacken.

Darmgrippe kommt bei uns immer häufiger vor, wodurch wir immer wieder daran erinnert werden, daß wir uns um die *Ernährung mehr Gedanken* machen sollen. Ißt man Fleisch und Eier, nimmt man viele Verwesungs- und Fäulnisbakterien zu sich, die unser Immunsystem sehr schwächen. Sie sind die größten »Feinde« unserer lebenswichtigen und guten Bakterien im Darm. Durch gesundheitliche Schwierigkeiten werden wir angehalten, uns auf eine gesunde laktovegetabile Kost umzustellen.

Frau Dr. Müller-Kainz erinnert sich, daß sie vor mehr als 20 Jahren, als sie auch noch Fleisch aß, regelmäßig eine Darmgrippe bekam, weil der Körper keine andere Möglichkeit hatte, diese Verwesungsgifte auszuschleusen, ohne dabei die Nieren und die Leber zu sehr zu belasten. Seitdem sie sich richtig ernährt, hatte sie nie wieder eine Darmgrippe.

***Behandlungsmethode:***
***Seelisch:*** Das Talent, seinen Körper gesund zu halten, sollte ausgebaut werden. Machen Sie sich um die Ernährung mehr Gedanken, und seien Sie wählerisch mit dem, was Sie essen. Geben Sie Ihrem Körper das, was er braucht, in natürlicher Form (mit einer laktovegetabilen Kost), und vermeiden Sie es, ihn mit Giften und Schlacken zu belasten.
***Physisch:*** Bettruhe und ausgiebiges Schwitzen ist notwendig. Mit sehr viel Flüssigkeit, *Vitamin C* aus natürlichen Quellen und *Birkensaft* unterstützen Sie den Ausscheidungsvorgang. In diesen Tagen sollten Sie nur leichte Nahrung zu sich nehmen, um den Körper nicht noch zusätzlich zu belasten. Der *Frühstücksplan* mit zwei- bis dreifachen Mengen an Bacillus subtilis, Bifidus- und Acidophilus-Bakterien hilft dem Körper, Viren und Bakterien rasch loszuwerden und das Immunsystem wiederaufzubauen.

### *Warzen*

*Warzen sind Hauterscheinungen, die durch verschiedene Typen des humanen Papillomavirus verursacht werden. Dabei unterscheidet man jugendliche Warzen, die gewöhnlichen Warzen, die spitzen Feigwarzen und die gutartigen Alterswarzen.*
*Gewöhnliche Warzen sind ungefähr stecknadel- bis erbsengroße Wucherungen mit graugelber, stark verhornter, unebener Oberfläche und einem Stiel, der in die Tiefe eindringt. Sie entwickeln sich zu blumenkohlartigen Wucherungen. Sie befallen vor allem Hand- und Fingerrücken und machen keine Beschwerden.*

Warzen haben in erster Linie mit *Sturheit* zu tun. Sie treten häufig als Vorwarnung auf, bevor eine andere, schwerere Krankheit (z. B. Darmerkrankung) erscheint, wenn keine Veränderung herbeigeführt wird. Diese Sturheit kann man wiederum auf allen Gebieten finden, zum Beispiel kann man stur an einem falschen Beruf, einem falschen Partner oder einer schlechten Gewohnheit hängen. Man sollte sich die folgenden Fragen stellen: »Wo gehe ich einer Sache nach, die mich in der Entwicklung letztendlich behindert? Wovon möchte ich nicht loslassen?«

***Behandlungsmethode:***
***Seelisch:*** Es ist wichtig, sich um eine gute *Konzentration* zu bemühen. Dabei helfen die Übungen in der ersten Morgenstunde. Mit Hilfe der Konzentration wird uns eher bewußt, was die Tagesschule uns sagen will, was man falsch macht und was man lernen sollte. Natürlich muß die Bereitschaft vorhanden sein, das Falsche *loszulassen* und sich dem Wesentlichen zuzuwenden. Man sollte ehrlich und ernsthaft den Wunsch haben, eine Veränderung herbeizuführen. Kleine Übungen kann man tagsüber machen, indem man sich immer wieder fragt, ob das, was man machen möchte, auch wirklich richtig ist. Bei kleinen Gegebenheiten kann man dann seine Flexibilität immer öfter zeigen. Wie Sie Sturheit bearbeiten können, lesen Sie bitte unter »Vergeben«, Kapitel »Die Seele des Menschen« und im Anhang nach.
***Physisch:*** Empfehlenswert ist – je nach Lokalisation der Warzen – *Essig-Hand- oder -Fußbäder* zu machen. Dabei hält man die Füße zehn Minuten, die Hände zwei Minuten in reinen Obstessig, danach kurz abspülen und eincremen (z. B. mit Lanolincreme).

## *AIDS*

*AIDS ist eine Abkürzung für die englische Bezeichnung »Acquired Immune Deficiency Syndrome«, zu deutsch »erworbene Immunschwäche«.*
*Darunter versteht man eine Infektion mit dem erst seit einigen Jahren bekannten HIV. Das HIV schädigt eine bestimmte Gruppe der immunkompetenten Zellen, die sogenannten Helferzellen. Die körpereigenen Abwehrkräfte brechen zusammen, und selbst harmlose Infektionen können nun zu einer schweren, meist tödlichen Erkrankung führen.*
*Risikogruppen sind Homo- und Bisexuelle, in Promiskuität (sehr häufiger Partnerwechsel) oder mit aggressiven Sexualpraktiken Lebende und Drogenabhängige. Neugeborene können über die Mutter infiziert werden. Risikofrei ist inzwischen weitestgehend die Behandlung mit Blutkonserven.*

Die interessanteste Erscheinung einer relativ neuen Krankheit ist momentan AIDS.
Es ist bemerkenswert, daß diese Krankheit nur ganz bestimmte Gruppen von Menschen befällt, und zwar sind das Menschen, die

durch lange anhaltende Schwächen ihr Immunsystem sozusagen abgewirtschaftet haben. Die auffallendste Schwäche in diesem Zusammenhang ist sehr oft Drogensucht, meist in Kombination mit z. B. Homosexualität oder Promiskuität. Interessant ist auch, daß viel mehr Männer als Frauen diese Krankheit bekommen.
Es wird in medizinischen Büchern gesagt, daß das Vollbild der Erkrankung selten länger als fünf Jahre überlebt wird. Das gilt selbstverständlich dann, wenn die Patienten nicht die Krankheit an der Wurzel, an der **wirklichen** Ursache, anpacken und ihr Leben grundlegend verändern.
Die Kombination von Schwächen, die AIDS verursacht, hat vor allem mit *Zeitverschwendung* zu tun. Es handelt sich um Menschen, die durch falsche Verhaltensweisen, wie eben Drogenkonsum oder falsche körperliche zwischenmenschliche Beziehungen, kostbare Lebensenergie und Zeit verschwenden.

*Fallbeispiel*
Seit seinem 15. Lebensjahr verdiente sich ein junger, gutaussehender Mann sein Geld mit Prostitution. Als er in die Praxis kam, war er Anfang 30. Inzwischen hatte er aus freien Stücken mit den Drogen aufgehört, war aber der Homosexualität noch sehr verbunden. Homosexualität ist sehr schwer abzulegen, da sie einen eigenen Lebensstil beinhaltet.
Nach mehreren Konsultationen konnten ihm die Zusammenhänge deutlich gemacht werden, und es wurde ihm erklärt, wie wichtig es für ihn ist, die Homosexualität aufzugeben. Da die Sterblichkeitsrate bei AIDS bei fast 100 % liegt, trieb ihn die Todesangst doch dazu, die sexuellen Beziehungen zu Männern abzubrechen. Parallel dazu stellte er konsequent die Ernährung um und baute sein Immunsystem mit dem *Frühstücksplan* mit erhöhten Dosen der positiven Bakterien auf. Er gewöhnte sich mit der Zeit auch einen »normalen« Lebensrhythmus an.
Die ersten Symptome, die sich bereits gezeigt hatten, vergingen wieder, und er konnte sein Studium gut beenden.

AIDS ist im allgemeinen sehr schwer zu heilen, da diese Patienten grundlegend und radikal ihr Leben umstellen müssen. Sie müssen fast alles aufgeben – die Drogen, die sexuellen Gewohnheiten und den damit verbundenen Lebensstil – und neu anfangen.
Dazu kommt, daß durch Drogenkonsum das Immunsystem bald

völlig zum Erliegen kommt. Vor allem aber fällt die seelische Entwicklung schnell auf einen Tiefpunkt, aus dem man nur sehr schwer wieder herauskommt.

***Behandlungsmethode:***
***Seelisch:*** Man sollte sich immer vor Augen halten, daß unsere *Persönlichkeit,* unsere Seele das Wichtigste ist. Unsere Hauptaufgabe ist es, diese *weiterzuentwickeln,* d. h. unsere Stärken auszubauen, aber auch die Schwächen abzubauen. Dazu erhalten wir vielfältige Hilfen von den Naturgesetzen, die wir erkennen und annehmen sollten.
Nur nach körperlicher Befriedigung zu schauen oder dem Körper durch Drogen zu schaden, kann kein Gewinn für die Seele sein. Es ist viel entscheidender, den Körper gesund zu erhalten und die inneren und geistigen Werte zu erkennen. Gerade bei AIDS-Kranken muß eine *völlige Änderung der Lebenssituation und -einstellung* herbeigeführt werden. Dies ist natürlich sehr schwierig.
***Physisch:*** Hier muß besonders auf gesundheitliche Maßnahmen geachtet werden. *Entgiftung* und *Entschlackung* (nach Drogenentzug) sind sehr wichtig. Man sollte sich sehr gesundheitsbewußt ernähren (*laktovegetabile Kost*), das Immunsystem mit dem *Frühstücksplan* über Jahre wieder aufbauen und auch einen gesunden Lebensrhythmus einhalten.

## *Pilzerkrankungen (Mykosen)*

*Pilzerkrankungen sind im allgemeinen harmlos. Sie können als Hautpilz auf Füßen und Händen oder als Nagelpilz auftreten. Besonders auf den Handflächen und auf den Fußsohlen sind sie oft mit einem unangenehmen Juckreiz verbunden.*
*Candidapilze erscheinen auch häufig im Darm (siehe »Candida-Mykosen [Pilzinfektionen]«, Kapitel »Darm«).*

Hier liegt die Ursache im Bereich der *Sturheit.* Man möchte an einer schlechten Gewohnheit oder Routine festhalten, die einen letztendlich in der persönlichen Entwicklung nicht weiterbringt. Oder man möchte immer nur das tun, was man sich in den Kopf gesetzt hat, ohne zu überprüfen, ob es sinnvoll und objektiv richtig ist. Falsche Beziehungen möchte man nicht loslassen usw. Pilzerkrankungen sind sehr seßhaft, da Sturheit sehr seßhaft ist. Sie sind ein Hinweis auf mangelnde Flexibilität.

Pilze an den Füßen zeigen, daß man in einer Situation steht, die man *ändern* sollte, denn so, wie sie ist, bringt sie einen nicht weiter. Pilzerkrankungen an den Händen bedeuten, daß man bei einer bestimmten Angelegenheit die Zügel *loslassen*, d. h. sich nicht in die Situation von anderen einmischen sollte.

***Behandlungsmethode:***
***Seelisch:*** *Sturheit* ist die am schwierigsten zu bearbeitende Schwäche des menschlichen Charakters. Deshalb wird sie auch in so vielen unterschiedlichen Krankheiten und Abstufungen aufgezeigt. So bestehen auch hier die seelischen Maßnahmen im Herausfinden und Bearbeiten jener Situationen, in denen man sich stur verhält.
***Physisch:*** Es ist besonders auf *Entgiftung* und *Entschlackung* Wert zu legen. Die *dunkelblauroten Säfte,* wie Johannisbeer-, Heidelbeer- und Holundersaft, wirken blutreinigend. Die positiven Bakterien helfen bei der Beseitigung der Pilze.

## 9.25. Kinderkrankheiten

Lesen Sie bitte auch das Kapitel »Warum werden Kinder krank?«!

### *Masern und Röteln*

*Die Krankheitsbilder von Masern und Röteln sind sehr ähnlich, doch hat man die eine Erkrankung durchgemacht, ist man vor der anderen nicht geschützt. Die Übertragung erfolgt durch Tröpfcheninfektion oder direkte Berührung, wobei die Viren außerhalb des Organismus nicht lange überleben können.*
*Masern zeichnen sich durch Fieber, Niesen, Schnupfen und trockenen Husten aus. Es tritt dann bald der typische Masernausschlag auf, mit hellroten und etwas erhabenen Flecken.*
*Das wichtigste Erkennungsmerkmal für Röteln sind Lymphdrüsenschwellungen im Nacken und hinter den Ohren, die einige Wochen anhalten können.*

Wohl kann es aber auch vorkommen, daß Frauen, die während der ersten drei Monate einer Schwangerschaft an Röteln erkranken, Fehlgeburten haben oder daß das Kind Schaden nimmt. Es stellt sich dann die Frage, ob die Schwangerschaft prinzipiell richtig ist, ob der Zeitpunkt richtig gewählt wurde und ob die Partnerschaft in Ordnung ist.

### *Windpocken*

*Windpocken sind eine harmlose Pockenart, die auch »Wasserblattern« genannt wird. Der Erreger ist ein Virus. 13 bis 17 Tage nach der Ansteckung bricht die Krankheit aus.*
*Die Krankheitserscheinungen sind Gliederschmerzen, Fieber zwischen 38 und 39 °C, heftiger Juckreiz und rote Hautflecken. Die Flecken verwandeln sich im Laufe mehrerer Tage in Schüben vom Kopf bis zu den Füßen in stecknadelkopfgroße bis linsengroße gedellte Bläschen. Kennzeichnend ist also das Vorhandensein von neuen Flecken, frischen und älteren Bläschen und Bläschenresten. Man sollte dafür sorgen, daß die Kinder diese Bläschen nicht aufkratzen, weil sie sonst Narben hinterlassen.*

### *Mumps*

*Im Volksmund heißt diese Krankheit auch Ziegenpeter. Sie tritt häufiger bei Kindern im Schulalter auf als bei Kleinkindern.*
*Es handelt sich um eine Viruskrankheit, bei der es zu einer nichteitrigen Schwellung der Ohrspeicheldrüse kommt. Fieber begleitet die ansonsten meist asymptomatisch verlaufende Erkrankung.*

Krankheiten der Kinder stellen eine *Prüfung für die Eltern* dar: Sind sie gleich verzweifelt und sorgenvoll und verlieren die Nerven? Oder bleiben sie ruhig und geben dem Kind das Gefühl der Geborgenheit, des Vertrauens und der Ruhe? Geben sie liebevolle Behandlung und Zärtlichkeit? Haben sie Verständnis für das momentane ungute Gefühl und das Verhalten des Kindes, das mit der Krankheit einhergeht, obwohl sie sich im einzelnen nicht mehr genau erinnern können, wie sie sich selbst in so einem Fall gefühlt haben?
Kinderkrankheiten treten oft zu einem Zeitpunkt auf, in dem die *Eltern nicht genügend Zeit* haben, sich den Kindern zu widmen. Auch können sie in einer Phase kommen, in der es Probleme in der Ehe gibt. Durch die Erkrankung des Kindes können die Probleme dann leichter geschlichtet werden, oder aber es kommt zu einer Verschlimmerung. Es ist auf jeden Fall ein Zeitpunkt, zu dem Entscheidungen fallen sollten.
Kinder und Eltern sind eine Einheit. Eltern haben gerade während der Erkrankung des Kindes eine gute Gelegenheit, sich vorbildhaft zu verhalten und Liebe, Geduld und Ausdauer zu zeigen.

Vor allem sollten sie der *Ernährung* mehr Aufmerksamkeit schenken. Es ist heutzutage sehr wichtig, daß die Kinder die richtigen Lebensmittel zu essen bekommen. Ihr Immunsystem sollte vor allem nicht mit Fäulnis- und Verwesungsbakterien aus Fleisch und Eiern belastet werden. Eine vielseitige laktovegetabile Kost gibt den Kindern alle Nährstoffe, die sie für ihre Wachstumsprozesse brauchen.

***Allgemeine Behandlungsmethode:***

***Seelisch:*** Werden Kinder bis zu einem Alter von zwölf Jahren krank, ist dies vor allem ein Hinweis *für die Eltern*. Sie sollten sich mehr Zeit für ihre Kinder nehmen und auf eine gesunde Ernährung achten. Auch sollten sie in der Erziehung liebevoll und konsequent sein.

***Physisch:*** Die Infektionskrankheiten der Kinder gehen mit Fieber, teilweise sogar mit hohem Fieber einher, weshalb *Bettruhe* unbedingt notwendig ist.

Mit Birkensaft und viel *Vitamin C* aus Zitrusfrüchten wird eine gründliche *Entgiftung* und *Entschlackung* durchgeführt. Außerdem sollen zur Blutreinigung große Mengen *dunkelblaurote Säfte* (Heidelbeere, Holunder, Johannisbeere) verabreicht werden. Mit *Wobenzym®* (10 bis 15 Stück über den Tag verteilt, mit viel Flüssigkeit) und *Bactisubtil®* (drei bis fünf Kapseln am Tag) wird den Entzündungen entgegengewirkt.

Wenn möglich, soll auch eine *Knoblauchkur* gemacht werden. Das ist freilich bei Kindern nicht so einfach. Knoblauch-Spaghetti werden von den Kindern am ehesten angenommen.

## ***Legasthenie***

*Legasthenie ist eine Schwäche, die ein Kind im Zusammenhang mit Lesen und Schreiben hat. Die Buchstaben werden verwechselt, und die Wörter können nicht so genau als Begriffe koordiniert werden. Der harmonische Ablauf der Denkvorgänge ist gestört, so daß die Buchstaben nur schwer oder oft gar nicht in der richtigen Reihenfolge zu Wörtern koordiniert werden können.*

Wir möchten hier ein Kinderproblem erklären, das vielleicht nicht direkt als Krankheit zu bezeichnen ist, aber doch eine Schwierigkeit darstellt. Da Legasthenie bei Kindern unter zwölf Jahren vorkommt, ist die Ursache hauptsächlich bei den Eltern zu suchen.

Auch dieses Problem hat Symbolcharakter. In den meisten Fällen waren die Elternteile zu verschieden.
Die Eltern haben aufgrund ihrer unterschiedlichen Entwicklungsstufen Schwierigkeiten, miteinander zu kommunizieren. Sie sprechen zwar die gleiche Sprache, aber die Koordinierung zwischen beiden, die Verständigung ist nicht möglich. Dies spiegelt sich in den Sprachschwierigkeiten bzw. in der Schreib- und Leseschwäche des Kindes wider.
Es zeigt sich, daß es unbedingt notwendig ist, herauszufinden, ob zwei Menschen, die eine Bindung eingehen wollen, wirklich zueinander passen. Die seelisch-geistige Basis ist die einzig richtige Grundlage für eine Ehe. Sie ist dann auch die beste Voraussetzung für eine koordinierte, harmonische Kindererziehung.
Die Eltern sollten darauf achten, daß sie sich nicht gegenseitig widersprechen, vor allem nicht in Gegenwart der Kinder. Eine solche Haltung riefe bei Kindern Unsicherheit und Verwirrung hervor. Oder sie nützten es auf ihre Art aus und spielten die Eltern gegeneinander aus – das führt dann zu unehrlichem Verhalten des Kindes.

***Behandlungsmethode:***
***Seelisch:*** Die Kinder sollten sich besonders um die deutsche Sprache bemühen. Es gibt Lern- und Lesehilfen und bestimmte Übungen, die man mit ihnen machen kann.
Die Bearbeitung der Ursache bringt aber den besten Erfolg. Bei der Behandlung wird also vor allem mit den Eltern gearbeitet, um die Gegensätze etwas zu koordinieren. Sie sollten versuchen, sich vor allem in der Kindererziehung auf eine gemeinsame Linie zu einigen, um dem Kind eine gute Erziehung zukommen zu lassen. Es sollte verstärkt Wert darauf gelegt werden, sich abzusprechen und sich möglichst gut zu verständigen.

### ***Bettnässen***

*Bettnässen ist die unwillkürliche Blasenentleerung nach dem vollendeten dritten Lebensjahr.*

Wenn Kinder zu Bettnässern werden, so handelt es sich entweder um ein Spiegelbild der Eltern oder um einen Erziehungsfehler, der damit aufgezeigt wird.

*Fallbeispiele*

- Im Falle eines achtjährigen Buben war die Mutter geschieden. Sie hatte einen um 20 Jahre älteren Freund, der gar nicht zu ihr paßte und mit dem sie sich eigentlich nicht so gut verstand. Es war aber für sie bequemer, sich an jemanden anzulehnen, anstatt alleine für das Kind zu sorgen. Das Spiegelbild zeigt hier einerseits die falsche Partnerschaft, andererseits die Bequemlichkeit der Mutter, denn es ist bequem für das Kind, nicht aufzuwachen und nicht auf die Toilette zu gehen. Natürlich ist das einem Kind weder bewußt, noch kann es die Situation steuern.
- In einem anderen Fall handelte es sich um falsche Erziehung. Das Kind durfte zu lange im Schlafzimmer der Eltern schlafen. Bis zum fünften Lebensjahr kam es jede Nacht zu ihnen ins Bett. Dadurch wird es aber nicht selbständig. Man sollte dem Kind erklären, daß es sich nicht zu fürchten braucht, solange die Eltern da sind.

Ein bettnässendes Kind zeigt oft das Verhältnis der Eltern zueinander. Wenn die Eltern Ruhe und Sicherheit ausstrahlen, kommt bei den Kindern keine Angst auf. Wenn die Eltern sich streiten und sich in der Erziehung nicht einig sind, werden die Kinder verunsichert. Eine der schlimmsten Situationen entsteht, wenn ein Elternteil etwas verbietet und der andere vor den Kindern sagt: »So laß sie doch.« Besser können Eltern den Kindern nicht demonstrieren, daß sie uneinig sind. Wie sollen die Kinder sich da zurechtfinden? Eltern sollten ihr eigenes Verhalten und vor allem ihre Wirkung auf die Kinder mehr bedenken.

***Behandlungsmethode:***

***Seelisch:*** Das Therapiegespräch wird hauptsächlich mit den Eltern geführt; darin wird die ganze Familiensituation beleuchtet. Die Kinder selbst wissen ja gar nicht, warum sie Bettnässer sind. Sie dienen nur als Hinweis dafür, daß in der Ehe etwas verbessert werden sollte.

Die Eltern sollten sich der Verantwortung bewußt werden, die mit der Erziehung eines Kindes einhergeht. Es ist ihre Aufgabe, die Entwicklung des Kindes zu fördern und ihm eine gute Grundlage für sein Leben zu geben. Dazu ist die richtige Erziehung notwendig, die zwar konsequent sein, aber viele liebevolle Erklärungen geben sollte. Die Eltern sollten dem Kind eine harmonische Umgebung bieten, wo es die Geborgenheit bei den Eltern fühlen kann. Auch die Ernährung sollte natürlich möglichst gut sein.

## 9.26. Suchtkrankheiten (Abhängigkeiten)

*Suchtkrankheit ist ein Sammelbegriff für verschiedene Formen der Arzneimittelabhängigkeit, Suchtmittelabhängigkeit u. a. Dabei sind folgende Merkmale charakteristisch: Man hat ein unbezwingbares Verlangen, dieses Mittel ständig einzunehmen, es treten Entzugserscheinungen auf, wenn man es absetzt, man entwickelt die Tendenz, die Dosis zu steigern, und es treten individuelle und soziale Folgeschäden auf.*

Die Bezeichnung Sucht beinhaltet das Wort »Suchen«. Süchtige Menschen sind also *auf der Suche.* Sie suchen jedoch die *Ursache ihrer Probleme nicht an der richtigen Stelle,* und somit können sie diese auch nicht beseitigen. Denn die Ursachen einer Abhängigkeit liegen wieder in bestimmten Charakterschwächen.
Nun **betäuben** die Patienten ihre Probleme, z. B. durch Alkohol, Drogen oder Medikamente, um sie nicht mehr zu haben. Aber die Schwierigkeiten werden so natürlich nur größer.
Auch Süchte kann man nur dauerhaft beseitigen, wenn man sie seelisch bearbeitet, da die Ursachen zu 90 % seelisch bedingt sind.
Bei allen Suchtkrankheiten sind seelische und physische Abhängigkeiten folgendermaßen zu beschreiben:

- *Seelische oder psychische Abhängigkeit:* Man glaubt, daß man ohne das Suchtmittel (z. B. Alkohol oder ein Medikament) nicht mehr auskommen kann. Man glaubt, es unbedingt zu brauchen. Das ist aber eine falsche Denkart und vor allem eine falsche und bequeme Gewohnheit.
  Wenn man die seelische Ursache bearbeitet hat, merkt man schnell, wie falsch die vorhergehende Einstellung war!
- *Physische Abhängigkeit:* Der Körper fängt an – aus Selbsterhaltungsgründen – eine Art Gegengift zu erzeugen. Wenn man das Suchtmittel absetzt, wird das Gegengift nur langsam abgebaut. Das erzeugt die physische Abhängigkeit, das »Verlangen« ist somit noch da. Es zeigen sich dann entsprechende Entzugssymptome.

Obwohl »offiziell« das Rauchen nicht zu den Abhängigkeiten gezählt wird, so ist es doch eine Sucht. Im Unterschied zu den anderen Suchtmitteln kommen auch andere Personen zu Schaden – sie müssen den Rauch einatmen! Interessanterweise hat jenes Land (USA), das uns den Tabak schon im 16. Jahrhundert »bescherte«, nun als erstes das Rauchen in Ämtern, Büros, Flugzeugen usw. verboten, und der Tabakkonsum zeigt insgesamt einen starken Abwärtstrend.
Rauchen – als »Nikotinsucht« – betäubt auch oft Probleme. Wie schon geschildert, litt Frau Dr. Müller-Kainz als junges Mädchen unter Mutproblemen. Vor dem Abitur hatte sie besondere Angst vor der Mathematik-Prüfung – eine große Schwäche von ihr. Damals riet ihr jemand – als Versuchung – das Rauchen anzufangen, denn es würde »die Nerven beruhigen«. Natürlich ist aber genau das Gegenteil der Fall, denn das Nikotin, ebenso wie alle anderen Suchtmittel, **schädigt** in erster Linie das Nervensystem. Sie schaffte zwar trotzdem das Abitur, war dann allerdings abhängig (süchtig) von Zigaretten. Hätte sie das erste Warnsignal beachtet – ihr wurde nämlich nach der ersten Zigarette übel –, so hätte sie sich viel Leiden erspart. Das Rauchen verschlimmerte nicht nur ihre Mutprobleme, sondern war ein zusätzlicher Faktor für ihre Magenprobleme, die sie dann bekam. Rauchen stellt die falsche Mutart dar. Es ist nur mutig, wenn man »nein« sagen kann. Nur indem sie ihre Mutprobleme bearbeitete, kam sie vom Rauchen und von den Magenproblemen weg.
Von jeglicher Sucht loszukommen ist mit viel Leiden, *Entzugserscheinungen* wie Schlaflosigkeit, Depressionen, Kopfschmerzen usw. verbunden. Es wird dadurch vor allem aufgezeigt, wie sehr das Nervensystem bereits gelitten hat.

### *Alkoholismus*

*Der Alkoholismus ist aus medizinischer Sicht eine Sucht. Er ist gekennzeichnet durch einen anhaltenden Alkoholmißbrauch, den Verlust der Trinkkontrolle und die dadurch bedingten psychischen, körperlichen und sozialen Schädigungen.*

Die Alkoholsucht ist die **Wirkung** von seelischen Schwächen (= Ursache). Meist liegt ein *Mutproblem* vor, welches zur Folge hat, daß die Person nicht selbstsicher ist. Der Alkohol dient dann zur Betäu-

bung. Die unglückliche Realität wird betäubt, wobei sich letztendlich »trotzdem« Depressionen einstellen.
Alkohol in großen Mengen und hochprozentiger Alkohol schadet vor allem dem Gehirn und dem Nervensystem, da die Gehirnzellen abgetötet werden. Mit der Zeit kann dann als Resultat das »**Delirium tremens**« auftreten – ein Zustand von zum Teil gefährlichen Wahnvorstellungen. Die Patienten sehen z. B. Ratten und Mäuse. Eine 22jährige Patientin ging sogar einmal mit einem Brieföffner auf ihre Mutter los. In diesem Fall war die Abhängigkeit von der Mutter sehr stark – die Mutter ließ ihre Tochter nicht erwachsen werden.

*Fallbeispiel*
Eine Patientin kam als halber »Leichnam« in die Praxis. Sie wäre wirklich bald gestorben, da sie wegen des jahrelangen starken Alkoholkonsums auch eine chronische Gastritis hatte und keine Nahrung mehr im Magen halten konnte. Es ist eine Tatsache, daß viele Alkoholiker »verhungern« oder an gravierenden Mangelerscheinungen leiden, da sie oft keine Nahrung mehr zu sich nehmen können oder wollen.
Diese 32jährige Frau hatte nie ein Familienleben, da die Eltern frühzeitig gestorben waren. Sie wohnte nach dem Tod der Eltern bei einer Frau, die ungefähr 15 Jahre älter war. Die Patientin mußte dann alle anfallenden Hausarbeiten durchführen – ohne Bezahlung. Weil sie Mutprobleme hatte, wurde sie von dieser Frau seelisch abhängig. Nun war die Frau Alkoholikerin, und da diese Menschen meist nicht gerne alleine trinken, wurde die Patientin angehalten, »mitzumachen« und »mitzuhalten«, so daß sie letztendlich ebenfalls süchtig wurde. Gleichzeitig konnte sie natürlich durch den Alkohol ihre unglückliche Situation betäuben.
Die Patientin hat dann ganz konsequent den Alkohol gemieden und konnte ihre Sucht ablegen. Gleichzeitig bearbeitete sie ihre Mutprobleme und schaffte es, sich von der Frau, bei der sie wohnte, zu lösen. Sie nahm sich ein Zimmer und suchte sich eine Arbeit. Heute betreut sie Alkoholiker und versucht, sie ebenfalls durch die Bekämpfung der Ursachen vom Alkohol wegzubringen.

Hat man Mutprobleme, gerät man leicht an Menschen, die einen ausnützen. Es entstehen falsche zwischenmenschliche Beziehungen, meist zu »Mühlsteinen«. Man hat nicht den Mut, »nein« zu den eigentlich falschen Menschen zu sagen, und diese nützen die

Unsicherheiten aus – man gerät in einen Teufelskreis, und es kommt zudem zur Zeitverschwendung.

*Ein anderer Fall:*
Der Patient war ungefähr 35 Jahre alt und Abteilungsleiter. Auch er hatte Mutprobleme, denn er traute sich nicht, seinen Mitarbeitern Anweisungen und Erklärungen zu geben. Eines Tages bemerkte er, daß dies leichter ging, wenn er ein Glas Wein getrunken hatte. Mit der Zeit trank er dann immer mehr – um die gleiche Wirkung zu erzielen –, und es entwickelte sich eine echte Alkoholsucht.
Hier erkennen Sie ganz klar, daß sich der Patient Mut antrinken mußte. Dies ist aber ganz bestimmt nicht die richtige Art und Weise, Mutprobleme zu bearbeiten.

***Behandlungsmethode:***
***Seelisch:*** Entziehungskuren helfen auf Dauer nichts, wenn man nicht gleichzeitig die Ursache behandelt. Hier ist es wichtig, die *Mutprobleme zu bearbeiten.* Man sollte »ja« zu Herausforderungen sagen und »nein«, wenn nein richtig ist. Dabei ist es auch entscheidend, mit den richtigen Menschen zusammenzusein. Gute seelisch-geistige Freundschaften, die einen aufbauen und die Mut (die richtige Art!) machen, sind wesentlich. Es ist wichtig, neue positive Einstellungen und Ziele zu gewinnen.
Manchmal gesellen sich zu mangelndem Mut auch Schuldgefühle hinzu – man kann sich selbst die eigenen Schwächen nicht vergeben. Man betäubt sie dann mit Alkohol, um sie endlich »loszuwerden«. Im Zusammenhang mit Schuldgefühlen sollten Sie aber immer bedenken, daß es sich hier nicht um Schul***d*** handelt, sondern um Schul***e***. Sie sollten aus der Situation lernen und sich für die gemachten Fehler vergeben! Alles ist positiv!
***Physisch:*** Das Suchtmittel muß (unter Aufsicht eines Therapeuten!) abgesetzt werden. Meist muß der Alkohol auf Dauer gemieden werden, da in der Regel ein kontrolliertes Trinken dem Alkoholiker nicht möglich ist. Eine *Entgiftung* und *Entschlackung* des Körpers ist dann unbedingt erforderlich. Auch die *Moortrinkkur* sollte über mehrere Monate durchgeführt werden, um die entstandenen Entzündungen im Magen zu heilen. Der Aufbau des Immunsystems (*Frühstücksplan*) ist von großer Bedeutung, da die wertvollen Mikroorganismen im Darm vom Gift des Suchtmittels

zerstört sind. Anfangs ist auch eine schonende Diät notwendig. Dann sollte auf eine *vitamin- und mineralreiche Ernährung* geachtet werden, um die entstandenen Mangelerscheinungen zu beseitigen.

### *Drogenabhängigkeit*

*Die Drogenabhängigkeit ist ein Zustand psychischer und physischer Abhängigkeit von einer Substanz, die eine Wirkung auf das Zentralnervensystem hat.*

Schon an der Universität in den USA unternahm Frau Dr. Müller-Kainz eine lange Studie über Drogenabhängigkeit. Hier ist erst einmal ein Grundsatzproblem aufzuzeigen: Anfang der 50er Jahre kam ein Kindererziehungsbuch in den USA heraus, das ein Bestseller wurde. Es propagierte die antiautoritäre Erziehung, wobei die Kinder alles machen konnten, was sie wollten. Das Resultat waren dann die Haschwiesen der 60er und 70er Jahre, die sich bis zum heutigen Tag ausbreiten.
Menschen, die der Drogensucht verfallen, sind ursächlich mit der Charakterschwäche *Zeitverschwendung* behaftet. Sie wissen oft nicht, was sie tun sollen, sind mit ihrer Welt unzufrieden und – vor allem mit sich selbst. Sie sind oft Aussteiger aus der Schule und der Lehre und wollen nun mit Hilfe von Drogen der Realität entfliehen. Der Realität entfliehen zu wollen heißt natürlich auch, daß man seine Lebensschule und damit seine Weiterentwicklung nicht fördern möchte.
Drogen – egal ob Hasch, Heroin oder Kokain (die zwei letztgenannten wirken viel stärker) – schädigen Gehirn und Nervensystem in sehr kurzer Zeit, so daß diese Menschen in ihrer Entwicklung einem schnellen Abwärtstrend unterliegen. Die meisten Leute **wollen gar nicht** mehr geheilt werden, weshalb die Heilungsrate so gering ist.

*Fallbeispiel*
Ein junges Mädchen von 23 Jahren zeigte ursächlich die beiden Charakterschwächen *Mangel an Mut* und *Zeitverschwendung*. Sie war durch ihre nicht bestandenen Mutprüfungen immer selbstunsicherer geworden. Vor allem aber zeigte sie durch mangelnde Selbstdisziplin eine starke Tendenz, Zeit zu verschwenden. Auch

sie wollte der Realität entfliehen, schon deshalb, weil sie keine Arbeitsstelle behalten konnte. Sie erzählte auch, daß sie sich auf der verzweifelten Suche nach Drogen (Heroin) von nichts aufhalten ließ. Sie fuhr beispielsweise bei roten Ampeln über eine Kreuzung – sie hatte dann nur das eine im Kopf und machte sich über sonst nichts mehr Gedanken.
Sie erkennen leicht, daß Drogenabhängige im »Entzugszustand« bereit sind, fast alles zu tun, um an ihre Drogen zu kommen.

***Behandlungsmethode:***
***Seelisch:*** Eine Behandlung ist hier sehr schwer, da die meisten seelisch so »abgesackt« sind, daß sie gar nicht mehr an sich arbeiten **wollen**. Vor kurzem »schleppte« eine verzweifelte Mutter ihre 18jährige Tochter in die Praxis. Die Tochter wollte überhaupt nicht reden und schimpfte nur.
Falls aber, wie im eben geschilderten Fallbeispiel, doch noch der Wille zur Veränderung vorhanden wäre, sollte man gleich nach dem körperlichen Entzug die seelischen Ursachen bearbeiten. *Mut* und *Selbstdisziplin* sollten schrittweise geübt werden, um das Selbstwertgefühl zu steigern. Auch *Zeitnutzung* sollten Süchtige besser in den Griff bekommen. Sie sollten ein *neues Lebensziel* suchen und sich eventuell um eine Weiterbildung kümmern. Vor allem können *seelisch-geistige Freundschaften* hier eine Rettung sein. Es ist wichtig, mit den richtigen Menschen seine Zeit zu verbringen, um sich wieder aufzubauen.
***Physisch:*** siehe unter »Alkoholismus«, Kapitel »Suchtkrankheiten«

### Medikamentenabhängigkeit

*Jede Art von Medikamenten, besonders Schlaftabletten, Schmerzmittel, Psychopharmaka und Hormone (Cortison), führen zu physischer und seelischer Abhängigkeit.*

Die Medikamentenabhängigkeit ist eine weitverbreitete Suchtkrankheit. Unzählige Patienten kamen in die Praxis, weil sie selbst merkten, daß das Medikament, das sie einnahmen, nichts half. Dazu kam noch, daß sie die Nebenwirkungen zu spüren bekamen. Denn mit Medikamenten betäubt man nicht nur die eigentliche Schwäche, sondern verstärkt sie sogar. Nervensystem und Gehirn werden vergiftet, so daß man kaum mehr klare Gedanken fassen und somit auch nicht mehr die richtigen Entscheidungen treffen kann.

*Fallbeispiele*

- Eine Patientin hatte Depressionen und ging zum Arzt. Von ihm bekam sie Psychopharmaka verschrieben. Nachdem sie die Medikamente eingenommen hatte, verstärkten sich die Depressionen, und sie kam zu einer Konsultation in die Praxis.
  Als die Patientin dann ihre Schwäche bearbeitete und verminderte, konnte sie immer mehr Energie schöpfen und die Gesundheit wiederherstellen. Sie baute sich in ihrem Leben Ziele und Aufgaben auf und konnte daraufhin ihre Zeit wieder sinnvoll nutzen.
- Eine Patientin bekam wegen ihres Rheumas Cortison verschrieben, was ihr allerdings nur wenig half. Ihr Gesicht dagegen war mit der Zeit ganz geschwollen, und sie sah wie ein »Hamster« aus. Sie hatte immer Angst vor Rheumaschüben und glaubte daher, vom Cortison nicht loskommen zu können. Das war aber die falsche und vor allem negative Denkart. Die Hauptursache von Rheuma ist eine negative Lebenssicht, und so fiel die Patientin in einen Teufelskreis, dem sie nur mit großer Mühe entkam. Es ist wichtig, ein positives Denkmuster aufzubauen, um Erfolg zu haben.

***Behandlungsmethode:***

***Seelisch:*** Um von Medikamenten, die eine Krankheit nur kurzfristig betäuben, loszukommen, muß man die seelische Ursache bearbeiten. Die Medikamente selbst dürfen nur langsam und unter Aufsicht eines Therapeuten abgesetzt werden! Die Ursache kann eine oder mehrere Schwächen innerhalb der fünf Charaktereigenschaften sein. Wenn nun die Seele gestärkt ist und die Krankheit langsam besser wird, dann ist auch die »Sucht« nach einem Medikament behoben.

***Physisch:*** siehe unter »Alkoholismus«, Kapitel »Suchtkrankheiten«

## 9.27. Geisteskrankheiten

*Geisteskrankheit ist die allgemeine Bezeichnung für die pathologische Störung der psychischen Funktion.*

### Psychosen

*»Psychosen« ist ein Sammelbegriff für Erkrankungen, bei denen wichtige psychische Funktionen erheblich gestört sind. Psychotisches Erleben und Verhalten ist vor allem durch grundlegende Veränderungen im Bezug zur Umwelt gekennzeichnet. Es kommt unter anderem zu Wahnstimmungen, aufgrund deren die Umwelt bedrohlich erscheint, zu Fehlurteilen über die äußere Realität und zu Wahrnehmungsveränderungen (Halluzinationen).*

### Paranoide Schizophrenie · Dementio simplex

*Schizophrenie ist gekennzeichnet durch ein Nebeneinander von gesunden und veränderten Empfindungen und Verhaltensweisen. Als Grunderscheinungen stehen Denkstörungen (unzusammenhängendes und sprunghaftes Denken) und Persönlichkeitsspaltung im Vordergrund. Es kommt zu Realitätsverlust, manchmal auch zu Wahnvorstellungen, Halluzinationen oder Sprachstörungen.*
*Eine Form ist die paranoide Schizophrenie, für die Wahnvorstellungen und Verfolgungswahn ganz typisch sind.*
*Als eine weitere Form ist die Dementio simplex zu nennen. Das ist eine schleichende Persönlichkeitsveränderung ohne abnorme Erlebnisweisen. Diese Menschen sind sehr passiv, antriebslos und meist unfähig zu kommunizieren.*

Es gibt zwei Hauptformen von Schizophrenie, die verschiedene seelische Ursachen haben.
Die erste Form ist die **Schizophrenie mit paranoiden Zügen**. Die typische Symptomatik besteht in Verfolgungswahn, Halluzinationen und Wahnvorstellungen. Zu dieser Gruppe gehört z. B. auch der Größenwahn – das Phänomen, daß Leute glauben, Napoleon oder Goethe zu sein.
Das auffälligste Kennzeichen ist der Bruch mit der Realität. Das ist auch der Grund, warum man diese Menschen als geisteskrank, verrückt oder irre bezeichnet. Ihre Wahrnehmung entspricht nicht der Realität, oder ihre Gedankengänge können nicht mit normalen Gedankengängen nachvollzogen werden. Es sind Denkstörungen vorhanden, oder es treten Halluzinationen auf. Die Patienten haben Erscheinungen, d. h., sie sehen Menschen oder Dinge, die gar nicht wirklich vorhanden sind.

Die Ursache für diese Schizophrenie-Form ist *extreme negative Kritik*. Diese Menschen schrecken nicht davor zurück, jemanden ständig und extrem zu kritisieren, den sie eigentlich gern haben oder sogar lieben. Sie schrecken auch nicht davor zurück, diese Personen zu verleumden. Damit verstoßen sie hart gegen die Naturgesetze, die entsprechend scharf darauf reagieren. Zu Beginn sind sich diese Menschen vielleicht noch bewußt, daß das, was sie über andere sagen, nicht stimmt. Aber schon bald realisiert sich das Gesagte im eigenen Kopf, und sie werden gezwungen, das zu glauben, was sie sagten. Sie glauben dann also wirklich, daß die Leute, über die sie reden, schlecht sind, und es scheint ihnen irgendwann nur natürlich, daß sie von diesen Leuten verfolgt werden. So entsteht der Verfolgungswahn. Das Gesetz von Ursache und Wirkung ist hier gut zu erkennen. Die Umwelt spiegelt das Innere wider. Oft artet diese Krankheit sogar in Gewalttätigkeit aus. Es ist also manchmal notwendig, solche schizophrenen Patienten in eine Klinik einzuweisen, wenn sie für die Umwelt zu einer Gefahr werden.
Die andere Form der Schizophrenie, die auch als **Dementio simplex** bezeichnet wird, sieht etwas anders aus. Die Kranken sprechen von Dingen, die es entweder nicht gibt oder die nicht in logischem Zusammenhang stehen. Sie sind nicht unbedingt gewalttätig, sondern eher ruhig, manchmal sogar zu ruhig. Diese Patienten stehen oder sitzen oft stundenlang in ganz unbequemen Stellungen, ohne sich zu bewegen. Diese Art von Schizophrenie hat dann eindeutig mit *Zeitverschwendung* zu tun. Entweder hatten die Betroffenen gefährliche Drogen genommen, die Halluzinationen hervorrufen, oder es liegt eine lang anhaltende Zeitverschwendung vor. Es könnte z. B. sein, daß sich jemand über einen langen Zeitraum eingehend mit negativen Dingen beschäftigt hat, z. B. mit Kriminalfilmen und -romanen, angsterregenden utopischen Romanen usw. Oft läuft bereits diese Beschäftigung zwanghaft ab, so daß diese Leute gar nicht mehr auf die Idee kommen, ihre Zeit anderweitig und sinnvoller zu nutzen.
Bei den schweren Geisteskrankheiten ist das eigentlich Gefährliche, daß die Menschen wirklich aufgehört haben, sich weiterzuentwickeln. Es ist schon lange zu einem Stillstand und damit zu einem Rückgang der Entwicklung gekommen. Die Folge ist natürlich ein Energieverfall, der sich vor allem auf Gehirn und Nervensystem fatal auswirkt. Das Denken ist beeinträchtigt. Diese Patienten können die Realität als solche nicht erkennen, geschweige

denn die Tagesschule. Das heißt, sie sind nicht in der Lage, das, was um sie herum und mit ihnen passiert, zu verstehen. Sie können nicht mehr im Hier und Jetzt leben. Sie sind entweder mit Angst- und Schuldgefühlen in der Vergangenheit oder mit Ängsten und Wahnvorstellungen oder größenwahnsinnigen Ideen in der Zukunft. Dadurch sind sie für den normalen menschlichen Umgang nicht mehr »brauchbar«. Auch im täglichen Arbeitsablauf haben sie keine Möglichkeiten mehr, zurechtzukommen.
Trotzdem gab es einige Fälle, die sich weiterentwickeln wollten – das waren allerdings recht wenige.

*Fallbeispiel*
Ein Patient stand ganz unter der Kontrolle seiner Eltern. Er war 26 Jahre alt und durfte das Haus nicht verlassen. Er mußte immer anwesend sein. Er hatte bereits Wahnvorstellungen, also Schizophrenie im Anfangsstadium. Es gelang aber, ihn erst einmal innerlich aufzubauen, sein Selbstbewußtsein und seinen Mut zu stärken, bis er einige Tätigkeiten ohne die Eltern durchführen konnte. Schließlich konnte er dann das Elternhaus verlassen, und er ist wieder ganz gesund geworden. Er kann nun ein normales Leben führen.

Im Anfangsstadium besteht also noch die Hoffnung auf Genesung, wenn man den Patienten zur Mitarbeit bewegen kann. Viele Patienten werden aber in eine Klinik eingewiesen, weil der Umgang mit ihnen zu schwierig ist und weil sie manchmal auch eine Gefahr für ihre Umgebung sind.

### *Manisch-depressive Psychose*

*Bei einer manisch-depressiven Psychose tauchen Symptome auf, die im phasenhaften Verlauf zu einer negativen Persönlichkeitsveränderung führen.*
*Die häufigste Form ist eine Phase der Depression mit Bewegungsarmut, Gehemmtheit von Aktivitäten, Antriebsarmut, Passivität sowie Angst, depressivem Wahnverhalten etc. Unter anderem treten auch Schlaf-, Potenz- und Menstruationsstörungen auf.*
*Darauf folgt eine sogenannte manische Phase, die allgemein von einer Steigerung des Lebensgefühls, des Antriebs und einer überhöhten Selbsteinschätzung mit Ideenflut und Neigung zu sinnlosen Unternehmungen gekennzeichnet ist.*

Die Ursache dieser Erkrankung ist eine Kombination zweier Charakterschwächen. Als erstes wäre die *Zeitverschwendung* zu nennen. Die betroffene Person neigt dazu, Dinge zu tun, welche die Entwicklung der Persönlichkeit sehr hemmen. Meist sind es ganz extreme Hobbies, Beschäftigungen, Bewegungen oder Vereine, in denen sie sich leidenschaftlich engagiert, die aber keine positiven Ziele verfolgen. Es folgt dann meist eine depressive Phase, die man auch Melancholie nennt. Die extreme Zeitverschwendung führt zu einem starken Energieverlust, und der Betroffene fällt in ein »Loch«, in dem er völlig untätig ist. Das Auftreten der beiden einander abwechselnden Phasen von extremem Verhalten ist ein starkes Warnsignal.

Es kommt rasch zum Bruch mit der Realität, so daß auch diese Menschen für ein normales Leben nicht mehr einsetzbar sind. Sie sind in keiner der beiden Phasen für die Umwelt zu ertragen. Es gibt jedoch eine leichtere Erscheinungsform dieser Krankheit, bei der die Patienten zwischendurch Perioden von sogenannten normalen Lebensrhythmen haben. Je weiter sich die Krankheit allerdings entwickelt, desto länger dauern die zwei krankhaften Phasen mit manischen Tätigkeiten bzw. Depressionen an.

*Mangelnde Ehrlichkeit zu sich selbst* kommt als zweite Ursache hinzu. Manisch-Depressive geben nicht zu, daß sie irgendwelche Schwächen haben und daß irgend etwas mit ihnen nicht in Ordnung ist. Sie reagieren verkehrt – sie lassen sich gehen. Dieses unkontrollierte Verhalten bringt die extremen Perioden von Nichtstun-Wollen und Überaktivität mit sich, die sich bald nicht mehr beherrschen lassen.

Die extreme Unehrlichkeit ist es, die dazu führt, daß man für sich selbst keine Verantwortung übernimmt, keine Selbstdisziplin zeigt und so auch nicht Herr seiner selbst sein kann.

Immer wieder wird die Frage aufgeworfen, ob es nicht endogene Ursachen für Geisteskrankheiten und Depressionen gibt. Endogen heißt, daß Erbfaktoren oder Veränderungen im Gehirnstoffwechsel als Ursache anzusehen wären. Das ist unmöglich. Es ist nicht möglich, daß Materie den Geist beeinflußt. Außerdem kann von Seele zu Seele keine Vererbung der Charakterschwächen stattfinden, was im ersten Teil dieses Buches schlüssig dargelegt wurde. Wenn wir, die wir Seelen sind, große Fehler machen und diese über längere Zeit nicht korrigieren, dann entstehen physische Krankheiten oder auch Geisteskrankheiten.

Man sucht also an der falschen Stelle, wenn man glaubt, die Ursachen im Körper finden zu können. Wir würden dann unverdienterweise, aufgrund eines sogenannten Schicksals oder durch eine Laune der Natur, die den Gehirnstoffwechsel verändert, krank werden. Wo bliebe da der freie Wille? Wir würden des schönsten und besten Geschenkes, das wir mit der Schöpfung erhalten haben, beraubt sein und hätten nicht mehr die Möglichkeit, uns aus eigenem Antrieb weiterzuentwickeln.

# 10. Vorbeugen ist besser als Heilen – Zusammenfassung der körperlichen und seelischen Gesundheitsmaßnahmen

Es gibt Vorbeugungsmaßnahmen, die jeder täglich durchführen kann, um erst gar nicht krank zu werden. Hier sind zehn Punkte zusammengestellt, die körperliche Maßnahmen beinhalten und zehn Punkte, die seelische Maßnahmen darstellen. Wenn man diese Punkte beachtet, erübrigen sich Krankheiten als Denkanstoß bzw. man kann schon bei den ersten Anzeichen einer Krankheit etwas unternehmen, damit sie erst gar nicht Fuß fassen kann. Ansonsten treten dann nur »milde« Formen von Krankheiten auf, die als Hilfen gedacht sind.

## Maßnahmen körperlicher Natur

1. *Gesunder und richtiger Schlafrhythmus*: Wir zählen diesen Punkt deshalb als ersten auf, weil er die wichtigste physische Grundlage bildet. Sie können nicht erwarten, daß der Körper, das Nervensystem und das Gehirn gut funktionieren, wenn sie nicht regelmäßig regeneriert werden. Die Regeneration des Gehirns und des Nervensystems findet vor allem zwischen 21.30 Uhr und 24 Uhr statt. Nur sogenannte »Morgenmenschen« haben eine Möglichkeit, Krankheiten vorzubeugen, denn ohne regelmäßige Regeneration von Gehirn und Nervensystem kann der Körper nicht gesund bleiben bzw. werden.

2. *Ernährung:* Gesunde Ernährung mit aufbauenden, lebenden Nahrungsmitteln ist eine wichtige Hilfe. Abbauende, degenerative Lebensmittel belasten die Organe, vor allem die Nieren und die Leber, weil diese die Gifte abbauen müssen, die man über die Nahrung zu sich nimmt. Auch Gehirn und Nervensystem werden in ihrer Funktion gestört.

3. *Regelmäßiger Aufbau des Immunsystems*: Wir gewinnen Energie, indem wir dem Immunsystem helfen, in gutem Zustand zu

bleiben. Das Immunsystem hat dann eine größere Chance, uns zu helfen, entweder überhaupt nicht krank zu werden oder aus einer schweren Krankheit schneller wieder herauszukommen.

4. *Regelmäßige Anwendungen*: Bäder sind besonders entspannend, aufladend und regenerierend. Verschiedene Moorbäder dienen dem Körper als Ernährung und geben ihm wichtige Mineralien und Spurenelemente. Bäder mit ätherischen Ölen wirken aufladend. Die verschiedenen Öle sollte man abwechselnd verwenden. Sehr wichtig sind auch Heublumenbäder, die ganz besonders günstig auf Gehirn und Nervensystem wirken.

5. *Regelmäßige Bewegung in frischer Luft*: Versuchen Sie täglich, so gut es geht, einen Spaziergang in guter Luft zu machen, wo es Bäume und Grünflächen gibt und Sie genügend Sauerstoff aufnehmen können. In Großstädten ist das sicher schwierig, aber es gibt auch dort große Parks. Die Schnelligkeit der Bewegung spielt keine so große Rolle, obwohl man streckenweise schneller gehen kann. Jogging ist nicht empfehlenswert, denn es strengt das Herz-Kreislauf-System zu sehr an und staucht die Wirbelsäule.

6. *Keinerlei chemische Medikamente*: Es gibt sehr viele Naturprodukte, die empfohlen werden können und die man im vorliegenden Buch nachlesen kann. Die Natur kann uns bei der Überwindung von Krankheiten oder eventuellen Mangelerscheinungen sehr gut ohne Nebenwirkungen helfen.
Chemische Medikamente dagegen sind immer eine Belastung für Nervensystem und Gehirn. Es ist ja bekannt, daß sie Nebenwirkungen haben. Sie vertreiben zwar die augenblickliche physische Auswirkung des seelischen Mangels für eine Weile, können ihn aber nicht beheben. Es erscheint dann bald wieder eine Krankheit, die noch schwerwiegender ist.

7. *Keine Suchtmittel*: Zigaretten, Alkohol, Kaffee, Rauschgift und Medikamente schaden in erster Linie dem Nervensystem und dem Gehirn. Weiterhin werden aber auch die positiven Mikroorganismen im Darm abgetötet, die ein wichtiger Teil unseres Immunsystems sind. Krankheiten und Probleme können dadurch leicht entstehen. Es ist wichtig, daß Sie Schwächen nicht betäuben, sondern richtig bearbeiten.

Bier und Wein in kleinen Mengen schaden nicht. Bier wirkt durch den Hopfengehalt und vor allem den Vitamin-B-Gehalt sogar nervenstärkend.
*Kaffee* ist allerdings ein weitverbreitetes Suchtmittel. Kaffee ist durch seinen Duft und durch seinen Geschmack besonders verführerisch. Er ist aber sehr gefährlich, weil man besonders rasch abhängig wird. Kaffee ruft in zwei Bereichen Störungen hervor: Zum einen werden Gehirn und Nervensystem vergiftet, Gehirnzellen werden zumindest betäubt, so daß man nicht richtig denken kann. Zum anderen können sich im Magen-Darm-Trakt keine Symbionten ansiedeln, die für den Aufbau des Immunsystems wichtig sind. Sie werden durch die Inhaltsstoffe des Kaffees getötet.
Viele Menschen glauben, daß man niedrigen Blutdruck mit Kaffee beheben kann. Man erreicht aber genau das Gegenteil. Es kommt zu einer kurzfristigen Steigerung des Blutdrucks, auf die dann ein um so größerer Abfall folgt. Niedriger Blutdruck hat seelische Ursachen.

8. *Keine »Hokuspokus«-Anwendungen*: Es werden derzeit sehr viele körperliche Methoden empfohlen, die wir nicht mit Namen nennen möchten: Sie alle versprechen, eine gute Vorbeugung oder Heilmethode zu sein. Sie können aber keinen Erfolg haben, wenn sie dem Gesetz von Ursache und Wirkung widersprechen. Dies gilt auch für althergebrachte Methoden. Wir alle sind Seelen, das ist unsere eigentliche Existenz. Die Einflußnahme der Seele (Ursache) auf den Körper (Wirkung) kann nicht ins Gegenteil verkehrt werden. Wohl aber können wir dadurch, daß wir den Körper in Ordnung halten, der Seele ein besseres Wirkungsfeld verschaffen. Im Laufe ihrer 20jährigen Forschungen hat Frau Dr. Müller-Kainz viele dieser körperlichen Methoden ausprobiert. Sie hat festgestellt, daß die Leute seelisch dabei bergab gingen. Sie machten lieber dreimal am Tag diese oder jene Übung, als daß sie ihre seelischen Probleme bearbeitet hätten, wofür sie dann »keine Zeit mehr hatten«. Sie sind den bequemeren Weg gegangen, der aber nicht erfolgreich war.

9. *Keine waghalsigen Sportarten*: Alle Sportarten, die mit der Gefahr der Körperverletzung oder sogar mit Lebensgefahr zu tun haben, müssen zu Problemen oder schweren Krankheiten führen. Manchmal treten Unfälle schon vor den Krankheiten als Warnung auf. Ein schwerer Unfall ist einer schweren Krankheit gleichzuset-

zen. Es wurde im Zusammenhang mit Zeitverschwendung davon gesprochen, welche Sportarten man betreiben kann und in welchem Ausmaß. Sich absichtlich in Gefahr zu begeben, ist gewiß keine Maßnahme zur Förderung der Gesundheit.

10. *Körperhygiene*: Es handelt sich hier um die allgemein bekannte Körperpflege, wie baden, duschen, Pflege der Haare, der Nägel und der Haut. Dazu sollte man natürliche Mittel verwenden.
Für die *Haut* sind Essigbäder empfehlenswert, um den natürlichen Säureschutzmantel der Haut zu unterstützen. Auch Gesichtsmasken mit Heilerde oder Hefe sind eine große Hilfe.
Besondere Beachtung muß man der *Zahnhygiene* schenken. Man sollte sofort nach dem Aufstehen die Zähne putzen, denn über Nacht haben sich Stoffwechselschlacken im Mund angesammelt, die entfernt werden müssen. Am besten ist es also, viermal am Tag die Zähne zu putzen, nämlich nach dem Aufstehen und jeweils gleich nach den Mahlzeiten. Die richtige Zeit für das Abendessen ist zwischen 18 und 19 Uhr, und bis zum Schlafengehen sollte man dann nichts mehr essen. Die Zahnpasta darf kein Fluor enthalten, und es ist günstig, eine Naturzahnpasta auszuwählen, wie z. B. Zahncreme von Neydhartinger oder Weleda. Denn sie soll die wichtigen positiven Mundbakterien fördern, die ein Abwehrsystem gegen schädliche Bakterien, die in den Mund geraten, bilden. Die Zahnbürste sollte Naturborsten haben, aus hygienischen Gründen nach dem Gebrauch gut getrocknet und immer nach drei bis vier Wochen ausgewechselt werden.
Auch die richtige *Kleidung* trägt zur Hygiene bei. Stoffe aus Naturfasern sind vorzuziehen. Besonders Unterwäsche sollte nicht aus synthetischen Materialien bestehen, da die Haut sonst nicht »atmen« kann. Daß Wäsche und Kleider gut gepflegt und regelmäßig gewechselt werden sollen, ist hierzulande im allgemeinen kein Problem.

## Maßnahmen seelischer Natur

1. *Der Wunsch ist der Beginn jeder Veränderung*: Die Wünsche, die wir haben, bestimmen alles in unserem Leben. Sie machen 99 % unserer Arbeit aus. Sie setzen den Willen in Gang, der zu jeder Aktivität notwendig ist. Schon Goethe sagte: »Wer ewig strebend sich

bemüht, den können wir erlösen.« Wir müssen uns ehrlich wünschen, unsere Schwächen zu erkennen und die Ursachen für Ereignisse und Situationen zu sehen. Der Wille zur Veränderung ist entscheidend für den Erfolg.

2. *Tägliche Konzentrationsübungen*: Macht man täglich Konzentrationsübungen, führt das zu einem bewußteren Leben. Man kann die *Tagesschule besser erkennen* und besser verstehen, welchem Lernprozeß man im Augenblick ausgesetzt wird, welche Schwäche gerade bearbeitet werden sollte. Wenn wir bewußter werden, entwickelt sich das *Talent der Intuition*. Durch gezielte Konzentrationsübungen fällt es uns dann auch leichter, uns auf die jeweilige Tätigkeit zu konzentrieren, und wir gewinnen Energie. Auf jeden Fall sollten Sie vermeiden, mehrere Dinge gleichzeitig zu tun, denn das schwächt das Nervensystem (siehe auch das Buch »Die Macht der Konzentration«).

3. *Fragen stellen an Gott und die Naturgesetze*: Vor allem bei den großen Entscheidungen, die wir treffen müssen, z. B. bei einer beruflichen Entscheidung, sollte es zur Routine werden, nachzufragen, ob das, was man vorhat, auch wirklich richtig ist. Man bekommt dann stärkere Intuitionen, oft in Form von Gefühlen. Überprüft man diese vorher sorgfältig, erspart man sich nachher viele Schwierigkeiten. Jede Frage, jeder Wunsch sollte von dem Nachsatz begleitet werden: »... wenn es richtig ist!«

4. *Ereignisse überprüfen und Gnade erkennen*: Viele glauben, daß Gnade ein Geschenk ist, das der eine bekommt, der andere nicht, ein Geschenk, das man sich erflehen kann, sozusagen kostenlos. Gnade ist aber die Führung, die Fürsorge, die tägliche Chance, die jedem zuteil wird. Darum dürfen und sollen wir auch bitten. Wir müssen dafür aber auch bereit sein, einen *gewissen Beitrag* zu leisten, indem wir an uns arbeiten.
Wie kann man überprüfen, was scheinbar zufällige Ereignisse zu bedeuten haben? Dazu zwei Beispiele: Jemand ist unterwegs zu einem Vorstellungstermin. Die U-Bahn fährt ihm vor der Nase davon. Nun gibt es zwei Möglichkeiten, die in Betracht zu ziehen sind: Ist es ein Teil der Tagesschule, weil man seine Zeit nicht so gut einteilen kann, oder ist es ein Hinweis, daß die Stelle, die man anstrebt, nicht die richtige ist? Hat man sich wirklich rechtzeitig auf den Weg gemacht, dann trifft wahrscheinlich die zweite Möglichkeit zu.

Einmal war Frau Dr. Müller-Kainz beruflich unterwegs, um einen Kontakt wegen ihrer Seminare anzubahnen. Sie benützte die S-Bahn nach München. Unterwegs blieb diese stehen, und es dauerte zehn Minuten, bis sie weiterfuhr. Es war ein Hinweis darauf, daß diese Verbindung nur ein »Stocken« gebracht hätte.

5. *Denkanstöße erkennen und befolgen*: Man sollte immer wieder versuchen, die Denkanstöße, die man bekommt, wahrzunehmen, und lernen, sie zu unterscheiden. Es ist wirklich nicht einerlei, ob es sich um eine Warnung oder um eine Versuchung handelt. Wir bekommen oft mehrere hundert Denkanstöße pro Tag. Aber wie viele davon nehmen wir wahr, und, wenn wir sie registrieren, wie viele davon befolgen wir? Gewiß ist es nicht möglich, alle zu erkennen, aber man kann auch hier durch Übung große Fortschritte erzielen. Die großzügige Hilfe der Naturgesetze sollte nicht vergebliche Liebesmüh bleiben.

6. *Gefühle beachten und befolgen*: Gefühle stellen eine spezifische Art von Denkanstößen dar, sie sind aber auch eine Art Intuition. Der kleine Unterschied ist schwer herauszufinden. Es genügt aber, wenn wir uns dieser Gefühle besser bewußt werden und sie befolgen. Sturheit, Mangel an Flexibilität, die Angst vor Veränderungen hindern uns oft daran, diesen Gefühlen zu vertrauen. Wir können aber sicher sein, daß wir das Richtige bekommen, wenn wir Falsches aufgeben – das ist ein Naturgesetz.

7. *Besondere Schwächen beseitigen*: Es handelt sich dabei um die Bearbeitung jener Schwächen, die für unsere Entwicklung besonders störend sind. Die Entwicklung bestimmter Talente hilft dabei. Jeder Mensch hat in bezug auf die fünf Charaktereigenschaften mehr oder weniger große Schwächen. Diese soweit wie möglich zu beseitigen, ist eine der besten Vorbeugungsmaßnahmen.
Wir möchten hier noch einmal an diejenigen Schwächen erinnern, die die häufigsten Ursachen von Krankheiten sind:

- *Sturheit:* Diese Schwäche steht an erster Stelle. Stur seinen Weg gehen zu wollen, ohne Bereitschaft zur Veränderung, ist nicht etwa Selbstdisziplin, sondern mangelnde Flexibilität. Um das richtige Ziel zu verfolgen, nämlich die Weiterentwicklung, muß man die Talente Beweglichkeit und Durchhaltevermögen entwickeln.

- *Negative Lebenssicht:* Wer alles bezweifelt und kritisiert, kann nicht offen sein für neue Erkenntnisse. Zweifel und negative Kritik wirken wie eine Sperre. Das beobachten wir manchmal, wenn jemand zum ersten Mal einen Vortrag besucht. Nur wer offen ist, kann die Wahrheit verstehen, die zugegebenermaßen zu Beginn schwierig erscheint, weil sie ganz anders ist als alles, was die meisten bisher gehört haben.
- *Unehrlichkeit zu sich selbst:* Dieses Verhalten verhindert jede Selbsterkenntnis und provoziert einen Stillstand in der Entwicklung. Sich selbst zu erkennen – die eigenen Stärken und Schwächen – ist ein wesentlicher Schritt, um die eigene Persönlichkeit zu verbessern.
- *Mangelnde Selbstdisziplin:* Wie notwendig Selbstdisziplin ist, zeigen die Heilungsprozesse bei schweren Krankheiten, besonders bei multipler Sklerose.
  Man sollte sich jetzt dem Problem stellen und tun, was einem notwendig erscheint. Ein enormer Energieschub kommt einem zugute, und jeder weitere Disziplinaufwand fällt einem leichter. Entscheidungen oder Veränderungen zu verschieben bringt immer nur größere Probleme mit sich.
- *Geltungssucht:* Aus den Beispielen von Geltungssucht im Anhang dieses Buches können Sie ersehen, wie viele Arten von Geltungssucht (70 Punkte) es gibt. Will man weder Krebs noch multiple Sklerose noch Diabetes bekommen, so muß man aufhören, geltungssüchtig zu sein.
- *Falsches Mitleid und falsches Pflichtgefühl:* Diese Schwächen treten besonders bei Frauen als »Helfersyndrom« auf. Dies zieht einen dauernden Energieverlust und damit eine Schwächung des Immunsystems nach sich.
- *Wählerisch sein mit zwischenmenschlichen Beziehungen*: Es ist sehr empfehlenswert, sich eine bessere Menschenkenntnis zu erwerben. Wunsch, Intuition und genaue Beobachtung sind dabei eine große Hilfe. Für alle Beziehungen, seien es Freunde, Lebenspartner, Mitarbeiter oder Geschäftspartner, gelten die gleichen Gesetze. Die Entwicklungsstufe und somit die Ziele und Interessen sollten ähnlich sein. Dann steht man unter Schutz.

8. *Jeder Tag ist ein neuer Anfang:* Es wäre völlig falsch, belastende und energieraubende Fehler, die man gemacht hat, Tage, Wochen oder Monate mit sich als Schul***d*** herumzuschleppen, anstatt sie als

Schul*e* zu betrachten. Man soll aus den Fehlern lernen, *sich vergeben* und sie auch *vergessen*, und zwar täglich, nachdem man darüber nachgedacht hat. Es ist nur wichtig, den Lernprozeß, also das, was man aus einer Situation gelernt hat, zu »speichern«. Am nächsten Tag nimmt man sich vor, diese Fehler nicht mehr zu machen und einen neuen Beginn zu setzen. Es ist auch tröstlich, zu wissen, daß man jeden Tag neu anfangen kann.

9. *Loslassen lernen*: Loslassen stellt das Gegenteil von Sturheit dar. Es ist die beste Bearbeitung der Schwächen Sturheit und Geltungssucht. Es bedeutet die Bereitschaft, sich zu verändern, andere Gedanken und Ideen als nur die eigenen zuzulassen und das Verhalten anderer Menschen zu akzeptieren. Es bedeutet aber nicht, alles und jedes kritiklos hinzunehmen und womöglich nachzumachen.
Folgende Geschichte stellt einen netten Vergleich dar: An einem Bach, der von Schilf gesäumt ist, wächst eine Eiche. Eines Tages kommt starker Wind auf. Das Schilf wiegt und biegt sich im Wind. Wenn der Wind etwas nachläßt, richtet es sich wieder auf. Die Eiche aber steht fest und trotzt dem Wind. Sie lacht über das Schilf, das sich bis zum Boden vor dem Wind beugt. Dann wird aber der Wind zum Orkan. Plötzlich gibt es einen Krach. Die Eiche fällt splitternd zu Boden. Das Schilf aber überlebt den Orkan.
Flexibilität läßt Veränderung zu. Verbesserung setzt Veränderung voraus. Jede Verbesserung kommt einer Vorbeugung gegen Krankheiten gleich. Die Naturgesetze sind bei einer Änderung zum Guten großzügig. Wir konnten oft beobachten, daß man für das Loslassen einer schlechten oder hinderlichen Situation doppelt belohnt wird: Wenn man z. B. eine falsche Freundschaft losläßt, hat man bald zwei richtige Freunde gewonnen. Die Prüfung des Loslassens sollte jeder Mensch bestehen; Gelegenheiten dazu werden uns reichlich geboten.

10. *Vorwarnungen erkennen*: Es gibt einige Symptome, die uns zeigen, daß wir langsam, aber sicher auf eine Krankheit zugehen. Sofortmaßnahmen können größeren Schaden verhindern.

- *Schlaf:* Der Schlaf ist ein wichtiger Indikator. Jede Art von häufigen Schlafstörungen, z. B. nicht einschlafen oder durchschlafen zu können oder zu früh aufzuwachen, ist bereits eine Warnung. Man hat nicht genügend Regenerationsenergie verdient, die uns während der Nacht zur Verfügung gestellt wird. Man macht ir-

gend etwas falsch. Auf irgendeine Weise hat man Energie verloren oder verschwendet. Es gilt nun, herauszufinden, wo man Zeit vertrödelt hat oder ob man sich mit »Mühlsteinen« befaßt hat, ob man sich mit Sorgen herumschlägt oder ob man Schuldgefühle mit sich herumschleppt und Mutprobleme nicht löst. Das gilt auch, wenn man nur eine einzige Nacht nicht richtig schläft. Auch die Tiefe des Schlafes ist von Bedeutung.
Zu viele Träume nachts sind ein Signal dafür, daß man tagsüber zuviel geträumt hat und daß man nicht konzentriert war. Mit dem Inhalt der Träume braucht man sich nicht auseinanderzusetzen. Es gibt ganz wenige Träume in unserem Leben, die uns etwas sagen sollen. An solche Träume kann man sich am nächsten Tag gut erinnern, und sie hinterlassen einen tiefen Eindruck.
Schlafstörungen verhindern eine perfekte Regeneration, die nur durchgeführt werden kann, wenn der Organismus vollkommen in Ruhe ist, d. h., daß auch Gehirn und Nervensystem nicht arbeiten. Die Naturgesetze können uns durch Schlafstörungen besonders gut warnen, denn diesen Umstand registriert jeder.

- *Allgemeine Müdigkeit und Energiemangel:* Wenn man zuwenig Energie hat, wurde zuviel Energie entzogen. In diesem Fall kann es sich um so gut wie alle in diesem Buch besprochenen Schwächen handeln. Es ist oft nicht so leicht, Zutreffendes selbst herauszufinden, aber mit besserer Kenntnis der Naturgesetze kommt man mit der Zeit leichter dahinter.
- *Allgemeine Mißstimmung oder Lustlosigkeit:* Diese Stimmungen deuten auf eine beginnende Depression hin. Man erscheint seiner Umgebung launenhaft oder mißgestimmt. Wenn eine solche Stimmung öfter vorkommt oder länger anhält, sollte man sich über die Ursachen unbedingt Gedanken machen.
- *Kleine Depressionen*: Auch wenn sie nicht sehr intensiv sind und nicht lange anhalten, etwa gelegentlich einen oder maximal zwei Tage, sollte man sie nicht als unwichtig zur Seite schieben. Denn es ist kein normaler Zustand und soll zum Denken anregen.
- *Pechsträhnen:* Wir sind unser eigenes Glück oder Pech. Hier sollte man beobachten, in welchen konkreten Situationen man Pech hat, z. B. am Arbeitsplatz, beim Zusammensein mit bestimmten Menschen, beim Sport usw. So können Sie herausfinden, wo die Ursache liegt. Manchmal sind laufend bestimmte Gegenstände kaputt, wie das bei einem Patienten der Fall war. In seinem hand-

werklichen Betrieb gingen in kurzer Zeit auffallend viele Geräte und Maschinen kaputt. Solche Pechserien sind keine Zufälle. Der Patient konnte keine Arbeit delegieren und überarbeitete sich dadurch. Die Maschinen spiegelten also seine Überlastungen wider.

- *Gehäuftes Auftreten von Mißgeschicken:* Wenn Sie sich laufend anstoßen, sich einklemmen, etwas fallen lassen, danebengreifen, den falschen Lichtschalter betätigen usw., dann ist das ein Hinweis darauf, daß Sie nicht genügend konzentriert sind.
- *Kleinere Unfälle:* Sie sind bereits ein deutlicheres Zeichen. Wir verstehen darunter Ereignisse wie sich die Finger quetschen, den Fuß verstauchen, also Unfälle, die schon etwas schmerzhafter sind, aber nicht lebensgefährlich. Alles, was mit Füßen oder Beinen zu tun hat, heißt, daß wir entweder im Begriff sind, in etwas Falsches hineinzugehen, oder wir sind in unserer Entwicklung stehengeblieben. Hände oder Arme haben aber immer mit Loslassen zu tun. Wir sollten irgend jemanden oder irgend etwas loslassen, entweder eine falsche zwischenmenschliche Beziehung, eine Tätigkeit, ein Hobby, eine Behandlungsweise oder ähnliches.
- *Auffallend häufige zwischenmenschliche Probleme*: Eckt man zu oft an, wäre es ein großer Fehler, zu denken, daß andere Leute schuld daran sind. Die Überlegungen sollten sich immer auf das eigene Verhalten beziehen. Man sollte überprüfen, ob man entweder überempfindlich ist oder zu aggressiv, zu kritisch oder ob man sich einmischt in Dinge, die einen nichts angehen. Vielleicht hat man auch Mutprobleme und läßt auf sich herumtrampeln, läßt sich ausnützen. Auch wenn man dazu neigt, sich leicht zu ärgern, wird man immer wieder gereizt und auf die Probe gestellt.
- *Probleme am Arbeitsplatz:* Sie können uns zweierlei sagen – erstens, daß einem die Arbeit nicht oder nicht mehr entspricht, weil man nichts mehr dazulernen kann. Dann sind da meistens Menschen, mit denen man nicht zurechtkommt. Es ist, als ob man »hinausgeekelt« würde, und genau das wollen die Naturgesetze. Die zweite Möglichkeit besteht darin, daß man sich nicht richtig verhält, etwa nicht ordentlich arbeitet, zerstreut ist oder keine gute Leistung bringt. Wenn man auf die Warnung nicht reagiert, kann es geschehen, daß man arbeitslos wird oder Depressionen bekommt. Auch organische Krankheiten wie Magen- und Darmbeschwerden können auftreten.

- *Probleme mit Kindern unter zwölf Jahren:* Diese stellen ebenfalls eine Warnung dar, wobei hier nicht nur Krankheiten gemeint sind, sondern z. B. auch Konzentrationsschwäche in der Schule, Lügen usw. Was mit Kindern geschieht, hat mit den Eltern zu tun. Denn Probleme der Kinder »rütteln« Eltern viel mehr auf, als wenn sie selbst ein Problem hätten. Sie sind dann viel eher dazu bereit, sich über ihr Verhalten Gedanken zu machen und Veränderungen herbeizuführen. Konzentrationsschwäche könnte anzeigen, daß die Eltern zu spät ins Bett gehen, Lügen könnten ein Hinweis auf die Einkommensteuererklärung sein, die nicht ganz ehrlich abgegeben wurde.

Vorwarnungen und Vorstufen zu Krankheiten stellen eine große Hilfe dar. Sie lassen sich leichter bearbeiten und beseitigen als größere oder schwere Krankheiten, deren Behebung wesentlich mehr Energie und Zeit in Anspruch nimmt.

# Schlußwort

*Das wichtigste Lebensziel eines Menschen ist, seine Persönlichkeit weiterzuentwickeln.* Um vor allem von den wertvollsten Jahren im Alter profitieren zu können, ist es erstrebenswert, auch den Körper gesund zu erhalten. Mit besserer Kennntnis der Naturgesetze stellt sich das Leben viel interessanter und gewinnbringender dar. Man wird zu einer Persönlichkeit mit mehr Selbstvertrauen und -sicherheit, die geachtet und respektiert wird. Zusätzlich profitiert auch die Umgebung von der Weiterentwicklung dieser Person. Durch ein gutes Vorbild werden die anderen ebenfalls angeregt, diesen positiven und erfolgreichen Weg zu gehen.
Sind wir in harmonischer Verbindung mit den Naturgesetzen, erreichen wir auch zwei weitere wesentliche Vorteile:

1. Wir können Krankheiten vorbeugen.
2. Wir können Krankheiten überwinden und danach stärker daraus hervorgehen.

Unser Bemühen um Weiterentwicklung und Gesundheit läßt uns dann den wunderbaren Schutz und die Geborgenheit Gottes und der Naturgesetze besser erfahren. Die Sicherheit können wir in unserem Inneren finden und brauchen sie nicht mehr erfolglos »außen« zu suchen. Ein Leben voller Glück, Gesundheit und Erfolg kann sich einstellen.

# Anhang

## 70 Beispiele für Geltungssucht

*Geltungssucht ist fast gleichbedeutend mit Sturheit.* Durch Geltungssucht geht man oft mit *falschen Motiven* an eine Sache oder an Menschen heran. Das einzige Motiv sollte sein: etwas tun, weil es richtig ist und man sich dadurch verbessert. Man sollte selbstloser und zugleich demütiger den Naturgesetzen gegenüber werden. Der Wunsch *»Dein Wille geschehe«* sollte unser Leitsatz sein.
Geltungssucht ist eng verwandt mit dem *»siebenköpfigen Lindwurm«*: Sturheit, negative Kritik, Intoleranz, Eifersucht, Rechthaberei und Besserwisserei, Mitleid und falsches Pflichtgefühl und Im-Mittelpunkt-stehen-Wollen bzw. Anerkannt-und-gelobt-werden-Wollen. Es wird vor allem die Charaktereigenschaft **Ehrlichkeit** verletzt, man ist weder sich selbst noch anderen gegenüber ehrlich.
Woran können wir Geltungssucht erkennen? Das Wichtigste ist, immer wieder den eigenen Wunsch oder das **Motiv zu überprüfen**. Bei Wünschen sollten wir immer den Nachsatz hinzufügen »... wenn es richtig ist«.
Man kann im wesentlichen zwei »Arten« von Geltungssucht unterscheiden – eine *»weiblichere«* und eine *»männlichere«* Art. Dabei können aber auch Frauen »männliche« Eigenschaften haben und umgekehrt. Auch sind Kombinationen möglich – meist wird man sich in mehreren Beispielen wiederfinden.

### Beispiele für Gut-dastehen-Wollen – Besserwisser-Typ (»männlichere« Art)

1. »Prahlen« – sich selbst ins beste Licht stellen wollen, imponieren wollen (Übertreibungen sind unehrlich).
2. Bestimmte Kleidung tragen, nur um aufzufallen und gelobt zu werden.
3. Viel reden und andere nicht zu Wort kommen lassen.
4. Mit seinem Schicksal nicht zufrieden sein, jammern, sich selbst nicht mögen (Selbstmitleid).

5. »Vereinsmeierei« – »Hansdampf in allen Gassen«.
6. Eine Sportart fanatisch betreiben, um anerkannt zu werden.
7. Nicht zum rechten Zeitpunkt aufhören können (z. B. berühmte Sportler).
8. Zu schnell Auto fahren (Porsche, Ferrari) – also angeben!
9. Mit Geld Macht ausüben (»Onassis-Syndrom«).
10. Die »Spendierhosen« anhaben, um gelobt und anerkannt zu werden.
11. Große Feste feiern, um gelobt zu werden.
12. Zu große Häuser und Autos haben aus »Angeberei«.
13. Übertrieben geschminkt und schmuckbeladen sein, um aufzufallen.
14. Überlautes Reden – andere ständig unterbrechen oder nicht ausreden lassen.
15. Sensationslust, um »in« zu sein (TV-Programme, Klatschspalten), um überall mitreden zu können.
16. Mit Taktik vorgehen, um eigene Vorteile zu erlangen.
17. Eine besonders gute oder besonders schlechte Laune betonen, um mehr Aufmerksamkeit zu erhalten.
18. Falsche Wünsche haben: Ich möchte, daß andere wissen, wie gut ich bin; ich möchte als der Beste gelten (»Denen werde ich es schon zeigen«).
19. Zuviel und fast nur über sich und seine eigenen Probleme reden.
20. Alle Arten von »Prestigedenken«, z. B. Automarken, Markenkleidung etc. zur Anerkennung.
21. Alle Arten von Erwartungshaltung, z. B. jemandem nur gefällig sein, damit man etwas zurückbekommt.
22. Bekannt oder berühmt werden wollen, um das eigene Ego zu befriedigen (sich im Fernsehen sehen oder seinen Namen in der Zeitung lesen wollen).
23. Unhöflich und ungeduldig sein, z. B. wenn man müde ist (= sich zu wichtig nehmen).
24. Fragen stellen, um zu zeigen, wie gut man etwas verstanden hat.
25. Äußerungen wie »Was, das wissen Sie nicht?«, die andere als dumm hinstellen.
26. Macht ausüben (z. B. in Politik), nur zum eigenen Vorteil.
27. Für jugendliches Aussehen gelobt werden wollen.
28. Dinge tun mit dem Motiv: »Was bringt mir das, was nützt es mir?« (Egoismus)

29. Die Arbeit von anderen nicht anerkennen, nur die eigene.
30. Alles selbst machen, nicht delegieren wollen.
31. Nicht einsehen wollen, daß man das Falsche macht.
32. Die Fehler nur beim anderen und nicht bei sich selbst suchen und kritisieren.
33. Einmischen und besser wissen, ohne gefragt worden zu sein.
34. Die anderen können einem nichts recht machen (Besserwisser).
35. Beleidigt sein, wenn Verbesserungen vorgeschlagen werden.
36. Die eigenen Fähigkeiten größer erscheinen lassen, um zu verhindern, daß die Leistung anderer höher bewertet wird als die eigene.
37. Sich demonstrativ um bessere Leistung bemühen, wenn andere gerade zusehen.
38. Bei der Arbeit nicht gestört oder unterbrochen werden wollen (seine eigene Tätigkeit als das Wichtigste ansehen).
39. An der eigenen Meinung festhalten, auch wenn sie falsch ist (Sturheit).
40. Angst, sein Gesicht zu verlieren.
41. Sich immer verteidigen und rechtfertigen.
42. Immer belehren und »missionieren« wollen.

**Beispiele für Gelobt-und-anerkannt-werden-Wollen, wobei man die eigene Person vernachlässigt und sich aufopfert (»weiblichere« Art)**

1. Durch eine Krankheit im Mittelpunkt stehen wollen (Mitleid erregen).
2. Ein »Wendehals« sein: Man hat keine eigene Meinung, sondern paßt sich der der anderen an.
3. Für alles Dank erwarten.
4. Sich aufopfern, um gelobt und anerkannt zu werden.
5. Das tun, was andere von einem erwarten – sich anpassen.
6. Mitleid haben und sich Sorgen machen, um als »guter« Mensch zu gelten (Spenden).
7. »Helfen« wollen, ohne zu fragen, ob es richtig ist.
8. Besonders fromm erscheinen – täglich in die Kirche gehen, um gelobt zu werden.
9. Seine eigenen Werte aufgeben (Geschmack etc.), um anderen zu gefallen.

10. Sich unentbehrlich machen wollen bei der Arbeit und in der Familie.
11. Sich um jemanden bemühen, den man nicht sympathisch findet, damit man auch von diesem geschätzt wird.
12. Die Kinder verwöhnen, nur um von ihnen mehr geschätzt zu werden.
13. Immer denken: Was werden die anderen sagen?
14. Sehr viel Zeit für ein Hobby verwenden (Gartenarbeit, Handarbeiten, eine Sportart …).
15. Falsche Hilfsbereitschaft zeigen – nur um gelobt zu werden.
16. Die Unwahrheit sagen oder etwas verschweigen, um nicht das Gesicht zu verlieren.
17. Ein Hypochonder sein, d. h. durch eingebildete Krankheiten Aufmerksamkeit erregen.
18. »Übersensibel« sein, alles auf sich beziehen (»Mimosen«).
19. Eigene Schuldgefühle auf andere abladen.
20. Kindern und Partnern die Arbeit abnehmen, die sie machen sollten.
21. Begierig sein, anerkennende Worte über die eigene Leistung zu hören.
22. »Gut dastehen« wollen.
23. Sich nie Gedanken machen, ob etwas richtig ist.
24. Mit dem Schicksal hadern.
25. Sich verwöhnen lassen.
26. Seinen Frust an anderen auslassen.
27. »Vorurteile haben«, also auf eigener falscher Meinung bestehen.
28. Den »Kasperl« oder »Hanswurst« spielen, um in Gesellschaft aufzufallen.

## Bearbeitung von Sturheit/Geltungssucht

1. Nicht immer recht haben wollen.
2. Nicht das letzte Wort haben wollen.
3. Sich nicht verteidigen.
4. Sich nicht »hervortun« wollen, indem man andere schlechtmacht.
5. Nicht kritisieren.
6. Nicht durch Jammern seine schlechten Gefühle auf andere abwälzen.

7. Nicht eifersüchtig sein (besonders wenn man sich »zurückgesetzt« fühlt).
8. Sich nicht »um des lieben Friedens willen« aufopfern.
9. Alle »Aber«-Sätze vermeiden.
10. Alles hinterfragen – überprüfen.
11. Nach »oben« Fragen stellen (»Ist das richtig?«).
12. Immer auch andere Möglichkeiten ins Auge fassen.
13. Flexibel sein.
14. Selbstlos sein – sich bewußt zurücknehmen.
15. Höflich sein – den anderen den Vortritt lassen.
16. Sich in Toleranz üben.
17. Kooperativ sein (sich *ein*- statt unterordnen).
18. Spiegelbild beachten und auf sich beziehen.
19. Loslassen (auch: rechtzeitig aufhören).
20. Sich in Geduld üben.

# Register

*Bitte beachten Sie*
*die folgenden Seiten*